Bert Ehgartner · Die Hygienefalle

Bert Ehgartner

Die Hygienefalle

Schluss mit dem Krieg gegen
Viren und Bakterien

ENNSTHALER VERLAG STEYR

Erklärung
Die in diesem Buch angeführten Vorstellungen, Vorschläge und Therapiemethoden sind nicht als Ersatz für eine professionelle medizinische oder therapeutische Behandlung gedacht. Jede Anwendung der in diesem Buch angeführten Ratschläge geschieht nach alleinigem Gutdünken des Lesers. Autoren, Verlag, Berater, Vertreiber, Händler und alle anderen Personen, die mit diesem Buch in Zusammenhang stehen, können weder Haftung noch Verantwortung für eventuelle Folgen übernehmen, die direkt oder indirekt aus den in diesem Buch gegebenen Informationen resultieren oder resultieren sollten.

www.ennsthaler.at

2. Auflage 2016

ISBN 978-3-85068-946-5

Bert Ehgartner · Die Hygienefalle
Alle Rechte vorbehalten
Copyright © 2015 by Ennsthaler Verlag, Steyr
Ennsthaler Gesellschaft m. b. H. & Co. KG, 4400 Steyr, Österreich
Satz und Umschlaggestaltung: Thomas Traxl, Steyr
Titelbild: iStockphoto.com/iconogenic
Druck und Bindung: Těšínská Tiskárna, Český Těšín

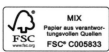

*Gewidmet
den Restbeständen
unabhängiger Wissenschaft*

Inhaltsverzeichnis

Vorwort 9

1. Die Welt vor uns 14

1.1. Planet der Mikroben 14

1.2. Viren: Motor der Evolution 17

1.3. Unser gemeinsames Metagenom 22

2. Der Verlust der alten Freunde 26

2.1. Eine Krankheit der Intelligenten und Sensiblen 26

2.2. Massenphänomen Allergien 28

2.3. Die Erfindung der Allergie 30

2.4. Die Hygiene-Hypothese 33

2.5. Eine grüne Idee 36

2.6. Das Geheimnis der Amischen 42

2.7. Lebendige Milch 44

2.8. Die rätselhaften Würmer 50

3. Der Geist der Seuchenzeiten 58

3.1. Wollt ihr Heuschnupfen oder Cholera? 58

3.2. Europa der Slums 59

3.3. Die Mikrobenjäger 61

3.4. Ganzheitsmediziner contra Aktionisten 63

3.5. Der letzte Ausbruch der Cholera 67

3.6. Medizin ohne Heilmittel 72

3.7. Der Semmelweis-Reflex 76

3.8. Die wahren Zauberkugeln 78

4. Großangriff auf das Mikrobiom 82

4.1. Antibiotika für alle 82

4.2. Das rätselhafte Magenbakterium 88

4.3. Darm unter Beschuss 92

4.4. Das Resistenz-Mantra 96

4.5. »Alle Krankheiten beginnen im Darm« 99

4.6. Der Antibiotika-Test 106

4.7. Mästen mit Antibiotika 109

4.8. Natürliche Geburt mit Startvorteil 115

4.9. Das Ende der Guten Hoffnung 121

5. Die Entmündigung unseres Schutzengels 124

5.1. Unser zweites Ich 124

5.2. Im Trainingscamp 130

5.3. Schummeln in der Thymus-Schule 133

5.4. Welt ohne Krankheiten? 135

5.5. Der Stellvertretereffekt 137

5.6. Die Autismus-Epidemie 142

5.7. Kontroverse um die Masern-Mumps-Röteln-Impfung 148

5.8. Das CDC-Komplott 153

5.9. Das unkontrollierte System 165

5.10. Autoimmunität: Der Drache erwacht 169

5.11. Belastungstest für Frühchen 175

6. Auf dem Weg in die Medizin-Diktatur 181

6.1. Weltordnung der Konzerne 181

6.2. Das Böse lauert überall 184

6.3. Jagd auf Krebszellen 190

6.4. Das Dilemma der Früherkennung 194

6.5. Die Überschätzung der Gene 199

6.6. Vampir der Sozialsysteme 201

6.7. Krank durch Placebos? 213

6.8. Impfzwang im »Land der Freiheit« 222

6.9. Kontroverse um Pflichtimpfungen in Europa 225

Gedanken für den Weg 235

Quellen 242

Vorwort

Auf die Idee zu diesem Buch kam ich im Frühling 2014 während eines Gesprächs, das ich mit Erika von Mutius führte, der deutschen Allergieforscherin und Mitbegründerin der sogenannten Hygiene-Hypothese. Wir sprachen über die Entdeckung des menschlichen Mikrobioms, jener unglaublich vielfältigen Gemeinschaft an Mikroben, die auf und in uns gedeiht und mit uns lebt.

Jeder Mensch ist ein riesiger Zoo und beherbergt eine Artenvielfalt, die an jene der Regenwälder des Amazonas erinnert. Wir wissen heute, dass wir in unserem eigenen Körper in der Minderzahl sind – und zwar gewaltig. Auf jede einzelne Zelle unseres Körpers kommen zehn Zellen von Mitbewohnern. Auf jedes einzelne Gen unseres Erbgutes kommen hundertfünfzig nicht menschliche Gene. Und sie alle spielen mit im Konzert unseres Lebens.

Wir setzen gerade die ersten Schritte in diesen neuen Kosmos, machen die ersten Entdeckungen und staunen, wie bedeutsam der Einfluss der Mikroben auf alles ist, was uns als Menschen ausmacht.

Im Laufe der Evolution haben sich unzählige Symbiosen zum gegenseitigen Vorteil entwickelt: Manche der Bakterien erzeugen lebenswichtige Vitamine, andere schließen die Nahrung auf und machen Spurenelemente verfügbar. Sie mischen kräftig mit bei der Steuerung unseres Essverhaltens und beeinflussen sogar unsere Laune, indem sie im Darm Glückshormone erzeugen. Wenn es unseren Bakterien gut geht, geht es auch uns gut.

Die Gemeinschaft dieser Mikroben steht zudem in enger Verbindung mit unserem Schutzengel, dem Immunsystem, mit dem es sich im Verlauf der Evolution des Lebens parallel entwickelt hat. Die beiden kennen sich aus Urzeiten, als es noch keine Menschen, ja noch nicht einmal Säugetiere gab. Und beide zusammen, das Immunsystem und das Mikrobiom, beeinflussen unser Gehirn, unser Nervensystem – also das, was unser Ich und unsere Persönlichkeit ausmacht.

Auf diesen drei Säulen – Nervensystem, Immunsystem und Mikrobiom – beruht die Stabilität unserer Gesundheit. Sie sind alte

Freunde und kommunizieren unentwegt – während wir essen, arbeiten oder lieben. Speziell wenn wir lieben: Vom ersten Kuss, den Verliebte einander schenken, tauschen sie auch ihre Mikroben aus, passt sich ihr Immunsystem aneinander an, tauchen sie ein in den Geruch ihrer Körper, der auch wieder von Bakterien erzeugt wird – Mikroben schaffen Beziehungen.

»Bisher«, sagte Erika von Mutius in unserem Gespräch, »haben wir in der Medizin immer nach Risikofaktoren gesucht. Doch durch die Mikrobiomforschung sehen wir jetzt, dass es bei Gesundheit nicht um Risikovermeidung, sondern viel mehr um Gleichgewichte und Symbiosen geht.«

In diesem locker ausgesprochenen Gedanken, das wurde mir in dem Moment schlagartig klar, liegt ein Potenzial, das die Medizin und unser Verständnis von Gesundheit von Grund auf verändern kann. Sollte es möglich sein, dass wir lernen, unseren Selbstheilungskräften zu vertrauen, statt zu intervenieren? Dass wir unser Mikrobiom hegen und pflegen, statt es wahllos umzupflügen und zurechtzustutzen? Dass wir banale Infekte zulassen, ohne das Immunsystem mit allen möglichen Interventionen in seiner Arbeit zu behindern? Dass wir Symbiosen hüten und auf Gleichgewichte achten.

Sollte diese revolutionäre Umkehr möglich sein, so wäre das wie ein Tauwetter nach einer langen Phase des Krieges. Während des letzten Jahrhunderts haben wir vor allem gekämpft: gegen Infekte, gegen Krankheiten, gegen »feindliche Bakterien und Viren«.

Doch wohin hat uns dieser Kampf geführt? Viele Menschen müssen das gerade leidvoll erfahren:

In den USA sind in der Generation der unter 18-Jährigen die gesunden Kinder und Jugendlichen bereits in der Minderzahl. Und die Welle chronischer Krankheiten schwappt immer mehr auch nach Europa über. Alle zehn Jahre verdoppelt sich die Anzahl der Kinder, die an Diabetes leiden. Asthma ist bereits zur Volkskrankheit geworden. Jede dritte Familie hat mindestens ein Mitglied mit Allergien oder Nahrungsmittelunverträglichkeiten. Die Kurven bei

Multipler Sklerose, chronisch entzündlichen Darmerkrankungen und Autismus – alles Störungen, die noch vor wenigen Jahrzehnten exotisch waren – zeigen steil nach oben. Und immer deutlicher zeigt sich, dass es nicht die Überalterung der Bevölkerung ist, welche die Budgets der Sozialstaaten an den Rand des Kollapses bringt, sondern die Last der chronischen, unheilbaren Krankheiten. Trotz aller Hygiene, trotz aller Arztbesuche, Früherkennungs- und Vorsorgeprogramme.

Die Prinzipien der Hygiene umzusetzen war eine der segensreichsten Leistungen unserer Zivilisation. Die Zeit der Seuchen war damit vorüber. Doch offenbar haben wir die Sache gewaltig übertrieben. Wir haben eine an sich hervorragende Idee derart auf die Spitze getrieben, dass sich der einstige positive Effekt in sein Gegenteil verkehrt hat.

Moderne Hygienebestimmungen gefährden die Gesundheit, statt sie zu bewahren. Dank immer schärferer bürokratischer Vorschriften ist Hygiene heute in vielen Bereichen zu Sterilität pervertiert. Obst und Gemüse wird in Folien gepresst, Trinkwasser chloriert, Rohmilch gilt als gemeingefährlich, kein Stückchen Erde klebt an Radieschen oder den strahlend orangen Karotten im Supermarkt. Überall blitzt es vor Sauberkeit – man könnte vom Boden essen.

Stück für Stück hat sich bei uns ein Lebensstil durchgesetzt, der die biologischen Bedürfnisse unseres Körpers missachtet und der menschlichen Natur zuwiderläuft. Wir versuchen die Mikroben, die uns umgeben, zu beseitigen und auszurotten. Dabei übersehen wir, dass wir selbst aus Mikroben bestehen.

Das gilt auch für viele Interventionen der »modernen Medizin«. Statt Abläufe im Körper zu unterstützen, stören sie Symbiosen und gefährden das Gleichgewicht unserer drei Gesundheitssäulen.

Das beginnt bei der Geburt, die schon bei jeder dritten Schwangeren per Kaiserschnitt erfolgt – statt mit den guten Bakterien der Mutter werden diese Babys zuerst mit Keimen besiedelt, die sie wahllos im Kreißsaal auflesen.

Weiter geht es beim Kinderarzt: Von Anfang an sind Babys und Kleinkinder einer ganzen Lawine von Eingriffen ausgesetzt: Antibiotika-Kuren, die »zur Sicherheit« verabreicht werden, die aber nicht nur krankmachende Bakterien bekämpfen, sondern auch zu einem Kahlschlag im gerade entstehenden Mikrobiom führen. Fiebersenker und Entzündungshemmer, die die natürlichen Regulative des kindlichen Organismus aushebeln. Eine Unzahl von Impfungen, die das Immunsystem künstlich aggressiv machen – und all das während der sensibelsten Phase der kindlichen Entwicklung.

Prävention, wie wir sie heute verstehen, hat oft mehr mit Präventivschlag zu tun als mit achtsamer Vorsorge. Überall sind wir noch konfrontiert mit Denkmustern, die ihren Ursprung tief im finsteren 20. Jahrhundert haben: im allzu simplen, schwarz-weißen Weltbild der Mikrobenjäger, die im Endsieg gegen feindliche Keime die Voraussetzung für Gesundheit sahen.

Natürlich lässt sich ein simples Weltbild viel einfacher vermitteln als komplexe Zusammenhänge. Und es lässt sich auch viel besser vermarkten: Es müssen nur Ängste geschürt und dann einfache Lösungen angeboten werden. Für jedes Risiko gibt es einen Test, eine Therapie, eine Pille. Wir sind – inmitten der längsten Friedenszeiten, die wir jemals in Mitteleuropa erlebt haben – zu einer überängstlichen Gesellschaft geworden. Der Medizinmarkt gehört heute zu den mächtigsten Wirtschaftszweigen, angefeuert von den Strategen der Pharmaindustrie, welche Gesundheitspolitik und Behörden hilflos vor sich hertreiben.

Unsere Gesellschaft hat der Industrie die medizinische Wissenschaft überlassen und auf unabhängige öffentliche Kontrolle fast vollständig verzichtet. Heute sehen wir das Resultat dieser Politik: eine Bevölkerung, die auf die Bedürfnisse der Wirtschaft hin optimiert ist und von der Wiege bis zur Bahre Therapien braucht – vom Kaiserschnitt bis zur finalen Chemotherapie.

Ob es gelingt, uns aus diesem Geflecht an Interessen und festgefahrenen Einstellungen zu befreien, ist eine spannende Frage.

Derzeit sieht es nicht so aus.

Aber machen Sie sich selbst ein Bild.

1. Die Welt vor uns

1.1. Planet der Mikroben

Die junge Erde muss man sich als höchst ungemütlichen Ort vorstellen. Die Sonne war kaum zu sehen, giftige Gase verdunkelten den Himmel. Vulkane waren hoch aktiv und spien ihr Magma in Massen aus dem Erdinneren. Mitten in dieser Ursuppe entstand vor ungefähr 3,7 Milliarden Jahren Leben. Wie genau es aussah, ist unbekannt. Wahrscheinlich handelte es sich um Frühformen der Archaeen – einst auch Urbakterien genannt –, die im Zusammenspiel mit Viren die Evolution des Lebens starteten. Sie werden als Prokaryoten bezeichnet. Der Name setzt sich aus den griechischen Bezeichnungen für »bevor« und »Kern« zusammen und bezieht sich auf die Tatsache, dass Bakterien und Archaeen keinen Zellkern besitzen. Alle anderen Lebewesen – Pflanzen, Tiere, Menschen – haben Zellen mit Kern, weshalb sie zu den Eukaryoten zählen (aus dem Griechischen für »echt« und »Kern«). Doch wir höheren Lebewesen kamen erst viel später ins Spiel. Für mehr als zwei Milliarden Jahre gehörte die Erde ganz allein Archaeen und Bakterien.

Diese Prokaryoten besiedelten jede nur denkbare Nische im Wasser und an Land. Wobei Archaeen die viel extremeren Typen sind: Sie können in Säure überleben, halten ätzenden Gasen stand, tolerieren siedendes Wasser und fühlen sich am Grund von Sümpfen wohl. Viele von ihnen haben sich kaum verändert und ihre komplexe Einfachheit seit Anbeginn des Lebens bewahrt.

Über Versuch und Irrtum und im Zusammenspiel mit Viren entstanden dann im Laufe der nächsten Jahrmillionen all die komplexen Bio-Mechanismen, die bis heute das Leben auf der Erde ermöglichen. Bakterien wandelten anorganisches Material um und erzeugten daraus den Humus, aus dem die weitere Vielfalt des Lebendigen wachsen konnte. Ihre Hochkultur bestand bereits lange bevor sich die Kontinente bildeten.

Wir alle kennen Stammbäume, bei denen aus den Beziehungen der Urgroßeltern und Großeltern die junge Generation hervorgeht. Werden die beiden Archetypen des Lebens auf der Erde, Prokaryoten und Eukaryoten, in dieser Weise angeordnet, sieht der Stammbaum recht ungewöhnlich aus: Er besteht nämlich fast nur aus Bakterien und Archaeen. Der überwiegende Teil der Vorfahren im Baum des Lebens auf der Erde sind also Mikroben. Wir Eukaryoten finden auf einem einzigen Zweig Platz. Während also zum Beispiel E. Coli und Clostridien, zwei bekannte Bakterienarten, nur sehr weitläufige Verwandte an verschiedenen Enden des Stammbaums sind, ist ein Weizenkorn gleichsam ein Cousin des Menschen. »Die Menschheit macht nur einen winzigen Klecks aus in der massiv bakteriellen Welt«, drückt es der New Yorker Mikrobiologe Martin J. Blaser aus. »Das ist eine Tatsache, an die wir uns erst gewöhnen müssen.«[1]

Die ersten Spuren von Lebewesen mit Zellkern finden sich in Versteinerungen, die 1,5 Milliarden Jahre alt sind. Aus diesen ersten Eukaryoten entwickelten sich im Verlauf von 1.000 Millionen Jahren die ersten Landpflanzen, dann Insekten, Fische, Reptilien, Vögel und Säugetiere.

Würde man die gesamte Erdgeschichte als 24-Stunden-Tag darstellen, so wäre morgens gegen 4:30 Uhr mit den Urbakterien das Leben auf der Erde entstanden. Die ersten einzelligen Mikrotierchen und Algen mit Zellkern tauchten erst am Nachmittag gegen 16:00 Uhr auf. Seit 21:00 Uhr bevölkerten einfache Tiere die Erde. Als unsere Vorfahren, die Affen, entstanden, waren es nur noch 90 Sekunden bis Mitternacht, und unsere eigene Gattung, der Homo sapiens, entwickelte sich gerade einmal zwei Sekunden vor 0:00 Uhr.

Die meisten Mikroben sind unsichtbar für unser Auge – Millionen von ihnen haben auf einer Nadelspitze Platz. Aber zusammengenommen sind sie nicht nur weitaus zahlreicher als alle anderen Lebewesen, sie sind auch deutlich schwerer: Die Biomasse aller Fische, Säugetiere, Insekten und Vögel der Erde, aller Bäume, Pflanzen und Moose zusammen kommt nicht einmal in die Nähe der Biomasse der Bakterien. Allein in den Ozeanen tummelt sich eine unvorstellbare Anzahl von Arten, von denen erst ein Bruchteil erforscht ist. Hochrechnungen kommen auf eine Zahl von 10 hoch 30 Mikrobenzellen. Um das Gewicht der Mikroorganismen in den Weltmeeren aufzuwiegen, bräuchte es 240 Milliarden afrikanische Elefanten.

Die »große Sauerstoffkatastrophe«
Das Leben entstand in Abwesenheit von Sauerstoff. Die Ur-Atmosphäre der Erde enthielt Sauerstoff allenfalls in minimalen Konzentrationen. Wahrscheinlich war es eine Gruppe von Cyanobakterien, der es gelang, die H_2O-Moleküle des Ur-Ozeans zu zerlegen und mit Hilfe von Sonnenenergie den Wasserstoff (H) vom Sauerstoff (O) zu trennen. Damit gewannen die Bakterien Energie und erfanden die Fotosynthese, lange bevor es Pflanzen gab.

Diese entstanden erst viel später, indem eukaryotischen Zellen Bakterien schluckten, die Fotosynthese beherrschten, und sie in ihren eigenen Organismus integrierten. Die Erzeugung von Sauerstoff mit Hilfe von Licht erwies sich als hervorragende Methode, Energie zu gewinnen, und immer mehr Mikroben eigneten sich diese Fähigkeit an.

Über Jahrmillionen ging dieser Sauerstoff in der Reaktion mit anderen Elementen der jungen Erde auf. Die Ozeane reicherten sich mit Sauerstoff an, die häufigsten Elemente der Erde, allen voran Silizium, Eisen und Aluminium, gingen Verbindungen mit ihm ein, wurden also »oxidiert« und als Erz abgelagert. Sauerstoff hat heute bis in 16 Kilometer Tiefe einen Masseanteil von mehr als 50 Prozent an der Erdhülle und ist damit das mit Abstand häufigste Element.

Erst spät, vor rund 2,4 Milliarden Jahren, waren Land und Meer allmählich gesättigt, und ein Überschuss an nicht gebundenem, gasförmigem Sauerstoff überflutete die Welt. Daraus entstand unsere Atmosphäre. Für die Mehrzahl der damals lebenden Arten war das neuartige Gas extrem toxisch. Für sie bedeutete die »große Sauerstoffkatastrophe« das Ende.

Auch für Bakterien war dies eine Zeitenwende. Seither gibt es zwei Arten von ihnen: jene, die Sauerstoff vertragen – die Enterobakterien oder Aerobier –, und die Anaerobier, für die Sauerstoff ein tödliches Gift darstellt.

1.2. Viren: Motor der Evolution

Tierische oder menschliche Zellen sind extrem variabel, mit einer Größe, die von wenigen Mikrometern bis hin zu mehreren Zentimetern – etwa bei Muskelfaserzellen – reichen kann. Bakterienzellen sind um ein Vielfaches kleiner: Nur eine einzige Art, die in den 1990er-Jahren in Namibia entdeckt wurde, *Thiomargarita namibiensis*, ist mit freiem Auge sichtbar. Diese »Schwefelperle Namibias« kann bis zu einem halben Millimeter groß werden. Normale Bakterien sind jedoch um das Hundertfache kleiner. Dafür umso zahlreicher: Ein Milliliter Inhalt unseres Dickdarms enthält hundertmal mehr Bakterien, als es Menschen auf unserem gesamten Globus gibt.

Um eine weitere Zehnerpotenz kleiner sind Viren. Ein hohler Stecknadelkopf könnte 500 Millionen Schnupfenviren aufnehmen.

Viren werden meist gar nicht zu den Lebewesen gezählt, weil ihnen jegliche Funktion der Selbstorganisation oder -ernährung fehlt. Sie besitzen nicht einmal eine Zelle, sondern sind, vereinfacht gesagt, bloß winzige Kapseln mit ein wenig Erbmaterial darin. Manche Viren haben zusätzlich eine Schutzhülle aus Proteinen und Fetten.

Wie sich Viren entwickelt haben und wie lange es sie schon gibt, ist nicht vollständig geklärt. Gut möglich, dass sie von den ersten Molekülen abstammen, die zur Verdoppelung fähig waren, also zu den ältesten Lebensformen der Erde zählen. Eine zweite These – sie steht in den meisten Lehrbüchern – besagt, dass es sich bei Viren um Gensequenzen handelt, die sich aus dem Erbgut von Wirtszellen abgespalten und als Parasiten selbstständig gemacht haben. Sie wären damit so etwas wie »Taschendiebe der Biologie«.

Gefährliche Viren sind selten

Viren befallen fremde Zellen und schmuggeln ihre eigene Bauanleitung in deren Genpool ein. Sie benutzen die Zelle also als eine Art Fabrik zur eigenen Vermehrung. Manche betreiben dieses Spiel so aggressiv, dass die gekaperten Zellen zugrunde gehen. Sie zwingen die befallenen Zellen bis zur Erschöpfung Unmengen von Kopien ihrer selbst herzustellen, bis die Wirtszellen ausgebrannt sind und absterben. Ein Beispiel dafür ist das Ebola-Virus, das nicht nur die Zellen der Leber und anderer Organe befällt, sondern auch Lymphknoten und Abwehrzellen des Immunsystems. Ein Großteil der Virenopfer stirbt rasch. Aus Sicht der Viren sind Menschen damit freilich ein Fehlwirt, da sie oft nicht lange genug leben, um die Viren weiterzugeben. Die meisten der bisher beobachteten Ebola-Ausbrüche waren deshalb auch schnell wieder zu Ende. Warum dies beim Ausbruch von 2014 anders war, ist noch nicht geklärt. Möglicherweise lag es an einer »milderen« Virenvariante.

Die wenigsten Viren verfolgen jedoch eine solche Taktik der verbrannten Erde. Zum einen, weil sie damit ihren eigenen Lebensraum zerstören, was sie selbst in eine evolutionäre Sackgasse führen würde, zum anderen, weil besonders aggressive Viren im Wirtsorganismus auch eine besonders starke Abwehrreaktion hervorrufen. Dessen Immunsystem kennt bei solchen Terroraktionen keinen Pardon und verfolgt jeden einzelnen Eindringling gnadenlos.

Die meisten Viren pflegen deshalb einen deutlich weniger radikalen Lebensstil. Manche Hepatitis- oder Papillomaviren, zwei weitere für Menschen relevante Vertreter, bevorzugen beispielsweise die chronische Infektion. Sie richten wenig akuten Schaden an, tarnen sich gut und werden deshalb vom Immunsystem oft jahrzehntelang nicht ernst genommen und nebenher mitgefüttert.

Besonders schlau machen es Rhinoviren, die häufigsten Auslöser von Schnupfen. Sie verbreiten sich in der Nasenschleimhaut von Zelle zu Zelle. Als Immunreaktion schwillt die Nasenschleimhaut an und bildet größere Mengen eines schleimhaltigen Sekrets: Die Nase »läuft« – und Unmengen frisch geschlüpfter Viren laufen mit, um sich neue Wirte zu suchen, die sie mit Schnupfen anstecken können. Die Viren verwenden das Immunsystem also gleichsam als Helfer bei ihrer Vermehrung.

Evolutionäre Sparringspartner
Tatsächlich haben Viren und Immunsystem eine gemeinsame Vergangenheit, die bis in die Urzeit zurückreicht. Reaktion erzeugte schon immer Gegenreaktion – kein Lebewesen war als reine Virenfabrik überlebensfähig. Also musste der Einfluss der Viren beschränkt oder unterbunden werden. Aus dieser Aufgabe heraus bildeten schon die ersten Lebewesen ein primitives Abwehrsystem, das im Laufe der Evolution durch den Druck der Viren, später auch der Bakterien und anderer Einflüsse, ständig herausgefordert und ausgebaut wurde. Die heutigen hoch komplexen Mechanismen des Immunsystems, speziell seine Fähigkeit zu lernen und sich anzupassen, wären ohne die viralen Sparringpartner nicht denkbar.

Es gibt Tausende Virenarten, die nur als Spuren in unserem Erbgut existieren. Sie schlafen dort als genetische Information, und niemand weiß, ob sie je wieder erwachen. Die meisten dieser Bauanleitungen zeigen keinerlei Aktivität. Wahrscheinlich handelt es sich um Relikte einer Zeit lange vor der menschlichen Geschichte.

Bei der Entschlüsselung des humanen Genoms wurden diese viralen Kontaminationen noch als »genetischer Junk« abgetan. Erst in der jüngsten Vergangenheit zeigte sich in Studien, dass das schlafende Viren-Erbgut manchmal doch wieder erwachen kann und dann sogar nützliche Aufgaben erfüllt.

Im Erbgut von Schafen finden sich beispielsweise 27 Kopien von Retroviren, die eng mit einem Virus verwandt sind, das bei den Tieren eine schwere Lungenkrankheit auslösen kann. In Schottland wurde nun entdeckt, dass einige dieser schlafenden Viren Zugänge haben, über die sie aktiviert werden können. Die »Schläfer« werden genau dann geweckt, wenn eine Infektion durch ihre wild lebenden »Geschwister« droht. »Sie sind in der Lage, den Vermehrungszyklus der eindringenden Viren gleich an mehreren Stellen zu blockieren«, erklärt Massimo Palmarini, der Leiter jener Forschungsgruppe an der Universität Glasgow, die diesen Mechanismus entdeckt hat.

»Offenbar wurden sie im Lauf der Evolution aktiv ausgewählt, um den Schafen Schutz zu bieten.«[2]

Mit dieser Aufgabe allein scheinen die Viren jedoch noch nicht ausgelastet zu sein. Weitere Versuche zeigten, dass weibliche Schafe, deren virales Erbgut ausgeschaltet wurde, keine Embryonen in der Gebärmutter einnisten konnten. Offenbar steuerten die viralen Gene also den Kontakt zwischen mütterlichem Organismus und Fetus. Mittlerweile ist bekannt, dass dies nicht nur für Schafe, sondern für alle Säugetiere gilt. Von Viren stammende Gene sind also für die Ausbildung der Plazenta unerlässlich notwendig.

Sind Viren doch Lebewesen?
Viren sind die am meisten unterschätzten Mikroorganismen. Während bei Bakterien die Aufarbeitung der Arten in vollem Gange ist, herrscht bei unserem Wissen über Viren zum Großteil noch ein schwarzes Loch. In Meeren etwa finden sich zehnmal mehr Viren als zelluläre Organismen. »Jede einzelne Spezies hat zahlreiche auf sie spezialisierte Viren«, erklärt Patrick Forterre, Direktor der Abteilung für Mikrobiologie des Pariser Pasteur-Instituts.[3]

Forterre zählt zur Minderheit jener Wissenschaftler, die Viren für Lebewesen halten. Er bezweifelt die Lehrbuch-These von Viren als »Taschendieben«, die sich aus den Zellen Erbgut klauen und damit selbstständig machen. Die umgekehrte Variante sei biologisch wesentlich plausibler. »Nahezu 20 Prozent unseres Erbguts haben eindeutig viralen Ursprung.«

Im Lauf der Evolution hätte es einen gewaltigen Nachteil bedeutet, parasitäre Mikroben, die nur ihren eigenen Vorteil bedienen, in lebendige Systeme einzubinden. Stattdessen wurde die Bildung von Symbiosen klar bevorzugt. Organismen, die es nicht schafften, sich mit ihren Mikroben abzustimmen, starben aus.

Offenbar herrschte in den Ur-Ozeanen bei der Evolution des Lebens ein reger Tauschhandel. Anstatt bestimmte Techniken selbst zu erfinden, wurden einfach Viren oder Bakterien eingebürgert, die besondere Fähigkeiten mitbrachten. Als im Meer treibende Einzeller Bakterien schluckten, die Photosynthese beherrschten, war das der Startschuss für die Evolution der Pflanzenwelt. Und auch die Fähigkeit mancher Bakterien zur Energiegewinnung bot den Zellen Vorteile. Wie neuere Forschungen zeigen, waren es Viren, die den Zellen bei dieser Einbürgerung halfen. Aus den ehemaligen Bakterien wurden die Mitochondrien, deren Hauptaufgabe die Energiegewinnung im Rahmen der Zellatmung ist.

Bis heute sind Mitochondrien innerhalb der Zelle überraschend eigenständig: Sie besitzen eine eigene Hülle, haben eigenes Erbgut und pflanzen sich unabhängig vom Teilungszyklus der Zelle selbstständig fort. Sterben sie ab, stirbt auch die Zelle. Alleine überleben könnten die ehemaligen Bakterien jedoch nicht, da sie sich völlig auf ihren Aufgabenbereich im Zellsystem spezialisiert haben. Als Gegenleistung für ihre Arbeit werden die Mitochondrien von der Zelle ernährt und sind auf deren Struktur angewiesen.

Für Forterre und sein Forschungsteam am Pasteur-Institut standen die Viren ganz am Anfang des Lebens. »Der Konflikt zwischen zellulären und viralen Organismen war der zentrale Motor der biologischen Evolution.« Ohne den Einfluss von Viren gäbe es demnach die ganze Menschheit nicht. Viren trieben die Entwicklung stets voran, auch wenn sie selbst nie wussten, wohin es gehen sollte. Doch gerade die Eigenschaft, ihr Erbgut wie ein Kuckucksei in fremdes Erbgut einzuschleusen und so über Versuch und Irrtum im gekaperten Genom Reproduktionsfehler, Mutationen und sonstige Zufälle zu fördern, machte die Herausbildung höheren Lebens möglich. Wobei nicht nur die Zellen durch den viralen Einfluss mutierten, sondern auch die Viren laufend ihr Gene veränderten.

Aber nicht nur ihre Eigenschaft als Quälgeister machte evolutionär gesehen Sinn, auch ihre Struktur war von Nutzen. Aus der viralen Welt stammen viele Neuerungen, die an Zellen weitergegeben wurden. Viren schafften es beispielsweise, die Erbsubstanz DNA so zu verändern, dass es möglich war, wesentlich längere und größere Biomoleküle zu bilden. Die bekannte Struktur der DNA als Doppelhelix war demnach eine Erfindung von Viren. Auch dass unsere Zellen heute einen Kern haben als »Hirn« und Schaltzentrale, ist durch die Eingliederung viraler Bestandteile gelungen. Begriffe wie

»gut« und »böse« spielten in der Entwicklungsgeschichte des Lebens nie eine Rolle: Was taugte und Vorteile bot, wurde verwendet, der Rest ging unter.

Entwicklungsgeschichtlich gesehen sind wir Menschen also ein Produkt der Mikrobenwelt. Unsere »Zell-Hardware« besteht aus eingegliederten Viren und Bakterien, unsere »Gen-Software« hätte ohne deren Entwicklungsdruck nie die Herausbildung intelligenten Lebens gemeistert. »Aus evolutionärer Sicht kann man mit einigem Recht behaupten«, bringt Forterre es auf den Punkt, »dass Viren bei der Entstehung des Lebens die treibende Kraft waren. In gewisser Weise nahmen sie die Rolle von Gott ein.«[4]

1.3. Unser gemeinsames Metagenom

Wir leben in einer Welt der Mikroben. Sie sind uns fremd, weil wir sie mit bloßem Auge nicht erkennen können, doch wir riechen sie, wir schmecken sie, wir beherbergen sie in ungeheurer Vielfalt. Sogar auf einem winzigen Organismus wie dem Wasserfloh leben hundert Arten von Mikroben. Im Biotop Mensch haben mehrere Tausend Arten ihren bevorzugten Lebensraum gefunden.

Unter dem Mikroskop eröffnet sich die faszinierende Lebenswelt dieser Organismen. Wir führen einen ganzen Zoo spazieren, eine bunte Mischung aus Bakterien, Viren, Würmern, Pilzen und Milben. Die meisten dieser Mikroorganismen kolonisieren uns nach der Geburt, danach kommen laufend neue hinzu oder wandern wieder ab. Sind die Haupt-Futterplätze besetzt, richten sich kleine Kolonien von wenigen tausend Exemplaren in Nischen ein und warten dort auf bessere Zeiten. Ändern sich die Umstände und schwächeln beispielsweise die Nachbarmikroben, weil ihnen gerade eine Antibiotika-Kur zusetzt oder sich das Nahrungsangebot massiv verändert, sind die Nischenbewohner in der Lage, ihre Population binnen kürzester Zeit auf viele Millionen Exemplare auszudehnen und große Flächen zu besiedeln.

Das Wissen um die enorme Diversität unseres Mikrobioms ist sehr jung. Noch vor zehn Jahren konnten die Mikroben nicht wirklich identifiziert werden. Sie in Nährmedien anzuzüchten und dann in Ruhe zu untersuchen, war schwierig, da die meisten Bakterien außerhalb ihres Lebensumfelds sofort absterben, entweder weil sie Sauerstoff nicht vertragen, oder weil sie ein spezielles pH-Milieu, bestimmte Nachbarn oder besondere Nährstoffe brauchen.

Die erforderliche neue Technologie wurde im Rahmen der Entschlüsselung des menschlichen Genoms entwickelt. Mit der Methode der genetischen Sequenzierung ist es nun möglich, alle Gene eines einzelnen Ökosystems zu bestimmen und Bakterien aufgrund ihrer genetischen Struktur zu erkennen.

Die genetische Sequenzierung offenbarte eine genetische Vielfalt unserer Mitbewohner, die unser eigenes menschliches Genom weit übertrifft. Die Gene des Menschen und seiner Mikroben zusammen bilden das sogenannte Metagenom.

Ein europäisches Zentrum dieser Untersuchungen ist das Forschungsinstitut INRA in Paris, wo ein Team um den Mikrobiologen Dusko Ehrlich gerade eine Landkarte des Darm-Universums in all seiner außergewöhnlichen Vielfalt erstellt, darunter noch viele vollkommen unbekannte Bakterienarten. »Im Metagenom finden sich die Gene aller Lebewesen, die wir in unseren Studien im menschlichen Körper ermittelt haben«, erklärt Ehrlich, »und das sind 150-mal mehr Gene, als wir menschliche Gene haben.«

Mit der neuen Methode können hunderte Millionen Bakterien zur selben Zeit untersucht werden. Ehrlich ist sich sicher, dass diese Forschung gleichzusetzen ist mit der Bedeutung der Entschlüsselung des menschlichen Genoms. »Unser anderes Genom ist das Kollektiv der Mikroben, die mit uns leben. Das Wissen darum wird eine Revolution in der Medizin auslösen.«

Eine Freundschaft fürs Leben

Das Mikrobiom jedes Menschen ist wie ein Fingerabdruck individuell und einzigartig. Und es begleitet uns als guter Freund das ganze Leben lang.

Die Mikroben, mit denen wir schon während der Entstehung der Arten Freundschaft geschlossen haben, erfüllen in uns, ihren Wirtsorganismen, mannigfache Aufgaben. Unser Wissen um die Strukturen, welche die Biodiversität des Lebens ausmachen, wächst in vielen kleinen Schritten. Aus Untersuchungen ist beispielsweise bekannt, dass in den vielen verschiedenen Milieus des menschlichen Körpers – im Ohr, der Nase, im Mund, im Bereich der Achseln sowie den verschiedenen Darmabschnitten – jeweils Bakterien dominieren, die speziell auf diese Region abgestimmte Funktionen ausüben.[5] Diese »Spezialisten« sind außer an ihren Lieblingsplätzen nur sehr vereinzelt im übrigen Körper zu finden. Daneben gibt es Generalisten, die fast überall vorkommen, aber nirgends dominieren, sondern sich in Populationen von einigen tausend Exemplaren auf Nischen beschränken.

Der wichtigste Lebensraum von Mikroben ist der Darm. Und von hier aus kooperiert das Mikrobiom auch intensiv mit dem Immunsystem. Manche Mikroben übermitteln Signale, andere tragen zur Energieversorgung bei, wieder andere schulen das Immunsystem in seiner Einschätzung von Gefahren und machen es toleranter. Speziell bei kleinen Kindern ist dieses mikrobielle System in seinem Gleichgewicht noch sehr empfindlich. Störende Einflüsse wirken sich hier besonders negativ aus.

Klar ist, dass wir über Hygieneartikel, Kosmetikprodukte oder Medikamente massiv in die mikrobielle Besiedlung eingreifen und diese verändern, wobei nicht gesagt ist, dass sich nach dem Eingriff wieder ein Gleichgewicht einstellt. Wie sich die Vorherrschaft anderer als der ursprünglichen Bakterientypen auswirkt, wurde bisher nur bei ein paar Krankheiten erforscht. So kann etwa die massenhafte Vermehrung von Clostridien im Darm hartnäckige und lebensgefährliche Durchfälle auslösen. Bei den weitaus meisten Bakterien und den Nuancen ihrer Interaktion mit dem Organismus stehen wir jedoch noch ganz am Anfang der Forschung.

Orchester des Lebens
Ohne das vielfältige mikrobielle Leben, das auf und in uns gedeiht, könnten wir nicht einmal unser Frühstücksbrot verdauen. Wir würden auf der Stelle erkranken und sterben, weil wir nicht in der Lage wären, lebenswichtige Vitamine zu erzeugen. Unzählige Symbiosen – wie mit den erwähnten Mitochondrien – versetzen uns erst in die Lage, die für die Funktion der Zellen notwendige Energie herzustellen. Der Dickdarm, in dem die meisten unserer Mikroben leben, gleicht einem Regenwald verschiedenster Organismen. Alle widmen sich mit verschiedenen Eigenschaften und Talenten ihren Funktionen.

Kooperation war von Beginn an wesentlich häufiger als feindliche Abgrenzung. Wozu sollte ein primitiver Mehrzeller mühsam eigene Fähigkeiten entwickeln, wenn es möglich war, sich mit Bakterien zusammenzutun, die genau die gewünschten Eigenschaften bereits beherrschten? Und so wuchs ein Miteinander von Spezialisten heran, ein Superorganismus wie jener von Menschen mit seinen Myriaden Synergien.

Die verschiedenen Bakterien zerlegen die Moleküle, die ihnen besonders liegen, und erzeugen damit Energie. Der eine Stamm ist auf die im Fleisch enthaltenen Aminosäuren spezialisiert, der nächste besitzt exakt jene Gene, die für die Zerlegung langkettiger Kohlenhydrate im Gemüse nötig sind, ein dritter sammelt alle Zuckermoleküle auf, die nicht schon im Dünndarm verarbeitet wurden.

Die Nahrung, die wir essen, begünstigt die Vermehrung bestimmter Bakterien. Wer vegetarisch lebt, wird mit der Zeit eine etwas andere Darmflora aufweisen als Leute, die gerne Fleisch essen. Doch auch das Gegenteil ist möglich: dass uns Bakterien über Botenstoffe an die Nervenzellen mitteilen, worauf sie Lust hätten, was im Gehirn als Heißhunger und Appetit auf bestimmte Speisen wahrgenommen wird. Wir sind ein kommunizierendes Gefäß, das sich, solange wir gesund sind, in einem dynamischen Gleichgewicht befindet. Und je vielfältiger unser mikrobieller Vorrat, desto stabiler ist dieses Gleichgewicht.

2. Der Verlust der alten Freunde

2.1. Eine Krankheit der Intelligenten und Sensiblen

Vor 200 Jahren galten allergische Krankheiten noch als Kursiosität, der sich die damalige Wissenschaft mit Neugier widmete. Und wie bei Fußball, Tennis oder Cricket war es die englische Oberschicht, die die ersten Beschreibungen und Regeln dafür entwarf. Sie erscheinen aus heutiger Sicht etwas schräg.

Im Jahr 1819 schrieb der britische Arzt John Bostock einen detaillierten Bericht über die »periodische Anfälligkeit von Augen und Brust«, an der er selbst seit Jahren litt. Sie kam jedes Jahr in der ersten Junihälfte und dauerte ungefähr zwei Monate. Das Leiden zeichnete sich durch juckende Augen, eine laufende Nase, krampfartiges Niesen, Atembeschwerden und ein allgemeines Unwohlsein aus. Mit der exakten klinischen Beschreibung seiner eigenen Probleme erwarb sich Bostock das Verdienst, als Erster eine neue Krankheit in die Medizinliteratur eingeführt zu haben, die uns heute immer öfter beschäftigt. Sie wurde deshalb zu seinen Ehren manchmal als »Bostocks Katarrh« bezeichnet. Bald setzte sich jedoch allgemein der Name Heuschnupfen durch. Bostock selbst gefiel das gar nicht: Seiner Meinung nach wurden die Symptome nicht von der Ausdünstung frischen Heus herbeigeführt, sondern in erster Linie von großer Hitze und körperlicher Anstrengung.

War der Engländer zunächst der Meinung, er sei mit seinen Beschwerden allein, so fand er doch bald andere Leidende, und er veröffentlichte einen Bericht über 28 weitere Fälle des »Sommerkatarrhs«. Bald stand die Krankheit im Mittelpunkt des medizinischen Interesses, und eine Menge Ärzte steuerten ihre mehr oder weniger fachmännischen Einschätzungen dazu bei, wodurch dieses neuartige

Phänomen ausgelöst werde. Viele tippten auf die Grasblüte, manche auf den Kontakt mit Tieren. Besonders die »Ausdünstung der Hasen« war verdächtig. »Heuschnupfen wurde zur schicken Krankheit einer gesellschaftlichen Elite«, berichtet der Medizinhistoriker Mark Jackson.[6] Denn darüber waren sich die Experten einig: Bei den Armen kam sie nicht vor, weder bei Bäuerinnen und Bauern noch bei den »Negern des Südens«, wie ein Autor meinte. Je gebildeter und vornehmer, desto anfälliger der Mensch, erklärte beispielsweise der Medizinprofessor Sir Andrew Clark und betonte die enge Verbindung des Heuschnupfens mit Bildung und Zivilisation. Das erkenne man daran, »dass er den Mann vor der Frau befällt, den Vornehmen vor dem Primitiven«; und überall, wo er hinkäme, wähle er als Erstes die englischsprachige Rasse als Opfer aus. Sein Kollege Morell Mackenzie schnappte die These begeistert auf und meinte, die Krankheit sei »in Wirklichkeit Grund zum Selbstlob, da Heuschnupfen auf kulturelle und zivilisatorische Überlegenheit gegenüber weniger begünstigten Völkern hinweist«.

In der zweiten Hälfte des 19. Jahrhunderts wurde das Krankheitsbild immer häufiger und erlebte vor allem in den USA einen regelrechten Boom. Im Jahr 1874 wurde sogar eine »US-Heuschnupfen-Gesellschaft« gegründet, deren Mitglieder sich in der Öffentlichkeit mit ihrem Gebrechen regelrecht brüsteten – nicht nur, um sich von den unteren Schichten abzugrenzen, sondern auch, um als sensible und wohlhabende Müßiggänger zu gelten.

Als eine der ersten wissenschaftlichen Offensiven trat die Heuschnupfen-Gesellschaft für die Ausrottung des »beifußblättrigen Traubenkrauts« ein – es ist als Ragweed oder Ambrosia mittlerweile auch hierzulande ein Begriff –, dessen Pollen an den herbstlichen Anfällen die Hauptschuld trage. Zur Vorbeugung empfahlen die Ärzte verschiedene Substanzen wie Kokain, Arsen oder Tabakrauch und Aufenthalte an – bald elitären – Heuschnupfen-Zufluchtsorten in den Bergen oder am Meer. Besonders sinnvoll sei ein Aufenthalt, so ein zeitgenössischer Allergieführer, wenn das Seebad auf einer kleinen Insel vor der Küste liege, »wo die salzige Brise dem blöden Traubenkraut den Garaus macht«.

2.2. Massenphänomen Allergien

Mittlerweile hat sich das britische Oberschicht-Phänomen ordentlich demokratisiert. Anfang September 2015 fand im Austria Center in Wien der »Europäische Immunologie-Kongress« statt. Wie sehr dieser Bereich boomt, zeigt die Zahl der Teilnehmenden, die mit mehr als 4.000 Immunologinnen und Immunologen aus aller Welt einen neuen Rekord erreichte. Beworben wurde der Kongress mit dem Hinweis, dass mehr als drei Millionen Menschen in Österreich an Immunerkrankungen leiden, »zwei Millionen davon an Allergien, 650.000 an Autoimmunerkrankungen«, so Kongresspräsident Winfried Pickl. Stolze Zahlen bei einer Gesamteinwohnerzahl von etwas über acht Millionen.

Tränende Augen, triefende Nase, plötzliche Atemnot, endloses Jucken und quälende Hautausschläge – diese Symptome gelten inzwischen als Volkskrankheit. Jede und jeder fünfte erwachsene Deutsche leidet bereits unter einer Allergie, doppelt so viele wie noch zu Beginn der 1980er-Jahre. Noch beunruhigender ist, dass immer häufiger Kinder Allergien entwickeln. Jedes dritte Kind in Deutschland, Österreich oder der Schweiz zeigt heute bei einem Hauttest auf die wichtigsten Allergene eine erhöhte Sensibilisierung. Dabei sind allergische Reaktionen auf Arznei- und Lebensmittel, Tierhaare, Insektengift sowie diverse Chemikalien noch gar nicht mitgerechnet. Nahezu 20.000 Stoffe sind mittlerweile als allergieauslösend identifiziert.

Das plötzliche Auftreten der Allergie in der modernen Welt führte zu enormen Veränderungen bei den Theorien von Krankheit an sich. Es trug zur schrittweisen Aufklärung der Funktionen des Immunsystems bei, hatte aber auch starke Auswirkungen auf die Gesellschaft. Die Sensibilität für Ökologie und Umwelt wuchs, während sich Pharmazie und Nahrungsmittelindustrie gleichzeitig mit unzähligen Präparaten des Themas annahmen. Eine penibel genaue Kennzeichnungspflicht für Lebensmittel wurde eingeführt, bis hin zu »Spuren von Erdnüssen«, die mittlerweile deklariert werden müssen. Und selbst im Volksmund reagieren wir heute »allergisch« – auf etwas, das uns ärgert.

Auf der Suche nach den Ursachen stechen als erstes die gewaltigen regionalen Unterschiede ins Auge. Ein Forschungsteam aus Rotterdam untersuchte beispielsweise eine Gruppe von fast 2.000 Schulkindern im Alter zwischen acht und zwölf Jahren. Der Anteil der Schülerinnen und Schüler, die an Asthma, Heuschnupfen oder allergischen Hautausschlägen litten, wurde mit 46,6 Prozent angegeben. Nahezu jedes zweite Kind war also allergisch. Die Frage, ob Eltern oder Geschwister ebenfalls an diesen Krankheiten litten, beantworteten fast 65 Prozent der Befragten mit Ja.[7] Von drei Familien war also gerade einmal eine nicht von Allergien betroffen.

Ich war über dieses Ergebnis erstaunt, denn von so hohen Werten in Mitteleuropa hatte ich noch nicht gehört. Ich wandte mich an Roos Bernsen, die Leiterin der Studie, die als Professorin für Biostatistik an der Erasmus-Universität Rotterdam arbeitet, und fragte sie, ob denn die untersuchte Gruppe aus irgendwelchen Gründen besonders stark von Allergien betroffen sei. Bernsen befragte andere an der Universität, ob sie weitere aktuelle Zahlen zu Allergien bei Kindern hätten, und wurde bei ihrer Kollegin Monique van de Ven fündig. Die Verhaltensforscherin hatte die Allergierate unter mehr als 10.000 Schulkindern in den ganzen Niederlanden erhoben und war auf eine Quote von 52,5 Prozent gekommen – der Anteil allergischer Kinder lag hier also sogar noch höher. 12,3 Prozent hatten während des letzten Jahres Asthma-Anfälle erlitten, 13,5 Prozent wurden von akuten allergischen Hautausschlägen gequält, 28,3 Prozent von Heuschnupfen. Der messerscharfe Schluss der Untersuchung lautete: »Unsere Studie hat gezeigt, dass allergische Erkrankungen in den Niederlanden häufig sind.«[8]

Und die Niederlande liegen mit diesen Rekordwerten noch gar nicht an der Weltspitze der allergiegeplagten Länder. In Australien, Großbritannien, Neuseeland, den USA und Finnland steht es noch schlimmer.

Meist verläuft die Grenze zwischen viel und wenig(er) Allergien zwischen Nord und Süd. In stark betroffenen Ländern liegt das Risiko einer allergischen Erkrankung um das 20- bis 60-Fache über jenem von Indonesien oder Indien.
Aber warum?

2.3. Die Erfindung der Allergie

Es war ein Wiener, der zu Beginn des 20. Jahrhunderts den Begriff Allergie prägte: der junge Kinderarzt Clemens von Pirquet. In einem Artikel für die »Münchener Medizinische Wochenschrift« setzte er Allergie zusammen aus den griechischen Wörtern »allos« (andere) und »ergon« (Wirkung). Der neue Fachbegriff sollte laut Pirquet auf jede Art einer »veränderten Reaktionsfähigkeit« angewendet werden: bei Überempfindlichkeit auf bestimmte Lebensmittel oder auf Mücken- und Bienenstiche, speziell aber bei Reaktionen auf die Immunisierung von Menschen gegen Diphtherie und Tetanus.

Das Besondere und Neue an Pirquets Ansatz war der Gedanke, dass eine Immunreaktion krank machen konnte. Zu jener Zeit wurden immunologische Vorgänge ausschließlich als Schutz vor Krankheit angesehen; krank machen konnte nur eine Substanz, die von außen in den Körper gelangte und hier über Vergiftung dem Organismus Schaden zufügte. Doch Pirquet beharrte darauf, dass die Überempfindlichkeit durch eine immunologische Reaktion von innen hervorgerufen werde.

Besonders wichtig waren dem Kinderarzt eigene Beobachtungen, die er am Krankenbett in einer Wiener Kinderabteilung machte. Er kannte den natürlichen Verlauf von Infektionskrankheiten, und es fiel ihm auf, dass allergische Reaktionen nach einem ähnlichen Muster auftraten. Dies galt im Speziellen für die »Serumkrankheit«, die eine gefürchtete Folge der Immunisierung gegen Diphtherie und Tetanus sein konnte.

Die Serumtherapie wurde 1890 von Kitasato Shibasaburo und Emil von Behring im Labor von Robert Koch in Berlin entwickelt. Emil von Behring, der sich selbst in aller Offenheit als aggressiv und rücksichtslos charakterisierte, erhielt dafür im Jahr 1901 den ersten Nobelpreis. Seinen japanischen Kollegen, der mindestens ebenso viel zur Entdeckung beigetragen hatte, erwähnte er in seiner Preisrede kein einziges Mal.[9]

Behring machte aus der Serumtherapie ein profitables Geschäft und stellte in seinen eigenen Werken in Marburg Diphtherie- und Tetanus-Seren in großem Stil her. Dafür wurde Pferden eine ungefährliche Menge des gereinigten Toxins injiziert und aus dem Blut der Tiere ein sogenanntes Antitoxin isoliert, also eine Art Gegengift.

Die Serumtherapie leuchtete allen sofort ein und wurde bald zur Standardtherapie speziell bei diphtheriekranken Kindern. Diphtherie war damals eine gefürchtete Krankheit. Tetanus, obschon ebenso tödlich, war wesentlich seltener und erlangte ihren schlechten Ruf erst später im Ersten Weltkrieg.

Ein Heilserum, das krank macht

Neben den Erfolgen dieser Therapie gab es aber auch häufig Rückschläge. Speziell wenn das Antitoxin wiederholt verabreicht wurde, konnte es zu schweren Reaktionen mit Fieber, Ausschlägen, Gelenkschmerzen und rasantem Blutdruckabfall kommen, die manchmal mit dem Tod endeten.

Emil von Behring fühlte sich durch die ärztliche Diskussion über diese Symptome wohl persönlich beleidigt und führte den Begriff »Überempfindlichkeit« oder »Hypersensibilität« für Personen ein, die eine derartige unerwünschte Reaktion auf sein Heilserum zeigten. Clemens von Pirquet hingegen sah in der Serumkrankheit eine immunologische Abwehrreaktion auf Fremdstoffe und beschäftigte sich intensiv mit den Folgen für die betroffenen Kinder. Er publizierte seine These, dass Fieber, Hautausschläge und ein Ansteigen weißer Blutkörperchen nicht nur von den eindringenden Bakterien abhängig waren, sondern vor allem von der Fähigkeit des Organismus, Antikörper zu entwickeln, die auf diese Bakterien und deren Gifte reagierten. Und er stellte fest, dass die beständige Immunität gegen eine Krankheit darin begründet liegt, dass der Körper beim zweiten Kontakt schneller als zuvor Antikörper erzeugen kann. Erstaunliche Einsichten, die dem jungen Kinderarzt hier gelangen, und die erst viele Jahre später als wahr bestätigt werden konnten.

In seiner berühmten Publikation von 1906 schrieb Pirquet: »Für diesen allgemeinen Begriff der veränderten Reaktionsfähigkeit schlage ich den Ausdruck Allergie vor. Der Geimpfte, der Tuberkulöse, der mit Serum Injizierte werden den Fremdsubstanzen gegenüber allergisch.«[10]

Viele Kollegen Pirquets wendeten sich heftig gegen den »überflüssigen neuen Begriff«: Es würde doch wohl wirklich reichen, bei Behrings Ausdruck einer »Überempfindlichkeit« zu bleiben.

Clemens von Pirquet wurde nach einem kurzen Gastspiel in den USA Professor für Pädiatrie an der Universitäts-Kinderklinik in Wien. Am 28. Februar 1929 beging er im Alter von 55 Jahren für seine Umgebung völlig überraschend gemeinsam mit seiner Frau Selbstmord. Ihr Tod bleibt bis heute rätselhaft. »Es ist denkbar«, schreibt der Medizinhistoriker Mark Jackson, »dass sein Gefühl der Isolation durch die Skepsis der Zeitgenossen an der wissenschaftlichen Bedeutung seiner wichtigsten Beiträge noch verstärkt wurde.«

Ich persönlich finde es ebenso überraschend wie interessant, dass bereits am Beginn des Impfwesens das Problem allergischer Reaktionen auf Inhaltsstoffe diskutiert wurde. Wir werden später noch sehen, warum diese Erkenntnis Pirquets bahnbrechend war. Zu behaupten, dass Impfungen nicht das Geringste mit Allergien zu tun haben, ist aber schon alleine deshalb falsch, weil es ohne Impfungen den Begriff »Allergie« gar nicht gäbe.

2.4. Die Hygiene-Hypothese

Als Allergien bezeichnet man überschießende Abwehrreaktionen des Immunsystems gegen bestimmte, normalerweise harmlose Umweltstoffe. Die möglichen Symptome umfassen die ganze Bandbreite von mild bis schwerwiegend und können in besonderen Fällen sogar akut lebensbedrohlich sein. Damit eine derartige Fehlreaktion entsteht, braucht es einen Erstkontakt, bei dem sogenannte Antigen-präsentierende Zellen des Immunsystems körperfremde Proteine oder Enzyme aufnehmen, diese in die Lymphknoten schleppen und dort als gefährlich einstufen.

Am Anfang steht also eine Entscheidung: Eine spezielle Art von Blütenpollen oder der Kot von Milben erscheint – aus welchen Gründen auch immer – den relevanten Zellen des Immunsystems suspekt, weshalb es den Auftrag erteilt, Abermillionen von Antikörpern zu produzieren. Diese Antikörper sind auf die speziellen Antigene »programmiert« und lösen bei einem Zweitkontakt Alarm aus.

Nanogramm-kleine Mengen von Allergenen reichen aus, um eine solche Alarmreaktion in Gang zu bringen. Dafür braucht es nur wenige Minuten. Und ist die Entzündungsreaktion einmal angelaufen, kann sie über gegenseitige Rückkopplung aktivierter Immunzellen, die Ausschüttung von Entzündungsstoffen wie Histamin sowie die Bildung weiterer Antikörper, die wieder Immunzellen auf den Plan rufen, lange Zeit bestehen bleiben.

Um die Reaktion von außen mit Medikamenten zu stoppen, fehlt das Wissen. Sie kann einzig etwas gedämpft werden, etwa auf Basis von Antihistamin oder Cortison.

Viele Geschwister – weniger Allergien
Was den steten Anstieg der Allergien verursachte, darüber herrschte im 20. Jahrhundert allgemeines Rätselraten. Manche machten einen geheimnisvollen Umweltfaktor dafür verantwortlich: So wurde viel über Blütenpollen und Hausstaubmilben spekuliert, die sich auf unbekannte Weise plötzlich radikalisiert haben sollten. Andere tippten auf Infekte als Auslöser, speziell bei Kindern.

David Strachan, ein damals junger Epidemiologe an der London School of Hygiene, wollte diese These überprüfen und kam 1989 zu einem konträren Resultat: Nicht die Infekte, sondern der Mangel an Infekten begünstige die Entstehung von Allergien, schrieb er in seiner berühmt gewordenen Arbeit, welche den Grundstein zur sogenannten Hygiene-Hypothese legte.[11] Strachan belegte seine Ansicht mit der Analyse einer Kohorte von 17.414 Kindern, die alle binnen einer Woche im März 1958 geboren worden waren und dann bis zum Alter von 23 Jahren einmal jährlich auf ihre Gesundheit hin untersucht wurden. In der Studie wurden zudem alle möglichen Daten über das Lebensumfeld der Kinder erfasst: Haushaltseinkommen, Bildung der Eltern, Familienstand, Alter der Mutter bei der Geburt, Alter und Anzahl weiterer Kinder, Wohnsitz auf dem Land oder in der Stadt und andere mehr.

Strachan gab alle 16 Parameter des Datensatzes in seine Auswertung ein und prüfte, welche davon Auswirkungen auf das spätere Auftreten von Heuschnupfen und Neurodermitis hatten. Als die mit Abstand wichtigsten Einflussfaktoren identifizierte er zwei Punkte: einerseits die Anzahl der Kinder in einer Familie, wobei Einzelkinder ein mehr als doppelt so hohes Risiko hatten, an einer Allergie zu erkranken, wie Kinder mit drei oder mehr Geschwistern. Der zweite wichtige Einfluss war die Position in der Geburtsreihenfolge: Je mehr ältere Geschwister ein Kind hatte, umso geringer war sein Allergierisiko. »Diese Beobachtungen unterstützen die Ansicht nicht, dass Infektionen, speziell jene der Atemwege, Auslöser von Allergien sind«, schrieb Strachan. »Vielmehr geben diese Beobachtungen Anlass zur These, dass Allergien durch Infektionen in der frühen Kindheit, die über unhygienischen Kontakt mit älteren Geschwistern übertragen werden, verhindert werden.«

Je mehr Möglichkeiten die Kinder also hatten, sich bei anderen anzustecken, sprich je mehr Mikroben die älteren Geschwister von Kindergarten oder Schule mit nach Hause brachten, desto besser war dies offenbar für die Reifung und Stabilität des Immunsystems. Fehlen Infekte, beginnt sich das Immunsystem zu langweilen und attackiert aus Jux und Tollerei harmlose Passanten.

Infekte allein erklären nicht alles
Strachans Hygiene-Hypothese fand rasch Anerkennung und Unterstützung, auch durch zahlreiche weitere Studien, die seine Beobachtung bestätigten. Doch die Beschränkung auf die Botschaft »Infekte sind gut« rief auch skeptische Stimmen auf den Plan. Sollte das etwa bedeuten, dass es schlecht wäre, Infekten vorzubeugen? Sollten die Kinder, statt immer mehr geimpft zu werden, Kinderkrankheiten wie Masern, Mumps, Röteln oder Windpocken durchmachen? Sollten sie mit einem Infekt etwa gar nicht mehr in ärztliche Behandlung gebracht, sondern sollten Hausmittel angewendet werden, während sich die Eltern über eine gelungene Allergievorsorge freuen durften? Derartige Assoziationen gefallen dem Medizinbetrieb normalerweise nicht.

Schließlich fand Strachan selbst in weiteren Arbeiten eine Reihe von Resultaten, die nicht zur simplen Regel »Mehr Infekte – weniger Allergien« passten. Zwar stimmte es beispielsweise, dass Menschen, die Hepatitis A durchgemacht haben, später tendenziell weniger an Allergien leiden. Doch gab es auch Gegenbeispiele.

Und was war der Effekt von Impfungen? Waren nicht auch sie eine Art von Infektion? Vor allem wenn lebende Viren verwendet werden, wie bei den Schluckimpfungen gegen Polio, Rotaviren oder bei den Impfungen gegen Masern & Co., scheint das absolut nachvollziehbar. Doch hatten die Geimpften tatsächlich weniger Allergien? Die Resultate waren hier widersprüchlich und methodisch oft von recht fragwürdiger Qualität.

Immer deutlicher kristallisierte sich heraus, dass die Konzentration auf Infektionen allein das Phänomen der Allergien nicht erklären konnte. Wahrscheinlich waren Infekte ein – wenn auch wichtiger – Mosaikstein in einem größeren Bild. Und das klingt auch vernünftig: In der Biologie ist das Wenigste monokausal.

2.5. Eine grüne Idee

Die 1980er-Jahre waren die Pionierjahre der grünen Bewegung. Umweltschutz, Abfallvermeidung und Recycling waren plötzlich Topthemen, die fortschreitende Luftverschmutzung durch Verkehr und Industrie wurde zum medialen Dauerbrenner.

Viele sahen hier ein zusätzliches Erklärungsmodell für Allergien. Denn war die Luft früher nicht wesentlich reiner gewesen, als es noch weniger Asthma gegeben hatte?

Gummiabrieb, Benzindämpfe und Rußpartikel, so die bald ausgefeilte und überall publizierte These, fungieren entweder selbst als Allergene oder verändern harmlose Blütenpollen so, dass sie sich in aggressive Allergene verwandeln. Ein aufgrund seltener werdender Infekte verwöhntes und unterfordertes Immunsystem kommt mit diesen Reizen nicht klar und spielt verrückt. Für Kinder sei das Risiko besonders hoch, wenn schon die Eltern Allergien hatten. Denn bei der Entstehung von Allergien, das wurde aus vielen Familiengeschichten offensichtlich, gibt es eine starke genetische Komponente.

In Allergieambulanzen wurden Eltern mit Neurodermitis, Heuschnupfen oder Asthma beraten, wie sie ihr Kind davor schützen könnten, die Krankheiten zu erben. Der Schlüssel sei die Vermeidung von Allergenen! Mütter wurden angewiesen, besonders auf Sauberkeit zu achten und spezielle Allergikerbettwäsche anzuschaffen, Haustiere waren streng verboten. Und so liefen die Staubsauger jeden Tag heiß, um nur ja alle bösen, krank machenden Allergene aus dem Teppich zu holen.

Die Ost-West-Studien

Vor diesem zeitgeistigen Hintergrund der Achtzigerjahre begann sich auch Erika von Mutius am Haunerschen Kinderspital in München wissenschaftlich mit der Thematik zu befassen. Täglich erlebte die junge Kinderärztin in der Allergieambulanz den Zustrom kleiner Patientinnen und Patienten, die an Atemnot, ständig wiederkehrenden Hautausschlägen oder Bindehautentzündungen litten, die unerträglich wurden, sobald der Frühling ins Land zog. »Die wissenschaftliche Lage war für uns damals klar«, erinnert sie sich. »Es hieß, die Luftschadstoffe machen Asthma und Allergien. Wir wollten das untersuchen. Aber es hieß, bei uns ist es einfach nicht dreckig genug, um das nachweisen zu können. Und so kam mir die Idee: Eigentlich müssten wir in die DDR.«

Westdeutsche Ballungsräume galten als Luftkurorte im Vergleich zu den Industriestädten des Ostens, in denen die marode Staatswirtschaft keinerlei Umweltauflagen zu befolgen hatte und auf Teufel komm raus ungefilterten Ruß durch die Schlote jagte.

Als 1989 die Mauer fiel, ergab sich die historische Chance, die Pläne in die Tat umzusetzen. Tatsächlich gab es bis dahin keinen derartigen Forschungsansatz, schon gar nicht angelegt als Vergleich zweier Ländern mit dem genetisch gleichen Hintergrund. Die einzigen Unterschiede in der Bevölkerung Ost- und Westdeutschlands waren der Lebensstil der letzten Jahrzehnte und die Umweltsituation.

Erika von Mutius fand Gleichgesinnte in Ostdeutschland, und die Vergleichsstudie wurde in Angriff genommen. Insgesamt nahmen die Forschungsteams 7.753 Kinder im Alter zwischen neun und elf Jahren in die Studie auf und untersuchten sie auf Allergien. Kinder aus München standen für den westdeutschen Lebensstil, Kinder aus Leipzig und Umgebung für den Osten.[12]

»Als die ersten Ergebnisse kamen, dachten wir, die haben die Daten falsch eingegeben«, erinnert sich die Wissenschaftlerin. Doch die Zahlen stimmten: Im Westen hatten 36,7 Prozent der Kinder einen positiven Hautallergietest, im Osten nur 18,2 Prozent. Das Asthma-Risiko war im Westen um 50 Prozent, das Heuschnupfen-Risiko sogar um 340 Prozent höher. Der einzige Tribut an den Dreck der DDR waren verlegte Bronchien. Jedes dritte Kind im Osten litt an chronischer Bronchitis, doppelt so viele wie im Westen. Doch keine Spur von Allergien. »Wir hatten«, so Mutius, »ganz offensichtlich die falsche Hypothese.«

Von der These, dass Dreck in der Luft allergisch mache, wollten die Forscherinnen und Forscher aber noch nicht ganz lassen, das zeigt ein Blick in die damals veröffentlichte Originalarbeit. Sollte ursprünglich noch bewiesen werden, dass der Industriesmog im

Osten Allergien verursacht, so wurde nun kurzerhand das Gegenteil der Ausgangshypothese verkündet: Nicht im Osten sei die Luft voll von Allergenen, sondern im Westen; das musste der Grund für die höhere Allergierate sein. Nun galt es nur noch herauszufinden, was diese ominösen westlichen Allergieverursacher waren, die hier durch die Luft flogen und am Eisernen Vorhang scheinbar abprallten.

In der Folge wurden alle nur denkbaren Allergene wie Birkenpollen und Hausstaub, Nüsse und Milchzucker untersucht. Sogar eine Europainvasion von Ragweed, dem oben erwähnten besonders allergieträchtigen beifußblättrigen Traubenkraut, wurde als mögliche Ursache des westlichen Übels in Betracht gezogen.

Als konkrete Ergebnisse weiterhin ausblieben, gingen die Forschungsgruppen schließlich an die Analyse des Lebensstils. Dabei fielen am stärksten die unterschiedlichen Bedingungen auf, unter denen Kinder dies- und jenseits der Mauer groß wurden. Während die Westkids in der Mehrzahl als behütete Einzel- oder Duokinder die ersten Jahre zu Hause blieben, wurden die ostdeutschen Sprösslinge kollektiv ab dem zwölften Lebensmonat, manche sogar noch früher, in Babykrippen gesteckt.

Dies entsprach dem kommunistischen Ideal: Recht auf Arbeit für alle und gemeinschaftliche Aufzucht des Nachwuchses. Ich habe mit der Ärztin Ingrid Beck aus Bitterfeld gesprochen, die früher selbst in einer dieser Gemeinschaftskrippen gearbeitet hat. »Die Kinder haben sich dort im Großen und Ganzen wohl gefühlt«, erinnert sie sich. »Aber sie sind halt sehr häufig krank gewesen. Jeder Schnupfen ist von einem Kind zum anderen gegangen. Viele Kinder bekamen Fieber. Sie blieben ein paar Tage zu Hause, kamen gesund in die Einrichtung zurück. Dort lief aber schon wieder ein neues Virus herum, und sie haben sich wieder neu angesteckt.« Sie litten also wesentlich häufiger an Infektionen als ihre behüteten westdeutschen Altersgenossen. Etwa ab drei Jahren, sagt Beck, hatten die Kinder die meisten der Infektionserreger, die rund um die Krippen vorrätig waren, persönlich kennengelernt und waren dagegen immun. »Ab diesem Alter hatten die Kinder dann eine wirklich robuste Gesundheit und waren bis hinauf ins Pubertätsalter kaum noch krank.«

Sollte dies also das Geheimnis der DDR erklären? Handelte es sich – um im Bild von David Strachan zu bleiben – um eine Art Supergroßfamilien-Phänomen, das hinter dem niedrigen Allergierisiko im Osten steckte? Von Mutius und ihre Kollegen fanden jedenfalls weit und breit keine alternative Erklärung, die ähnlich glaubwürdig war. Und somit erfuhr Strachans Hygiene-Hypothese über die bald weltweit berühmten deutschen Ost-West-Studien gewaltige Unterstützung und Auftrieb.

Der Tipp des Schularztes
Nach dem Mauerfall waren die Babykrippen eine der ersten DDR-Eigenheiten, die aufgegeben wurden. Zum einen, weil die Ostdeutschen auf die Unsicherheit der Wiedervereinigung mit einem regelrechten Geburteneinbruch reagierten – Jobsuche und Neuorientierung im Kapitalismus sollten nicht durch pflegeintensive Kleinkinder erschwert werden. Zum anderen entsprach eine derart frühe Abgabe der Babys so gar nicht dem rasch adaptierten »westlichen« Familienbild. Krippen wurde als Inbegriff kommunistischer Erziehung gesehen und abgelehnt. Die meisten staatlichen Babykrippen machten dicht. Die Ansicht, dass Kleinkinder bis zum Alter von zwei oder drei Jahren zu Hause bleiben sollten, setzte sich auch im Osten mehrheitlich durch.

Mitte der 1990er-Jahre wiederholte Erika von Mutius ihre erste Bestandsaufnahme zum Ost-West-Vergleich der Allergien. Und wieder erlebte das Forschungsteam bei der Auswertung der Daten eine ordentliche Überraschung: Denn innerhalb von nur sechs Jahren hatten die Kinder im Osten die westlichen Allergieraten übernommen. Tests an mehr als 2.300 Schulkindern in Leipzig zeigten keinen Unterschied mehr zu Westdeutschland.[13] Binnen kürzester Zeit hatte sich ihr Allergierisiko verdoppelt. Einzige Ausnahme bildete Asthma. Da waren die Werte noch immer so niedrig wie vor der Wiedervereinigung.

Wieso nur bei Asthma? Im Schnitt waren die Kinder in dieser Studie drei Jahre alt, als die Mauer fiel. Westlichen Lebensumständen konnten sie demnach erst danach ausgesetzt gewesen sein. »Dies bedeutet, dass bei Asthma offenbar Faktoren eine Rolle spielen, die bereits sehr früh im Leben auftreten«, schreiben die Autorinnen und Autoren. »Ein Heuschnupfen kann sich hingegen auch später entwickeln, wenn sich die Lebensumstände ändern.«

Rätsel über Rätsel.

Als ich Erika von Mutius Ende der 1990er-Jahre zum ersten Mal besuchte, tüftelte sie mit ihrem Team gerade über einem neuen Problem. Aus den Daten einer Studie, die sie mit Kindern aus München und dem Umland gemacht hatten, ergab sich nämlich ein Signal, dass sich zunächst niemand erklären konnte. Die Fragebögen enthielten auch den Punkt, wie zu Hause geheizt wurde. »Das haben wir deshalb reingenommen, weil wir damals dachten, dass Rußpartikel Allergien auslösen«, erzählte mir von Mutius. Doch genau diese Frage produzierte nun einen überraschenden statistischen Ausreißer: »Wenn jemand angab, im Haushalt mit Holz oder Kohle zu heizen, war dies das stärkste Signal – aber nicht im Sinne eines Risikos, sondern als Schutz. Das haben wir absolut nicht verstanden.«

Erika von Mutius traf eine Schweizer Kollegin, Charlotte Braun-Fahrländer von der Universität Basel, um mit ihr die möglichen Erklärungen des Phänomens zu diskutieren. Im Umfeld der Sitzung war auch ein Schularzt anwesend, der sich in eines der Gespräche mit der lapidaren Bemerkung einmischte: »Ich glaube, ich habe bei uns am Land überhaupt noch nie ein Bauernkind mit Asthma gesehen.« Alle sahen ihn verdutzt an.

»Da ist bei uns der Groschen gefallen«, erzählt von Mutius. »Das war der entscheidende Hinweis auf unser Rätsel mit der Heizung: Die Familien mit Holzöfen in unserer Studie, das waren die Bauern, denn die heizen noch so!«

Die Bauernhof-Studien
Zurück in München begann die Ärztin mit der Planung ihrer Bauernstudien, die bald eben so bekannt werden sollten wie die Ost-

West-Vergleiche. Der entscheidende Unterschied war nun aber, dass Schluss war mit der Suche nach Risikofaktoren. »Wir begriffen, dass das viel Wesentlichere die Schutzfaktoren sind: das, was wir verloren haben.«

Reine Ackerbauern hatten den Schutzfaktor nicht. »Es geht um den Stallkontakt«, erklärt von Mutius. »Es muss Tiere geben. Am besten ist es, wenn auf dem Hof Kühe und Schweine und Geflügel und vielleicht auch noch Pferde leben. Die Stückzahl der Tiere ist nicht so wichtig wie die Vielfalt der Tierarten.«

Einige Jahre lang hatte das Team sogar den Ehrgeiz, den speziellen Wirkstoff aus dem Stall zu identifizieren. Die Forscherinnen und Forscher nahmen Luftproben vor dem Haus und im Kinderzimmer. Sie sammelten unzählige Proben, vom Stallboden, vom Fell der Tiere, vom Heuschober. Sie kratzten Schmutz von den Boxen der Kühe. Sogar die Kissenbezüge im Schlafzimmer wurden auf ihre mikrobielle Besiedlung geprüft. Schließlich erfragten sie noch, wie oft die Kinder im Stall mithalfen, ob die Milch der eigenen Kühe getrunken wurde und ob sich die Mütter auch während der Schwangerschaft im Stall aufhielten.

Der Effekt war riesig: Hatten die Kids im ersten Lebensjahr Kontakt mit Kühen und bekamen auch noch deren naturbelassene Rohmilch zu trinken, führte das zu einer 75-prozentigen Reduktion der Asthma- und Allergierate. Waren die Mütter während der Schwangerschaft zudem täglich im Stall gewesen, führte das zu einer weiteren Reduktion: »Unter diesen Bauernkindern ist in unserer Auswertung nicht ein einziges an Asthma erkrankt«, erzählte mir der Leiter des österreichischen Studienzweigs, der Salzburger Kinderarzt und Allergologe Josef Riedler.

Hier macht scheinbar wirklich die Dosis die Wirkung. Kinder von Bauernhöfen im Vollerwerb waren wesentlich besser geschützt als Kinder von Teilzeitbauern. Wo die Eltern nur Getreide oder Feldgemüse anbauten, gab es gar keinen Schutzeffekt mehr – außer die Kinder tranken Rohmilch von einem benachbarten Hof. Nicht pasteurisierte Milch frisch aus dem Stall funktioniert scheinbar vorzüglich zum Mikrobentransport. Doch welche Mikrobe genau für den Schutzeffekt zuständig war, konnte nicht geklärt werden. »Wir wissen jetzt, dass es ein Gemisch ist«, glaubt die Münchner Allergologin heute. »Nicht nur ein Bakterium. Sondern viele Faktoren. Es ist ein Cocktail von guten, schützenden Substanzen.«

2.6. Das Geheimnis der Amischen

Als ich Erika von Mutius im Vorjahr wieder einmal besucht habe, war sie gerade zurück aus den USA. Dort hatte sie sich mit Vertretern einer amischen Gemeinschaft getroffen, um mit ihnen Details einer weiteren Zusammenarbeit zu besprechen.

Die Amischen sind eine religiöse Gruppierung. Ihr Name leitet sich von Jakob Ammann ab, der gegen Ende des 17. Jahrhunderts in der Schweiz eine Gemeinde von Mennoniten leitete. Diese Glaubensrichtung war aus der protestantischen Täuferbewegung hervorgegangen und lehnte in der Tradition von Martin Luther das Papsttum vehement ab. Ammann war ein besonders strenger »Älterer«. Nach Streitigkeiten mit anderen Mennoniten spalteten sich die Amischen 1693 ab und begründeten eine eigene Gruppierung. Wegen der starken Verfolgung in Europa wanderten sie in mehreren Wellen in die USA aus. Heute leben die meisten der etwa 250.000 Amischen in den Bundesstaaten Ohio, Pennsylvania und Indiana.

Die Amischen pflegen einen altertümlichen Lebensstil. Die meisten arbeiten in der Landwirtschaft. Sie lehnen Autos, Traktoren und elektrischen Strom ab und schließen aus Prinzip keinerlei Versicherung ab. Von Präsident Obamas Gesundheitsreform wurden die Amischen deshalb explizit ausgenommen. Modernen Medikamenten und Impfungen stehen sie skeptisch gegenüber; bei Krankheiten gehen sie meist zu ihren eigenen Ärzten.

Erika von Mutius erzählte mir, dass sie auf einem Kongress in den USA den Allergologen Mark Holgart kennengelernt hatte. Holgarts Frau stand in engem Kontakt zu einer amischen Gemeinde, und weil er die Leute sympathisch fand, hatte er beschlossen, ihnen zu helfen und in der Gemeinde eine Allergieambulanz einzurichten. »Das Problem war nur, dass keiner gekommen ist«, berichtete Holgart nun seiner Münchner Kollegin. »Und die paar wenigen, die kamen, hatten keine Allergie.«

Intensivkontakt mit Tieren
Die Begegnung brachte Erika von Mutius auf die Idee zu einer eigenen Studie.[14] Über Mark Holgart nahm sie Kontakt zu der Gemeinde im nördlichen Indiana auf. Der Ältestenrat der Amischen stimmte zu, dass die Kinder untersucht werden durften. Von Mutius verwendete dafür dieselben Protokolle, die zuvor für eine Studie mit Bauernkindern im Berner Unterland erstellt worden waren.

Die Resultate waren eindrucksvoll. »Die Bauernkinder in der Schweiz haben nur die Hälfte des Allergierisikos der sonstigen Bevölkerung, bei Heuschnupfen sogar weniger als die Hälfte, bei Asthma etwa 30 Prozent weniger«, erzählte sie mir. »Bei den Amischen war es noch einmal dramatisch niedriger. Nur acht Prozent reagierten dort positiv auf den Allergietest, Heuschnupfen ist so gut wie inexistent. Und auch die paar Fälle von Asthma, die ich dort gesehen habe, waren eine ganz milde Form, nicht vergleichbar mit dem, was wir hier sehen.« Erklärbar sei das wohl nur durch den engen Kontakt mit Tieren. »Die Amischen pflügen mit Pferden, haben keine Autos – wie bei uns vor 250 Jahren.«

Auch in Europa sei der Schutzeffekt umso stärker, je traditioneller ein Hof geführt werde. »So ein Stall ist voll von Mikroben, ob das jetzt Bakterien sind oder Schimmelpilze oder Viren. Das ist ein gutes Reservoir. Es geht nicht um ein ›Je mehr, desto besser‹. Das Wichtige ist wohl die Diversität, die Vielzahl der Expositionen. Je diverser das mikrobielle Umfeld, desto geringer ist das Risiko für Asthma und Allergien.«

Das beginnt schon vor der Geburt, erklärte mir von Mutius. »Wir haben von Bäuerinnen bei der Geburt Proben von Nabelschnurblut genommen und gesehen, dass in dem Moment, in dem das Kind auf die Welt kommt, das Immunsystem schon anders ist, wenn die Mutter während der Schwangerschaft im Stall war.«

Stallstaub gegen Asthma
Die Schmutzproben aus dem Stall wurden nicht nur genauestens auf ihren Inhalt untersucht, sie wurden auch selbst wieder für Experimente verwendet. An der Universität Marburg war ich in der Abteilung von Harald Renz Zeuge eines Tierversuchs. Verwendet wurden Mäuse, die so gezüchtet sind, dass sie besonders leicht Asthma entwickeln. Einem Teil der Mäuse wurde in Wasser aufgelöster Stallstaub in die Nase getropft. Dann wurden alle Tiere in ihren Käfigen einem Sprühnebel aus Asthma-auslösenden Substanzen ausgesetzt. Die unbehandelten Tiere reagierten darauf mit der typischen Entzündung der Lungenbläschen. Ganz anders jedoch die Mäuse, die eine Prise Mist erhalten hatten: Sie zeigten nur ganz leichte oder gar keine Entzündungen und waren vor Asthma geschützt. »Das besonders Spannende dabei war, dass das sogar über Generationen hinweg funktionierte«, erklärte mir der Marburger Immunologe. »Wenn eine trächtige Maus diese Mikroben während der Schwangerschaft inhaliert, schützt sie damit auch ihre Nachkommen. Das heißt, wir haben einen Effekt von einer Generation auf die nächste.«

Die Bakterien aus dem Stall vermitteln dem Immunsystem der Mäuse eine besondere Fähigkeit, mit Fremdkörpern umzugehen: Es wird toleranter und weniger aggressiv. Das heißt, die Bakterien aus dem Stall sind für das Immunsystem der Tiere alte Freunde, die für ihre gesunde Entwicklung notwendig sind. »Wir brauchen diese Freunde in der Natur«, sagt Renz und verweist auf die nächsten Forschungsprojekte, die er nun angehen möchte: »Unsere wichtigste Frage ist jetzt: Welche Freunde sind das? Und welche sind die besten Freunde?«

2.7. Lebendige Milch

Neben dem Stallstaub fand Erika von Mutius noch einen zweiten, ebenso wichtigen Schutzfaktor auf dem Bauernhof: frische, unbehandelte Rohmilch. Auch sie enthält offenbar eine ganz besondere

Mischung nützlicher Keime. Und dieser Schutz kann – im Gegensatz zu Staub – gut exportiert werden. In den Studien zeigte sich, dass auch Nichtbauern und -bäuerinnen signifikant weniger Allergien hatten, wenn im Fragebogen angekreuzt war, dass sie regelmäßig Rohmilch von einem Bauernhof oder im Naturkostladen kauften.

Der aktuelle Trend geht jedoch in die Gegenrichtung. Weil naturbelassene Rohmilchprodukte leichter verderben, gerieten sie ins Visier der Hygienebehörden. Anstatt die darin enthaltene lebendige Mikroflora zu schätzen, wird ihnen mit allerlei Technik auf den Leib gerückt.

Am bekanntesten ist der von Louis Pasteur 1864 erfundene Prozess der Pasteurisierung. Dabei wird Milch etwa 30 Sekunden lang auf eine Temperatur von 75 Grad erhitzt, was sie gekühlt und ungeöffnet etwa eine Woche haltbar macht. Anschließend wird die Milch homogenisiert. Dabei wird sie unter hohem Druck auf eine Metallplatte gespritzt oder durch eine schmale Öffnung gepresst, sodass die Fettkügelchen in winzige Teile zerrissen werden und sich danach nicht mehr zu einem Rahmpfropf formen können.

Offenbar reicht die Haltbarkeit von einer Woche jedoch vielen Leuten nicht. Der Anteil von H-Milch im Supermarkt wird immer höher. Sie wird auf bis zu 150 Grad ultrahoch erhitzt. Dabei kommt es allerdings zu einer Veränderung des Milchzuckers – die Milch bekommt einen leichten Kochgeschmack.

Zwischen diesen beiden Polen liegt die sogenannte ESL-Milch (»extended shelf life« oder »längere Haltbarkeit im Regal«), die ungeöffnet mehrere Wochen lang nicht verdirbt. ESL-Milch ist seit 1990 im Handel. Anfangs musste sie als »hocherhitzt« bezeichnet werden. Vor etwa zehn Jahren wurde diese Verpflichtung aufgehoben, seither wird sie meist als »länger frisch« bezeichnet. Weil dieser Milch der ungeliebte Kochgeschmack von H-Milch fehlt, hat sich ihr Marktanteil laufend erhöht und liegt nun bereits bei etwa einem Drittel.

Der Verkauf von Rohmilch hingegen ist in den meisten Ländern streng reglementiert. In Deutschland oder Österreich darf sie beispielsweise nicht gehandelt, sondern muss ohne Umwege verkauft werden. In Supermärkten gibt es deshalb normalerweise keine Rohmilch. Die strengsten Richtlinien hat Australien eingeführt: Dort ist nicht nur der Verkauf von Rohmilch, sondern von allen daraus hergestellten Produkten seit 1994 generell verboten. Ausgenommen sind nur einige hochpreisige Spezialitäten wie französischer Roquefort-Käse. Interessantes Detail: Australien steht unangefochten an der Spitze der internationalen Allergie- und Asthma-Statistik.[15] Während bei ärztlich diagnostiziertem Asthma der internationale Durchschnitt bei 4,3 Prozent liegt, haben in Australien 21 Prozent der Bevölkerung ein Asthma-Attest in ihrer Krankenakte.

Kuhmilch wird heute derart hygienisch gemolken, dass sie nicht einmal mehr sauer wird. Haben Sie schon einmal versucht, Milch aus dem Supermarkt sauer werden zu lassen? Sie verfault vorher aus Mangel an Säurebakterien. Wer Sauermilch will, muss sie extra kaufen, als Milch, der spezielle Milchsäurebakterien zugesetzt wurden und die unter industriell kontrollierten Bedingungen gereift ist. Das bunte Keimgemisch, das früher die Rohmilch bestimmte, wird immer artenärmer.

Es verwundert nicht, dass Leute, die täglich nur nach Bakterien suchen, Keime zählen und in Tabellen eintippen, die Grenze zur Gemeingefährdung schnell überschritten sehen, wenn sie das wilde Gewusel an Schmutz- und Milchsäurebakterien unter dem Mikroskop beobachten. Doch einen Beweis dafür, dass ultrahocherhitzte und sterilisierte Milch gesünder ist als Rohmilch, haben die forschen Vertreter der Hygiene nie erbracht. Sie haben es auch gar nicht versucht – niemand musste etwas beweisen, das als offensichtlich galt. So wie Infekte per se als verdächtig gelten, trifft dies auch auf Bakterien als potenzielle Krankheitsauslöser zu.

Toter Käse – künstlich aufgepeppt
Auch in Europa gab es bei Käse mehrfach Überlegungen, die Verwendung von Rohmilch ganz zu verbieten. Die meisten industriellen Käsehersteller kamen dem aber ohnehin freiwillig zuvor: zum einen, weil sie damit die Gefahr eines möglichen geschäftsschädigenden

Lebensmittelskandals reduzieren wollen, zum anderen, weil pasteurisierte Produkte länger haltbar und damit »supermarkttauglicher« sind. Diese »toten« Käseprodukte müssen nun künstlich mit einer Vielzahl von Zusatzstoffen und Käsereisalzen nachgewürzt werden, um wenigstens in die Nähe des früheren Geschmacks zu kommen. Die typischen Vertreterinnen der neuen Hygiene-Käsekultur sind Toastkäsescheiben in Cheeseburgern oder sterile Schmelzkäseecken, die mit Aromen von Schinken, Meerrettich oder Knoblauch »parfümiert« werden und auch nach Wochen im Kühlschrank nicht verderben.

Zur weiteren Verlängerung der Haltbarkeit werden viele Käseprodukte mit antimikrobiellen Wirkstoffen behandelt. Hinter dem Kürzel E 235 bei den Inhaltsstoffen verbirgt sich beispielsweise das Antimykotikum Natamycin, das die Rinde von Hart- oder Schnittkäse vor Pilzbefall schützen soll.

Natamycin ist auch in Arzneimitteln gegen Pilzerkrankungen enthalten. Über den Konsum von Käse könnten die Pilze also resistent gegen diesen Wirkstoff werden, sodass natamycinhaltige Medikamente bei einer eventuellen Pilzerkrankung der Haut oder ähnlichen Beschwerden nicht mehr wirken. Das Bundesinstitut für Risikobewertung rät Verbrauchern, die eine Kontamination vermeiden wollen – speziell aber Schwangeren, alten und kranken Menschen – bei solchen Rinden einen halben Zentimeter der äußeren Schicht zu entfernen.[16]

Doppelt antimikrobiell wirkt der Lebensmittelzusatz Nisin (manchmal auch als Nisol bezeichnet) mit dem Code E 234. Nisin hemmt die Bildung der Zellwand und die Porenbildung der Bakterien. Es ist zugelassen zur Konservierung von ausgereiftem Käse, Schmelzkäse, bestimmten Puddings und Desserts sowie Mascarpone. Da Nisin mit keinen in der Humanmedizin verwendeten Antibiotika verwandt ist, sah die Europäische Nahrungsmittelbehörde EFSA bei der letzten Prüfung im Jahr 2006 keine Einwände gegen die weitere Nutzung. In Biokäse sind jedoch beide Zusätze verboten.

Rundum-hygienisierte Lebensmittel
Natamycin oder auch das in Käsereisalzen enthaltene, ebenso problematische Nitrit lassen den in der Rohmilch lebenden Mikroben keine Chance. Wir essen heute weitgehend sterile Milchprodukte, in denen Pilze oder Bakterien nur dann vorkommen, wenn diese extra zugesetzt und angezüchtet wurden, wie bei Bifidus-Joghurt, Blauschimmelkäse oder Buttermilch.

Ähnliches wie für die Milchprodukte gilt für die meisten anderen Lebensmittel. Kommt es vereinzelt trotzdem zu Lebensmittelvergiftungen infolge von Salmonellen oder Listerien, ist die Reaktion der Medien ebenso forsch wie jene der Behörden. Die Folge sind immer strengere Hygieneauflagen, von der zwingenden Verwendung bestimmter Desinfektionsmittel bis zu Mindeststandards bei Wasch- und Verpackungsanlagen.

Auf die Erkenntnisse der Hygiene-Hypothese von Erika von Mutius und vieler anderer Wissenschaftlerinnen und Wissenschaftler gehen die Behörden bei der Erstellung ihrer Richtlinien mit keinem Wort ein. Ihre Expertisen verströmen noch immer den Zeitgeist des tiefen 20. Jahrhunderts mit seinen rigiden Quarantänegesetzen und Seuchenverordnungen.

»Der unmittelbare Genuss von Rohmilch stellt ein Gesundheitsrisiko dar«, teilt etwa die österreichische Lebensmittelaufsicht auf ihrer Webseite knapp und unmissverständlich mit. Außerdem: »Rohmilch bietet gegenüber hitzebehandelter Milch keinerlei ernährungsphysiologische Vorteile.« Von Bakterien oder sonstigen nützlichen Keimen ist da keine Rede. »Der wichtigste Inhaltsstoff der Milch ist das Kalzium«, erklärt Hans Meisel, Milchexperte am deutschen Bundesforschungsinstitut für Ernährung und Lebensmittel, »und das ist in der erhitzten Milch genauso vorhanden wie in der Rohmilch.« Wenn Milch erhitzt wird, würde lediglich ein kleiner Prozentsatz von Vitaminen verlorengehen. »Doch das ist bedeutungslos, wenn man sich ausgewogen ernährt.«

Rohmilch sollte vor dem Verzehr abgekocht werden, steht auf den Etiketten, und das ist auch der Rat des Berliner Bundesinstituts für Risikobewertung (BfR). Regelmäßig veröffentlicht es

Rückrufmeldungen, wenn bei Rohmilchprodukten in Supermärkten bakterielle Kontaminationen auftreten. Milch, die warm und frisch im Melkeimer landet, sei ein idealer Nährboden für Bakterien, lautet die Warnung. »Dazu zählen speziell Campylobacter, Kolibakterien (EHEC), Salmonellen und Listerien.« Die Gefahr sei keinesfalls gering zu schätzen, denn etwa ein- bis zweimal pro Jahr käme es in Deutschland zu Vergiftungsfällen. Zuletzt habe im Jahr 2008 eine ganze Schulklasse aus Niedersachsen nach Rohmilchkonsum Durchfall bekommen.

Dies klingt nicht eben nach einem großen Risiko. Auch wer die Medizinliteratur nach der Häufigkeit solcher Vergiftungen durchsucht, wird nicht oft fündig. Nach Erhebungen der britischen Behörden erkranken 2,7 von einer Million Personen jährlich an einer Listerieninfektion – aus allen Quellen; Rohmilchprodukte verantworten laut Behörden nur etwa die Hälfte davon.

EHEC und Campylobacter sind natürliche Bewohner der Darmflora von Kühen. Das Risiko, dass die Milch beim Melken kontaminiert wird, sei zwar gering, doch schon zehn bis hundert Stück EHEC könnten blutige Durchfälle auslösen, so die eindringliche Warnung der Behörden. Bei Campylobacter-Befall drohten dazu noch Fieber und Müdigkeit.

Die am besten bekannten bakteriellen Lebensmittel-Vergifterinnen sind Salmonellen. Sie können Unwohlsein, Erbrechen und Durchfall auslösen. Bei immungeschwächten Personen sind schwere Verläufe möglich, heißt es in den Warnungen.

Tatsächlich treten immer wieder Salmonellen-Vergiftungen auf. Diese betreffen jedoch vor allem den Verzehr von Eiern. Bei der Analyse dieser Ausbrüche ergab sich, dass dem Ausbruch meist katastrophale Zustände bei den Haltungsbedingungen großer Legehennenbetriebe vorausgehen. Ein Beispiel dafür lieferte der Großbetrieb »Bayern Ei«, der im Sommer 2014 offenbar hunderte Personen »mit Salmonellen-verseuchten Käfigeiern« infizierte, wie das Bayrische Fernsehen meldete.[17] Im August 2015 wurde der Geschäftsführer der Legefabriken in Haft genommen. Die 600.000 Eier, die täglich in den Betrieben der »Bayern Ei« produziert werden, kommen nun nach Holland, wo daraus Eipulver für die Lebensmittelindustrie hergestellt wird.

Größere Salmonellen-Fälle mit Eiern aus Biohaltung sind bisher noch nie bekannt geworden.

2.8. Die rätselhaften Würmer

Im Juni 2014 reiste ich mit einem Filmteam nach Indonesien. Wir drehten dort für einen Dokumentarfilm, der später in verschiedenen TV-Formaten ausgestrahlt wurde. Meine Lieblingsversion – der 90-minütige »Directors Cut« – lief bei ARTE unter dem Titel »Alte Freunde – Neue Feinde: Was unsere Kinder chronisch krank macht«.[18]

Mit den »alten Freunden« ist unser Mikrobiom gemeint und jene Vielzahl von Lebewesen, mit denen wir Kontakt aufnehmen und die uns kolonisieren, »zu Gast sind« oder »uns befallen« – je nachdem, wie man das nennen möchte.

In den letzten Jahren hat eine Reihe von Wissenschaftlerinnen und Wissenschaftlern vorgeschlagen, die Hygiene-Hypothese in »Alte-Freunde-Hypothese« umzubenennen. Das käme deutlich näher heran an die tatsächlichen Beziehungen, die unser Immunsystem und unser Organismus insgesamt zum Mikrobiom pflegen.

In Indonesien wollten wir speziell der Frage nachgehen, welche Rolle Würmer in dieser Beziehung spielen: Ob es sich bei diesen früher auch bei uns weit verbreiteten »Helminthen« um gefährliche Darmparasiten handelt, oder ob auch sie möglicherweise zu den »alten Freunden« zählen?

Wir trafen uns in Jakarta mit Maria Yazdanbakhsh. Sie ist Professorin für Parasitologie an der Universität Leiden in Holland und betreibt seit vielen Jahren eine intensive Kooperation mit der Universität von Indonesien.

Jakarta ist eine der Megacitys Südostasiens. In und um die Hauptstadt Indonesiens leben mehr als 30 Millionen Menschen. Jeder Termin, den man in der Stadt ausmacht, ist abhängig vom

Zufall des irrwitzigen Verkehrs. Das Chaos brodelt hier nach eigenen Gesetzen und kann überall und zu jeder Zeit in einen Megastau münden. Bereits bei unserer ersten Fahrt zur Universität gerieten wir mit unserem Taxi in eine Verkehrslawine. Und dann ging unserem Fahrer auch noch das Benzin aus, und wir mussten zu Fuß bis zur Universität gehen, wo uns Maria und die Leiterin der dortigen Parasitologie, Tania Supali, schon erwarteten.

In den aktuellen Forschungsprojekten der beiden geht es vor allem um die Frage, wie sich die Einflüsse der Zivilisation auf unser Mikrobiom und Immunsystem auswirken, und wie das die Entstehung chronischer Krankheiten begünstigen kann. Dafür untersuchen sie Kinder aus abgelegenen, von der Zivilisation weitgehend unberührten Regionen Indonesiens und vergleichen die Messwerte mit Daten aus Jakarta und den Niederlanden. »Unsere wichtigste Frage lautet: Wie sah das Immunsystem vor einhundert Jahren aus?«, so Maria Yazdanbakhsh. »Damals gab es vor allem Infektionskrankheiten. Heute haben wir es mit chronischen Krankheiten zu tun. Viele davon haben ihren Ursprung im Immunsystem. Um einen Blick in die Vergangenheit zu werfen, müssen wir an Orte wie diesen hier gehen, nach Indonesien, wo es auf dem Land noch Bedingungen gibt wie vor ein-, zweihundert Jahren in Europa.«

Unterwegs im indonesischen Hinterland
Die Außenstelle von Maria Yazdanbakhsh liegt auf der Insel Flores. Sie zählt zu den Kleinen Sunda-Inseln und ist berühmt für ihre drei nebeneinander liegenden Vulkanseen im Kelimutu Nationalpark, die im Lauf der Jahre immer wieder ihre Farbe wechseln, je nachdem, von welchen Mineralien sie gerade dominiert werden – bei meinem Besuch waren sie grün, türkis und schwarzrot.

Der Tourismus auf Flores beschränkt sich weitgehend auf dieses Schauspiel und auf den Westen der Insel, von wo aus die Schiffe zum Komodo-Nationalpark aufbrechen, in dem die größten Reptilien der Welt, die Komodowarane, leben. In Nangapanda, der abgelegenen Region, in der Maria mit ihrem Team aus Jakarta arbeitet, trafen wir keinen einzigen westlichen Menschen.

Die Forschungsbaracke ist ein einfaches Langhaus. Gleich neben den Untersuchungsräumen und Laboratorien befinden sich Matratzenlager für die Mitarbeiterinnen und Mitarbeiter. Neben der Wissenschaft dient das Haus auch als medizinisches Zentrum für die 22 umliegenden, weit verstreuten Dörfer. Es gibt keine Cafés, keine Geschäfte, nur einmal pro Woche einen Markt, auf dem Fisch, Reis, Macheten, Schmuck und Kleidung gekauft werden.

In den Tagen nach unserer Ankunft hatten wir Gelegenheit, einige der Dörfer kennenzulernen. Überall herrschte Betriebsamkeit. Männer stellten ein Gerüst aus langen Bambusstangen auf, die sie im umliegenden Dschungel geschlagen hatten, um das Dach eines Hauses zu decken. Frauen legten Kakaobohnen und das Fruchtfleisch der Kokosnüsse zum Trocknen aus oder stampften Getreide für die Mahlzeiten. Dazwischen wuselten jede Menge Kinder. Sie hielten die Hühner davon ab, die Kokosflocken zu fressen, jagten Bällen nach oder spielten am nahen Fluss. Als sie eine Schlange fanden, gab es großes Geschrei. Das arme Tier wurde erschlagen und wand sich noch einige Minuten lang in den Händen der quiekenden Kinder.

Einige Siedlungen in dieser Region sind extrem entlegen. Es fehlen sogar Brücken über den Fluss. In der Regenzeit sind diese Dörfer deshalb völlig von der Außenwelt abgeschnitten. Nirgendwo gibt es Wasserleitungen oder Toiletten. »Im besten Fall haben die Menschen Latrinen – also Löcher im Boden«, erzählte Maria, »aber meist nicht einmal das, sondern nur Plätze, wo die Frauen hingehen, und andere Plätze für die Männer.«

Um Stuhlproben von Kindern einzusammeln, brachen Maria und der Kinderarzt Dicky Tahapary zu einer Tagestour auf. Bereits eine Woche zuvor hatten sie beschriftete kleine Dosen ausgegeben. Das Einsammeln der Dosen gestaltete sich skurril: Überall hingen kleine bunte Säckchen in den Bäumen, die von Maria und Dicky gepflückt wurden. Offenbar war es den Eltern zu peinlich gewesen, die Stuhlproben persönlich zu übergeben.

Würmer dringen durch die Haut

Im Fokus von Marias Studie steht die Suche nach Darmparasiten. Im Labor wurden deshalb die Stuhlproben einzeln präpariert und unter dem Mikroskop untersucht. In fast jeder Probe fanden sich Wurmeier. Manche dieser Würmer werden über Hautkontakt übertragen. Da die Kinder fast ausnahmslos barfuß unterwegs sind, kommt es laufend zu Infektionen. Am häufigsten sind Infektionen mit Hakenwürmern. Ihre Larven können die Haut der Füße durchstechen und gelangen mit dem Blut in die Lunge. Dort provozieren sie die Bildung von Schleim, der einen Hustenreiz auslöst. Wird der Schleim geschluckt, gelangen die Larven in den Darm, wo sie zu Würmern ausreifen. »In seltenen Fällen können diese Parasiten recht groß werden und einen Darmverschluss auslösen«, erzählte uns Maria, »normalerweise aber sind sie harmlos. Stark verwurmte Kinder bleiben bloß etwas im Wachstum zurück.«

Das Wissenschaftsteam wollte nun herausfinden, wie sich in so einem Gebiet die Würmer auf die Gesundheit der Kinder auswirken. Was passiert, wenn ein Teil der Kinder entwurmt wird? Sind sie dann gesünder? Maria und Dicky verteilten nach einem bestimmten Schlüssel Wurmtabletten. Die Hälfte der Kinder wurde entwurmt, die andere Hälfte diente als Kontrollgruppe. Gleichzeitig wurden bei den Kindern Abstriche gemacht, um ihre Bakterienflora auf den Schleimhäuten und den Händen zu untersuchen. Bei 130 neugeborenen Kindern wurden zudem Blutproben aus der Nabelschnur entnommen. Die Proben wurden zentrifugiert, die roten Blutkörperchen abgesaugt. Zurück blieb eine Schicht mit weißen Blutkörperchen: Das sind die Zellen des Immunsystems. Ein Teil der Proben war bereits in die Niederlande geschickt worden.

Als die Auswertung per E-Mail eintraf, gab es eine große Überraschung: Verglichen mit europäischen Messungen waren die Werte vollkommen ungewöhnlich. »Die Kinder sind gerade erst geboren und haben schon so viele Immunglobuline im Blut«, sprudelte die holländische Parasitologin vor Aufregung über. »Das ist wirklich ein riesiger Unterschied. Bei Kindern in Europa finden Sie davon nur ganz wenig. Deren Immunsystem ist im Vergleich dazu gar nicht aktiviert!«

Die Auswirkungen des ursprünglichen Lebensstils auf die Gesundheit der Kinder ist enorm. Allergien finden sich in den Untersuchungen so gut wie gar keine,[19] die Asthma-Rate ist noch niedriger als bei den Amischen. Ja, nicht einmal die westlichen Testmethoden funktionieren im indonesischen Hinterland: »Es gibt einen Asthma-Test, für den muss man einige Minuten laufen, bis der Puls auf einen bestimmten Wert ansteigt. Dann wird die Lungenfunktion unter Belastung überprüft«, beschreibt Maria eine Methode. »Aber in dieser Gegend hier kann man diesen Test nicht machen, weil die Kinder nie den nötigen Puls erreichen: Sie sind dafür zu fit.«

Was macht das Immunsystem der Kinder so stark? Die naturbelassene Nahrung, der Kontakt mit Schmutz und Würmern oder die ständige Bewegung der Kinder in der freien Natur?

Elend in der Regenzeit

Natürlich gibt es auch eine Kehrseite der Dschungel-Idylle. Die zeigt sich in der Regenzeit, wenn alles unter Wasser steht und die Nässe in die Hütten und in alle Kleider zieht, wenn die Latrinen überlaufen und der Unrat durch die Gassen treibt. Im Gegensatz zu unseren Breiten gibt es in Indonesien keinen Winter mit Frost, der Insekten zumindest zeitweilig in Grenzen hält – ideale Bedingungen also für die Überträger von Infektionen.

In der Trockenzeit unterscheidet sich die Häufigkeit von Krankheiten kaum von jener bei uns. Doch die Regenzeit mit ihren katastrophalen hygienischen Bedingungen ist der ideale Nährboden für Infekte, die auch ein topfittes Immunsystem überfordern können. In den Krankenstationen häufen sich dann ernste Fälle: Lungenentzündungen, schwerster Durchfall und Malaria – die Killerkrankheiten der Tropen.

Auch Nangapanda ist davon schwer betroffen. Beim Wechsel von der Trocken- in die Regenzeit kommt es zur massenhaften Vermehrung der Anopheles-Mücken, Kinder und Erwachsene erkranken an Malaria. »Die Erkrankten wollen nichts essen und müssen sich häufig erbrechen, das ist sehr gefährlich«, erzählte mir Hilda Sihotang, diensthabende Ärztin auf der lokalen Krankenstation. »Wenn die Kinder nichts trinken können, sterben sie rasch.«

Die Wahrscheinlichkeit, dass ein Kind in Indonesien das fünfte Lebensjahr nicht erlebt, ist trotz aller Fortschritte noch immer zehnmal so hoch wie in Europa. Maria kennt die Umstände seit vielen Jahren. »Damit die Menschen nicht an Malaria sterben, brauchen sie bessere Wohnungen, sauberes Wasser. Man müsste die Straßen pflastern, damit in der Regenzeit nicht alles im Schlamm versinkt. Es bräuchte nur ein paar Änderungen für ein besseres, gesünderes Leben.« Den Rest ihres Lebensstils, so Maria, sollten die Leute allerdings möglichst beibehalten.

Landflucht
Hier liegt jedoch das Problem. Schon auf dem Schotterweg zur Küstenstraße nach Ende, der Hauptstadt von Flores, ist nur noch wenig davon übrig. Zu Fuß zu gehen scheint hier ein Makel und den Ärmsten vorbehalten. Speziell junge Männer vermeiden möglichst jeden Schritt und verbringen die Tage auf dem Sattel ihrer Mopeds. Auf den Plätzen der 60.000-Einwohner-Stadt stehen sie im Kreis und versuchen den Lärm der Maschinen zu übertönen, während sie sich unterhalten. Die Abwanderung aus der Region ist enorm. Wer mit Taxifahren oder sonstigen Jobs genügend verdient, sucht sein Glück in den Großstädten.

Jakarta ist, speziell durch die Zuwanderung aus ländlichen Gebieten, nach Tokio zur zweitgrößten Metropolregion der Welt angewachsen. Im Eilzugtempo vollzieht sich hier der Wandel von einer beinahe steinzeitlichen zu einer Großstadt-Zivilisation – mit allem, was dazugehört, von Stress über Ernährungsumstellung bis zu Bewegungsmangel. Während es auf dem Land kaum übergewichtige Menschen gibt, nimmt deren Zahl in der Stadt stark zu, speziell bei Kindern. Zivilisationskrankheiten wie Asthma und Allergien steigen rasant an.

Doch was sind die konkreten Auslöser? »Ändert sich ihre Ernährung, bevor sie aufhören, sich zu bewegen, oder ist es umgekehrt?«, zählte Maria die offenen Fragen auf. »Wann verlieren sie die Würmer, wann den Kontakt mit ihrer natürlichen Umwelt? Und wie verändert sich dabei ihr Mikrobiom?«

An der Universität von Jakarta ist es mittlerweile möglich, über genetische Verfahren die Zusammensetzung der Mikroben zu ermitteln. Maria und ihr Team werteten die Stuhlproben sowie die Bakterienabstriche von der Haut der Kinder in Nangapanda aus. Der Vergleich mit Stadtkindern zeigte einen auffallenden Unterschied: Die Kinder aus Flores haben ein deutlich reichhaltigeres Mikrobiom mit vielen unterschiedlichen Bakterienarten, die man in der Stadt gar nicht mehr findet.

Auch die Wurmstudien sind ausgewertet und zeigen, dass die Darmparasiten durchaus ihre guten Seiten haben: Bis ins Erwachsenenalter unterstützen sie den Zuckerhaushalt und wirken vorbeugend gegen Diabetes.[20] Mit jeder neuerlichen Wurminfektion verbesserte sich der sogenannte HOMAIR-Score, mit dem die Reaktion des Körpers auf das Hormon Insulin gemessen wird, um zehn Prozent. Der Preis, den die Infizierten dafür zahlen müssen, scheint gering. Sie haben lediglich ein etwas geringeres Körpergewicht, rutschen jedoch normalerweise nicht in den Bereich von problematischem Untergewicht ab.

Mittlerweile ist auch geklärt, wie Würmer es schaffen, ihre Wirte vor Allergien und Autoimmunerkrankungen zu schützen: Sie haben im Laufe der Evolution gelernt, das Immunsystem zu beruhigen. Sie können Gene aktivieren, welche die Bildung regulatorischer T-Zellen im Immunsystem ihrer Wirte fördern. Je höher der Anteil dieser T-Zellen, desto entspannter ist das Immunsystem – und umso weniger Probleme haben die Würmer mit feindlichen Attacken. Solange sie sich nicht zu stark vermehren, werden sie vom Immunsystem in Ruhe gelassen. »Gleichzeitig sorgen sie dafür, dass das Immunsystem generell toleranter wird«, erklärte mir Maria. »Es kommt gar nicht auf die Idee, Blütenpollen oder andere potenzielle Allergene anzugreifen.«

Das Blut der entwurmten Kinder hingegen enthielt signifikant weniger regulatorische T-Zellen. Die ersten Schritte in Richtung Ausbildung von Allergien waren durch den medizinischen Eingriff also eingeleitet.

3. Der Geist der Seuchenzeiten

3.1. Wollt ihr Heuschnupfen oder Cholera?

Just heute stand in der Wissenschaftsbeilage meiner Tageszeitung ein Bericht, der seine Emotion tief aus den alten Seuchenzeiten holt. Vorsicht, jetzt wird es gruselig: »Wehe dem, der abends nicht gründlich die Zähne putzt. Über Nacht wuchern sie heran und sorgen morgens für ein stumpfes Gefühl auf den Zähnen: Bakterienteppiche. Auch beim Putzen begegnet man ihnen regelmäßig: die schleimige Schicht im Abfluss, der glibberige Streifen am Spülmaschinenrand – alles Bakterien. Überall, wo es feucht ist, vermehren sie sich und bilden organisierte Lebensgemeinschaften, um sich zu schützen. Das gelingt ihnen bestens. Denn Biofilme sind fast unbesiegbar: Weder Desinfektionsmittel noch Antibiotika, und auch nicht das Immunsystem kommen ihnen bei.«[21] Deshalb sollen wir uns bewaffnen, den Kampf aufnehmen mit Desinfektionssprays und Mundwasser, mit Entwurmungsmitteln und Deodorants.

Beim Thema Allergien zucken viele Menschen resigniert mit den Achseln. Was soll man tun? Die Kinder im Schweinestall spielen lassen? Zur Vorsorge aus der Kloake trinken? Gefährliche Masern- und Grippepartys organisieren? Wo derartige Steinzeit-Nostalgie aufkommen mag, wird empört geantwortet: »Wollt ihr Heuschnupfen oder Cholera?« Wir werden heute doch dreimal so alt wie unsere Vorfahren – reicht das nicht? Und die vielen, die jetzt an Allergien leiden: Können die heute nicht wunderbar behandelt werden und dank Asthma-Sprays, Cortisonsalben und Antihistaminika ein gutes Leben führen? Wofür also die Aufregung?

Was hier suggeriert wird ist, dass der Tauschhandel Cholera gegen Heuschnupfen nicht anders hätte ablaufen können. Dass die neuen

Seuchen – all die vielen chronischen Krankheiten, die uns heute immer mehr beschäftigen – eben der Preis seien für unser besseres Leben. Diese Ansicht wird von sehr vielen Menschen, auch in den Gesundheitsberufen, geteilt.

Die Reformen, die von den Pionieren der Hygiene eingeführt wurden, haben allerdings nicht bei der Chlorierung des Trinkwassers oder der Pasteurisierung der Milch aufgehört – sondern der Hygienewahn hat zunehmend auch die Medizin erfasst. Zu Beginn des 20. Jahrhunderts wurde die Generalmobilmachung gegen alle Mikroben ausgerufen und ein Kampf begonnen, der sich gegen den bösen Feind richten sollte – in Wahrheit aber uns selbst getroffen hat.

Der Kampf gegen die Keime wurde zu einem der Grundprinzipien des medizinischen Denkens erhoben, und bis heute wird er vom Medizinbetrieb fast widerspruchslos praktiziert.

3.2. Europa der Slums

Egal, ob wir medizinische Thesen als selbstverständlich betrachten oder uns über sie wundern: Das Verständnis der Entstehung von Krankheiten, die Theorie ihrer Behandlung und Heilung, der Glaube an den Erhalt von Gesundheit – all die dazugehörigen Ansichten haben eine Vergangenheit, die im Heute fortlebt. Um ein Verständnis dafür zu entwickeln, wie die moderne Medizin, wie Gesundheitsbehörden, Wissenschaften, Medien und vielleicht auch wir selbst ticken, ist es also notwendig, einen Blick in diese Vergangenheit zu werfen.

Begeben wir uns in das Europa des 19. und 20. Jahrhunderts. Es waren Zeiten, in denen die Versuche, eine Krankheit zu heilen, oft schlimmere Folgen hatten als die Krankheit selbst. Es waren Zeiten, in denen »Heilmittel« Arsen und Quecksilber enthielten, ein eingewachsener Zehennagel mit etwas Pech zur Amputation des Beins führen konnte, sich die Kunst der Ärzte oftmals darin erschöpfte, den Kranken Morphium zu geben. Der Aderlass war noch bis weit ins 19. Jahrhundert eine gängige Therapie, jede Schwangerschaft konnte in einem Doppelbegräbnis enden, in den Armenvierteln der rasch wachsenden Städte erlebten nur drei von fünf Kindern das Schulalter – ob sie dann auch zur Schule gehen konnten, war wieder eine andere Frage. Ständig bedrohten Durchfälle und Typhus-Epidemien die Menschen, die Diphtherie forderte ihren Tribut, Lungenentzündung und Tuberkulose galten als ebenso tödlich wie die Cholera-Epidemien, die von Indien her in Wellen über Europa und Amerika schwappten.

Was einem modernen Menschen am augenscheinlichsten auffiele, würde er durch die Großstädte des 19. Jahrhunderts wandern, wäre die ungeheure Anzahl von Tieren. In der von Pferden abhängigen Gesellschaft verkehrten Pferdeomnibusse, Pferdestraßenbahnen, Droschken und Kutschen. Der Umgang mit diesen Tieren war für weite Teile der Bevölkerung selbstverständlich. In Hamburg etwa standen noch 1892 in Stallungen der Innenstadt und der Vorstädte mehr als 12.000 Pferde. Dazu kamen Unmengen an Kleinvieh: Hühner in Verschlägen, Enten in den Hinterhöfen. Sogar Schweine und Schafe wurden in der Stadt gehalten.[22] Überall lagen Exkremente auf den Straßen. Vom Mist der Tiere und auch der Menschen lebten Straßenreiniger, die den städtischen Behörden für das Recht, die Straßen von Abfällen zu säubern, sogar Konzession zahlen mussten. Den Dung verkauften sie an die Bauernhöfe im Umland.

Das Wasser kam aus Gemeinschaftsbrunnen oder wurde aus den Flüssen entnommen, in die auch die Abwässer flossen. In den rasch wachsenden Industrievierteln lebten Arbeiter und Tagelöhner mit ihren Familien auf engstem Raum unter abenteuerlichen sanitären Verhältnissen. In den Massenquartieren herrschte ein Kommen und Gehen, wenn die Schicht in den Fabriken wechselte. Manche hatten nur nachts das Recht, in die Wohnung zu kommen, und breiteten als »Bettgeher« ihre Decken auf dem Boden der Stuben aus. Jedes Kellerloch, das halbwegs trocken war, wurde bewohnt. Wer heute Bilder von den Slums Asiens oder Afrikas mit ihren grauenhaften Lebensverhältnissen sieht, hat eine Vorlage: So ähnlich ging es im 19. Jahrhundert in den Armenvierteln der Städte Europas zu. Sie waren das ideale Umfeld für Seuchen.

3.3. Die Mikrobenjäger

Louis Pasteur & Robert Koch
Der französische Chemiker Louis Pasteur wurde vor allem durch seine spektakulären Experimente berühmt, bei denen er Impfstoffe gegen Tollwut oder Milzbrand öffentlich vorführte und vermarktete. Als er zur Mitte des 19. Jahrhunderts ins Berufsleben eintrat, stand die These der »Urzeugung« noch in voller Blüte. Sie besagt, dass sich krank machende Stoffe »aus nichts« entwickeln können. 1861 veröffentlichte Pasteur eine Studie, in der er diese Ansicht experimentell widerlegte. Er konnte mit einer öffentlichen Vorführung beweisen, dass Gefäße mit Nährlösung steril blieben, wenn die Luft der Umgebung zuvor gereinigt worden war. Umgekehrt war sofort Mikrobenwachstum nachweisbar, wenn die Außenluft ungefiltert auf die Nährlösungen traf.

Damit bewies der Franzose, dass Keime die notwendige Ursache von Gärungs- oder Fäulnisprozessen waren, wofür er 1876 den Ausdruck »*théorie des germes*« (Keimtheorie) prägte.[23]

Pasteur, der selbst unter einer paranoiden Angst vor Keimen litt, war überzeugt, dass auf Staubpartikeln durch die Luft gleitende Mikroben auch für die großen Infektionskrankheiten verantwortlich sind. »Es muss in der Macht des Menschen liegen, alle durch Schmarotzer verursachten Erkrankungen von der Oberfläche der Erde zu vertilgen«, lautete seine Devise.[24] Pasteur glaubte, dass das Zellgewebe von gesunden Lebewesen bakteriologisch steril ist und dass Bakterien in einem gesunden Körper nicht nachgewiesen werden können: »Erst die Gegenwart von Bakterien löst das Gewebe auf und zersetzt es.«[25]

Der Deutsche Robert Koch war 21 Jahre jünger als Pasteur. Er kannte die Arbeiten seines berühmten französischen Kollegen und war seinerseits von Bakterien fasziniert. Koch benützte das Mikroskop, um auf Mikrobenjagd zu gehen, und erlernte das junge Medium der Fotografie. Der preußische Landarzt hatte wenig Bezug zu seinen Patientinnen und Patienten und delegierte die ärztliche Arbeit immer mehr an Gehilfen. Seine Welt war das Labor.

Koch untersuchte das Blut von Schafen, die an Milzbrand verstorben waren, jener rätselhaften Seuche, an der einmal hier zehn Schafe, dann dort ein Rind und gelegentlich auch ein Mensch urplötzlich erkrankten und starben. Schließlich konnte er Stäbchen erkennen, die sich auch zu Ketten zusammenschlossen. Er tauchte einen Holzspan in das Blut, in dem er die merkwürdigen Stäbchen gesehen hatte, und stach mit dem blutigen Span in die Haut gesunder Mäuse. In der für Milzbrand typisch schwarz geschwollenen Milz der kleinen Nager fand Koch einige Tage später unter dem Mikroskop die gleichen Stäbchen wie im Blut des Schafes, während er im Blut der gesunden Tiere keine Stäbchen nachweisen konnte.

Koch war begeistert. Nach fünf Jahren hinter dem Mikroskop stand er vor einem entscheidenden Durchbruch. Als es ihm auch noch gelang, die Stäbchen zwischen zwei Glasplättchen bei der Vermehrung zu beobachten und dies fotografisch zu dokumentieren, hatte er den Grundstein zur modernen Bakteriologie gelegt.

Es gab ihn also, den Keim, der auf Lebewesen übertragen zu einer Krankheit führte! Der penible Preuße wiederholte sein Experiment vielfach, bis er in der achten Generation immer neue Millionen Bakterien gezüchtet hatte. Der Nachweis, dass ein Erreger für das Entstehen einer Krankheit verantwortlich ist, war erbracht.

Die Nachricht von »der größten Entdeckung auf dem Gebiete der Mikroorganismen« verbreitete sich wie ein Lauffeuer. »In Zukunft wird man es im Kampf gegen diese schrecklichen Plagen des Menschengeschlechts nicht mehr mit einem unbestimmten Etwas, sondern mit fassbaren Parasiten zu tun haben«, triumphierte Robert Koch.[26] Er wurde zum Superstar der deutschen Wissenschaft und von der Presse als patriotischer Held gefeiert.

3.4. Ganzheitsmediziner contra Aktionisten

Als die Mikrobenjäger populär wurden, war die Medizin rundum im Aufbruch. Bereits seit einigen Jahrzehnten hatte sich ein ganzheitlicher sozialmedizinischer Ansatz herausgebildet. Überragende Vertreter dieser Schule waren der Sozialmediziner Rudolf Virchow aus Berlin sowie der Münchner Max von Pettenkofer, der Begründer der modernen Hygiene und Präventivmedizin.

Beide Herren waren im Alter von Louis Pasteur und damit schon »alte Hasen«, als Koch und seine Clique zu Berühmtheiten wurden. Im Vergleich zu den spektakulären Killerkeimen wirkten ihre Ratschläge jedoch fast langweilig.

Max von Pettenkofer: Pionier der Hygiene

Max von Pettenkofer trat für breit angelegte Initiativen zur Gesundheitserziehung der Bevölkerung ein. So propagierte er unermüdlich Mäßigkeit, Sauberkeit, regelmäßiges Baden, eine »vernünftige Ernährung«, warme Kleidung und frische Luft. Gegen Alkoholgenuss wandte er sich nicht zuletzt deshalb, weil das Trinken in der »entsetzlichen Atmosphäre« verräucherter Kneipen stattfand. Für die damals verbreitete Furcht der Deutschen vor Zugluft hatte Max von Pettenkofer nichts als Spott und Hohn übrig. Gesetzgeberische Maßnahmen lehnte er ab. Die Verbesserungen seien alleine durch geeignete Erziehungsmaßnahmen zu erzielen.

Eingreifen sollten die Behörden aber, wo der Boden und damit das Grundwasser verseucht würden. Pettenkofer setzte sich für den Bau eines zentralen Schlachthofs ein und für die bessere Organisation der Abfallbeseitigung inklusive einer neuen Kanalisation. Er sorgte dafür, dass die Abwässer erst weit unterhalb Münchens in die Isar geleitet wurden, und forderte, alle Wohnungen an eine zentrale Wasserversorgung anzuschließen, sodass sich die Menschen öfter waschen könnten.

Es war Pettenkofers Beharrlichkeit zuzuschreiben, dass München Gebirgswasser einleitete. In nur zwei Jahren wurde die erste Ausbaustufe der zentralen Münchner Wasserversorgung aus dem

Mangfalltal abgeschlossen, 1883 floss zum ersten Mal reines Quellwasser in die Stadt. Die Cholera, die noch 1873 schwer gewütet hatte, kehrte nie mehr zurück.

Am wichtigsten waren dem Arzt aber frische Luft und gesunde Ernährung. Vorbeugende Maßnahmen für einen gesunden Lebensstil, so rechnete er vor, seien für den Staat auch wirtschaftlich profitabel. Damit ließen sich Krankenhauskosten einsparen und Krankenstände vermindern. Eine funktionierende Kanalisation und die Versorgung mit einwandfreiem Trinkwasser seien die unabdingbar notwendige Voraussetzung für ein reibungsloses Wirtschaftsleben. Sobald diese Leistungen zur Verfügung stünden, läge die Verantwortung für Gesundheit und Wohlergehen beim Individuum.

Dank Pettenkofers hygienischer Pionierleistung und den damit verbundenen Innovationen gelang es München, den einstigen Ruf als »Peststadt Europas« für alle Zeiten loszuwerden.

Rudolf Virchow: der erste Sozialmediziner

Der Sozialmediziner und Pathologe Rudolf Virchow wirkte in Berlin. Im mittleren Alter engagierte er sich zunehmend als Politiker, weil er erkannte, dass Gesundheit ohne soziale Verbesserungen auf breiter Basis nicht erreichbar war. Politik war für ihn »Medizin im Großen«. Noch vor München erhielt Berlin – auf Virchows Betreiben – eine Wasserleitung und eine Kanalisation.

Auch Virchow war ein unermüdlicher Arbeiter am Mikroskop, jedoch weniger, um mögliche Krankheitserreger zu jagen. Er studierte lieber die Vorgänge in den Zellen. Im Vordergrund stand bei ihm die Analyse der Mechanismen eines funktionierenden Stoffwechsels. Chemie und Physik boten neue Untersuchungsansätze, und das Zerschneiden von Leichnamen brachte ständig neues Anschauungsmaterial. Seine Beobachtungen führte er immer wieder zusammen mit den realen Lebensbedingungen der Menschen.

Als der Sozialmediziner beispielsweise im Februar 1852 im Auftrag des Innenministers den Spessart besuchte, der von einer Cholera-Epidemie geplagt wurde, identifizierte er »die allgemeine Hungersnot« als tiefere Ursache für den Ausbruch der Krankheit. Denn der

»Hungerszustand« führe zur Erschöpfung und »Resistenzlosigkeit«. Sein Bericht schließt: »Bildung, Wohlstand und Freiheit sind die einzigen Garantien für die dauerhafte Gesundheit.«[27]
Virchow war durchaus Naturwissenschaftler. Gut 50 medizinische Diagnosen, von der Leukozytose über die Embolie bis zum Sarkom, gehen auf die Beobachtungen und Klassifizierungen des agilen Pathologen zurück, der während seiner Laufbahn gut 2.000 Forschungsarbeiten veröffentlichte. Für ihn war die Zelle die Grundlage des Lebens und damit auch der Erforschung von Krankheitsursachen.

Der Naturforscher Virchow wollte aber den ganzheitlichen Ansatz nicht aus den Augen verlieren und beobachtete immer skeptischer, wie die »jungen Wilden der Bakteriologie« sich mehr und mehr von diesem Weg entfernten. Im Januar 1875 fasste er in einem Vortrag beim Hamburger Verein für Kunst und Wissenschaft seine Kritik zusammen: Er warnte, »dass der Arzt nie vergessen solle, den kranken Menschen als Ganzes aufzufassen«. Erst das »Gleichgewicht der Funktionen« garantiere Gesundheit.

Ungesunde Städte, ungesunde Menschen
Und dieses Gleichgewicht war im Deutschland des 19. Jahrhunderts empfindlich gestört. Die Industriebetriebe erlebten einen Boom. Arbeitersiedlungen schossen wild aus dem Boden und wuchsen ungezügelt und ohne begleitende Infrastruktur wie heute die Metropolen der Dritten Welt. Die Bevölkerungszahl etwa von Hamburg verdreifachte sich, jene von Leipzig wuchs sogar auf das Sechsfache an.[28]

Die meisten Straßen waren unbefestigt und verwandelten sich bei Schlechtwetter in schlammigen Morast. Regen- und Schmutzwasser, aber auch die Abwässer der Handwerksbetriebe, vermischten sich mit dem Schlamm der Straßen und überfluteten gelegentlich die Keller, die häufig als Wohnraum genutzt wurden. Rinnsteine und zumeist offene Kanäle waren zu schmal, um die steigenden Abwassermengen aufzufangen. Oft wurden Fäkalien in undichten Senkgruben unmittelbar neben den Brunnen gesammelt. Was mit dem Hausmüll geschah, war Privatsache: Viele Hinterhöfe waren stinkende Mülldeponien. In der Ein-Millionen-Stadt Berlin besaß nur ein Viertel der Häuser Wasserklosetts; Aborthäuser beherrschten das Stadtbild.

Der menschliche Organismus war solchen Lebensumständen nicht lange gewachsen. Die bis zu Beginn des 19. Jahrhunderts unbekannte Cholera trat plötzlich in Epidemien auf. Auch Typhus und Fleckfieber forderten ihre Opfer.

Zwei Welten

Robert Koch isolierte 1882 den Tuberkulose-Erreger, was ihn schlagartig zum berühmtesten deutschen Forscher machte. Seine Entdeckungen animierten die Oberschicht, einen »hygienisch sauberen« Lebensstil anzunehmen, um sich vor Krankheiten zu schützen.

Pettenkofer hingegen hatte für den simplen Gedankengang des aufstrebenden Preußen, die Gleichung »Erreger + Wirt = Krankheit«, nur Verachtung über. Es schien ihm absurd, eine Krankheit nur über die Eigenschaften ihres Erregers zu definieren, wie es Koch ernsthaft tat. Für Pettenkofer waren Bakteriologen »Leute, die nicht über Dampftopf, Wärmeschrank und Mikroskop hinausschauen«.[29]

Und natürlich war Koch ein Anhänger der strengen Quarantäne. Ein Keim sollte bis in den letzten Winkel verfolgt und dort vernichtet werden. Auf die Spitze trieb Koch diese Art der Medizin bei seinen Auslandsaufenthalten in Afrika, wo er mit schwer toxischen Mitteln Zwangsbehandlungen an Einheimischen durchführte. Als seine Patienten reihenweise die Flucht ergriffen, empfahl er die Einführung von streng bewachten »Konzentrationslagern«.

In der Denkungsweise prallten hier also Welten aufeinander.

Virchow, Pettenkofer und ihre Gruppe der frühen Sozialmediziner und Hygieniker zweifelten nicht an den Verdiensten der Mikrobenjäger. Dass Robert Koch über seine peniblen Versuche Keime identifizierte, die Krankheiten übertrugen, wurde mit Interesse aufgenommen. Skeptischer sahen sie die Grundannahme der Keimjäger, dass ein gesunder Organismus frei von Keimen sei. Und diese Idee hat sich ja schließlich auch als grundfalsch erwiesen. Selbst wer Tuberkel-Bazillen einatmet, ist nicht automatisch dazu verurteilt, Tuberkulose zu bekommen. Nur ein Bruchteil der Infizierten erkrankt.

Kranke zu isolieren und ihre Wohnungen mit Chemikalien zu desinfizieren, wie es Koch propagierte, erschien den beiden Pionieren der modernen Hygiene aktionistisch und kontraproduktiv.

3.5. Der letzte Ausbruch der Cholera

1883 hatte die Cholera vor den Toren Europas gerade noch einmal kehrtgemacht, doch im Jahr 1892 gab sie ihre letzte große Vorstellung. Ernsthaft betroffen war mit Hamburg nur eine einzige Stadt. Dort hatte es keine Vordenker wie Pettenkofer oder Virchow gegeben. Das Trinkwasser wurde zwei Kilometer oberhalb der Stadt aus der Elbe entnommen und durch einen 800 Meter langen Kanal in das Leitungssystem der »Wasserkunst« geleitet. Auf Filterbecken mit Sand – so wie sie in Berlin bestanden – wurde großzügig verzichtet.

Das Hamburger Wasser war für seine Lebendigkeit berühmt und berüchtigt. Da Filter fehlten, wurden zahlreiche Lebewesen bis in die Häuser geliefert. Hamburger Kinder sammelten Würmer, kleine Fische, Asseln, Muscheln oder Schwämme aus den Sammelbehältern, Fischweiber priesen ihre Ware mit Rufen feil wie »Aale, Aale, frisch aus der Wasserkunst!« Oft wurden auch tote Mäuse und andere Kadaver aus den Klärbecken angeschwemmt und verstopften die Leitungen.

Das Hamburg von 1892 war in mehrfacher Hinsicht ein idealer Ort für die Cholera. Die rasch wachsende Bevölkerung drängte sich in den extrem dicht besiedelten Altstadtvierteln an der Elbe, wo jeder zweite Haushalt zusätzliche Einlogierer und Schläfer aufnahm, denen abends die Matratze hingelegt wurde. Der Prozentsatz der Haushalte mit Badezimmer lag dagegen weit unter zehn Prozent.

Vor dem erstmaligen Auftreten der Cholera Mitte August 1892 war die Stadt von einer extremen, wochenlangen Hitzewelle heimgesucht worden. Die Elbe hatte eine Temperatur von 22 Grad und einen so niedrigen Wasserstand, dass die Flut das Wasser weiter landeinwärts trieb als üblich. Damit gelangten mit Sicherheit auch die Ausscheidungen von Cholera-Infizierten zur Entnahmestelle des Trinkwassers.

Am 17. August ereigneten sich die ersten zwei Todesfälle. Zwei Tage später waren es acht, eine Woche später wurden täglich 400 Leichen gezählt.

Der Seuchen-Feldherr
Robert Koch hatte bereits in Berlin gezeigt, wie beim kleinsten Anzeichen möglicher Epidemien zu handeln sei: Quarantäne, Desinfektion, Überwachung des Personenverkehrs, »*Cordons sanitaires*« (Sperrgürtel). Für die Missachtung der behördlichen Vorschriften drohten mehrjährige Festungs- und Zuchthausstrafen.

Koch traf als Abgesandter der Berliner Zentralregierung des Deutschen Reiches am 24. August in Hamburg ein. »In keiner anderen Stadt Europas habe ich solche ungesunden Wohnungen, Pesthöhlen und Brutstätten angetroffen«, sagte Koch bei seiner Visite der Arbeiterquartiere im armen »Gängeviertel«. Der Anblick scheint ihn an seine zurückliegende Cholera-Expedition nach Indien erinnert zu haben. Sein Satz, »Meine Herren, ich vergesse, dass ich in Europa bin«, stand in allen Zeitungen.

Robert Koch ordnete Quarantäne und Isolierung an. Vergnügungsveranstaltungen wurden mit sofortiger Wirkung untersagt. Desinfektionskolonnen nahmen ihre Arbeit auf und besprühten alle verdächtigen Wohnungen, Möbel, Betten und Gegenstände mit Karbol. Bald bestimmten nicht mehr die allgegenwärtigen Ausscheidungen der Cholera-Kranken den Geruchston der Stadt, sondern eine penetrante Chlorwolke.

Die Epidemie erreichte bis zur ersten Septemberwoche ihren Höhepunkt, dann fiel die Erkrankungskurve steil ab. Sie unterschied sich damit nicht von bisherigen Epidemien. Auch ein kurzes Wiederaufflammen in der zweiten Septemberhälfte, als alle Maßnahmen Kochs umgesetzt waren, gehörte durchaus zum zuvor schon beobachteten Wesen dieser Epidemien. Dass die Krankheit vorbeigegangen war, wurde nun aber ausschließlich den Maßnahmen Kochs zugeschrieben.

Kurz danach kam es in Berlin zur Aufarbeitung der Epidemie, zu der auch Pettenkofer geladen war. Es schien, als habe Koch die Demontage seines langjährigen Gegners wohl organisiert. Seine Anhänger verfügten über eine komfortable Mehrheit. Pettenkofer wirkte an den ersten beiden Tagen noch recht lebhaft und trug in bewährter Manier seine Ansichten vor: dass Zwangsmaßnahmen unnötig seien, dass in München die Cholera ohne solchen Staatsterror praktisch ausgestorben sei. Koch wandte sich scharf gegen den Älteren, bezichtigte ihn, nicht auf dem neuesten Stand der Wissenschaft zu sein, unterstellte ihm Falschdiagnosen. Am dritten Tag der Konferenz sagte Pettenkofer nichts mehr. Verbittert reiste er zurück nach München.

Umso größer war die Verwunderung, als Kochs erster Assistent, Georg Gaffky, wenige Tage später einen Brief Max von Pettenkofers in der Post fand. Darin bat dieser, ihm für wissenschaftliche Forschungszwecke eine Probe einer Cholera-Bakterienkultur zu übersenden. Gaffky schickte die erbetene Probe.

Heroischer Selbstversuch
Am 7. Oktober lud Pettenkofer einige seiner Schüler und Mitarbeiter in den Kurssaal des Instituts. Ohne große Umschweife erklärte er seinen Plan, die Cholera-Kultur auszutrinken. Aufgeregt versuchten seine Mitarbeiter, ihn davon abzuhalten, einige boten sich sogar spontan an, den Selbstversuch an seiner statt durchzuführen. Doch das lehnte Pettenkofer strikt ab. »Ich handle nach dem alten ärztlichen Grundsatz: ›Fiat experimentum in corpore vili!‹« (»Experimentiert mit einem wertlosen Körper«). Widerspruch ließ er nicht gelten. »Ich habe das Recht, mich als ein ›corpus vile‹ zu betrachten. Ich bin 74 Jahre alt, leide seit Jahren an Gicht, habe keinen einzigen Zahn im Mund und spüre auch sonstige Lasten des hohen Alters. Selbst wenn ich mich täuschte und der Versuch lebensgefährlich wäre, würde ich dem Tod ruhig ins Auge sehen,

denn es wäre kein leichtsinniger und feiger Selbstmord, ich stürbe im Dienste der Wissenschaft.«

Zur Vorbereitung nahm Pettenkofer Bikarbonat ein, um die Magensäure zu neutralisieren, die laut Koch imstande wäre, die Erreger abzutöten – dieser »Ausrede« wollte er gleich zuvorkommen. Und dann trank der alte Arzt einen Kubikzentimeter Cholera-Kultur, die etwa eine Milliarde Bazillen enthalten haben muss. Das Gemisch, so sagte er, habe »wie reinstes Wasser« geschmeckt.

Am nächsten Tag passierte gar nichts. Am 9. Oktober trat morgens starkes Gurren in den Gedärmen auf. Dann begann ein mäßiger Durchfall, der vier Tage andauerte. Der Stuhl wurde fortwährend untersucht und zeigte enorme Mengen Cholera-Bazillen[30], insgesamt fühlte sich Pettenkofer aber die ganze Zeit wohl. Von den schweren Krankheitserscheinungen der Cholera keine Spur. Auch den halbstündigen Weg von seiner Wohnung ins Institut legte Pettenkofer wie üblich zu Fuß zurück.

An Koch schickte er einen Brief folgenden Inhalts: »Herr Doktor Pettenkofer übermittelt seine Komplimente an Herrn Professor Doktor Koch und dankt herzlich für die Übersendung des Fläschchens mit der sogenannten Cholera-Vibrio. Herr Doktor Pettenkofer hat nun den gesamten Inhalt getrunken und freut sich, Herrn Doktor Koch davon in Kenntnis setzen zu können, dass er sich weiterhin in aufrechter, guter Gesundheit befindet.«[31]

Zehn Tage später wiederholte Pettenkofers Assistent Rudolf Emmerich in fröhlicher Stimmung den Versuch. Um den Bazillen ordentlich Nahrung zu verschaffen, aß er zum Cholera-Gebräu ein großes Stück Zwetschgenkuchen. Die übernächste Nacht verbrachte Emmerich fast zur Gänze am Abort. Aber auch bei ihm war nach fünf Tagen alles vorbei.

Koch reagierte auf die Selbstversuche gar nicht. Aus seinem Umfeld kamen jedoch einige Erklärungen, die das Ganze mehr oder weniger als Zufall darstellten. Einmal hieß es, Pettenkofer wäre immun, weil er möglicherweise zuvor schon einmal an der Cholera erkrankt war. Georg Gaffky ging erst Jahre später auf den Selbstversuch ein und sagte, er habe Pettenkofer eine schwach virulente

Kultur geschickt, »weil wir uns denken konnten, was er vorhatte«. Ein wenig glaubwürdiges Argument: »Zu dieser Zeit glaubte Koch noch gar nicht an den Begriff Virulenz«, weiß der Heidelberger Medizinhistoriker und Robert-Koch-Experte Christoph Gradmann. »Dass Keime sich einmal so und einmal so verhalten, hielt Koch für eine Schnapsidee Pasteurs, mit der er nichts anfangen konnte.« Leider blieb die Resonanz auf den heroischen Versuch Pettenkofers gering. Der Sohn eines Bauern, der es wegen großer Verdienste bis zum Erbadel gebracht hatte, gab sich geschlagen und trat von allen Funktionen zurück. Er realisierte, dass Kochs Thesen den Sieg davongetragen hatten. Am 9. Februar 1901 erschoss sich Max von Pettenkofer, 83-jährig und depressiv, in seiner Münchner Wohnung.

Was die Infektionswege der Cholera betrifft, hatten aus heutiger Sicht beide Streithähne Recht und Unrecht: In Hamburg hatte sich gezeigt, dass die Cholera sehr wohl über das Trinkwasser verbreitet wurde, wie Koch glaubte. In diesem Punkt irrte Pettenkofer.

Umgekehrt hing es jedoch keineswegs vom Keim alleine ab, ob jemand erkrankte oder nicht, wie Koch dachte. Obwohl das verseuchte Trinkwasser von der zentralen Anlage in alle Wohnviertel geliefert wurde, erkrankten vor allem die unterprivilegierten und mangelernährten Menschen des hygienisch verwahrlosten Gängeviertels. In einer späteren statistischen Analyse der Hamburger Epidemie zeigte sich, dass in der Bevölkerungsgruppe mit einem Jahreseinkommen von über 10.000 Mark nur 1,8 Prozent erkrankt waren, in jener mit einem Einkommen unter 1.000 Mark hingegen 11,3 Prozent.

Die Cholera erwies sich damals – genau wie heute – als eine Krankheit, die dem Elend folgt, als Kriegs- und Katastrophenseuche. Ein wohlgenährter Magen jedoch bietet für Cholera-Bakterien eine nahezu unüberwindbare Barriere.

3.6. Medizin ohne Heilmittel

Den Ablauf einer bakteriellen Infektionskrankheit verstand Koch als Invasion. Sind die Bakterien einmal in den Körper eingedrungen, sei er diesen passiv ausgeliefert. Der Körper werde, etwa so wie eine Nährlösung im Labor, von Bakterien verzehrt, und der Krankheitsprozess komme erst zum Stillstand, wenn sich die Bakterien nicht mehr ernähren können.

Zu Kochs Zeiten wütete – speziell in den elenden Arbeiterquartieren der Großstädte – die Tuberkulose. Koch sah das abgestorbene Gewebe als Resultat einer solchen Bakterieninvasion und glaubte, dass die Mikroben diese Verwüstung mit giftigen Absonderungen anrichteten. Sein Präparat »Tuberkulin« sollte, wie er auf Vorträgen groß ankündigte, endlich den Durchbruch gegen die grassierende Seuche bringen. Im Tierversuch, so Koch, sei es ihm bereits gelungen, Bakterien im lebenden Körper unschädlich zu machen, ohne dabei den Körper selbst zu benachteiligen.

Ab November 1890 war das Medikament erhältlich, und es brach ein regelrechter Tuberkulin-Rausch aus. Berlin entwickelte sich zu einem »Wallfahrtsort«, an dem Lungenheilstätten nur so aus dem Boden schossen. Tausende TBC-Kranke setzten ihre Hoffnung auf Kochs Wunderelixier.

Woraus Tuberkulin genau bestand, wussten nur Koch und seine engsten Mitarbeiter. Koch selbst verdiente am Verkauf jeder einzelnen Dosis und hütete eifersüchtig das Geheimnis seiner Herstellung. Nachdem die Hochstimmung und der Rummel einige Wochen angehalten hatten, meldeten sich zunächst vereinzelt, schließlich immer zahlreicher und wütender auch skeptische Stimmen zu Wort. Plötzlich war statt von Heilung von einer Verschlechterung der Tuberkulose die Rede, ja, sogar von tödlichen Folgen der Tuberkulin-Kur. Von Woche zu Woche wurde die Aufregung größer. Vor den Lungenheilstätten hielt Leichenwagen um Leichenwagen. So schnell, wie die Tuberkulose-Sanatorien eingerichtet worden waren, so schnell waren sie auch wieder »ausgestorben«.[32]

Einige von Kochs Kollegen, allen voran Rudolf Virchow, forderten nun die Herausgabe von Beweisen aus den angeblich so erfolgreichen Tierversuchen. Doch der Mediziner hatte schlicht verabsäumt, seine »geheilten« Tiere zu sezieren und die Präparate aufzuheben ...
Koch selber wehrte sich wütend und uneinsichtig gegen jeden Vorwurf. Er war überzeugt, ein Heilmittel gegen die Tuberkulose gefunden zu haben. Schließlich entzog er sich dem Wirbel, indem er mit seiner 17-jährigen Geliebten nach Ägypten flüchtete. Erst viel später stellte sich heraus, dass Tuberkulin lediglich eine in Alkohol gelöste flüssige Bazillenkultur enthielt, die durch Hitze abgetötet worden war. Wie Koch annehmen konnte, dass dieses Mittel irgendeine therapeutische Wirkung haben könnte, erscheint bis heute rätselhaft. »Man hat den Eindruck«, erklärte mir der Heidelberger Medizinhistoriker Christoph Gradmann, »als wollte er es unbedingt glauben, als wollte er sich mit aller Gewalt und gegen alle Realität einen Lebenstraum erfüllen.«

Taktik der verbrannten Erde
Kochs Erfolge waren bis dahin auf das Auffinden von Krankheitserregern beschränkt gewesen. Er hatte Bazillen isoliert, gezüchtet, fotografiert und war damit populär geworden. Er hatte Kranke in Quarantänelager gesperrt, um gegen die Cholera vorzugehen, hatte verdächtige Straßen, Wohnungen oder Betten von seinen Desinfektionskolonnen mit Karbol besprühen lassen. Er hatte die Erreger der Cholera und der Tuberkulose gefunden. Doch es war ihm nicht gelungen, auch nur eine einzige Krankheit zu heilen.

Seine Forschungstagebücher belegen, dass sich Koch eine These zur Wirkung seines Tuberkulins zurechtgelegt hatte, die eher an den Russlandfeldzug Napoleons erinnert als an Heilkunde. Er wollte mit seiner Bazillenlösung das Gewebe der Kranken, wie er es nannte, »veröden«, sodass es dem Beutezug der Tuberkulose-Bakterien nicht mehr als Nahrung und Brutstätte dienen könnte. Diese »Taktik der verbrannten Erde« also war das Geheimnis von Kochs »Wundermittel«.[33]

Was er und seine Mitarbeiter nicht wussten und wohl ziemlich irritiert hätte: Zu jener Zeit zu Beginn des 20. Jahrhunderts waren nahezu 100 Prozent der Bevölkerung mit Tuberkulose-Erregern infiziert. Kochs Thesen waren also in vielfacher Hinsicht falsch. Auch heute noch sind Tuberkulose-Bakterien nahezu allgegenwärtig. Etwa ein Drittel der Weltbevölkerung ist damit infiziert. Doch in 99 Prozent der Fälle führt das nicht zur Erkrankung. Ein halbwegs intaktes Immunsystem genügt, um die Bakterien zu kontrollieren und in Zaum zu halten. In Deutschland leiden heute etwa 6.000 Patientinnen und Patienten an dieser meldepflichtigen Krankheit; überproportional betroffen sind Alkohol- und Drogensüchtige.

Dem Siegeszug der Bakteriologen mit ihrem Ansatz, alle Krankheiten aus dem Wesen der Krankheitserreger zu erklären und militärisch gegen diese Eindringlinge vorzugehen, konnten diese Irrtümer und Schlappen jedoch nichts anhaben. Die Entwicklung der modernen Medizin, die diesem Ansatz zu guten Teilen bis heute folgt, schritt unaufhaltsam voran, während die ganzheitlichen Betrachtungsweisen Virchows oder Pettenkofers, die nicht die Bazillen, sondern deren Interaktion mit den Zellen sowie die Verbesserung der Lebensumstände der Menschen in den Mittelpunkt stellten, zunehmend in Vergessenheit gerieten.

So war es dann auch Robert Kochs Schüler Paul Ehrlich, der die erste Chemotherapie erfand.

»Ehrlich färbt am längsten«

Ehrlich experimentierte mit teils hochgiftigen Farben, die er direkt von den aufstrebenden Konzernen Bayer und Hoechst erwarb und an unzähligen Versuchstieren ausprobierte. Tausende Mäuse, Meerschweinchen und Hasen starben im Dienste seiner Wissenschaft. Manche begannen nach den Farbinjektionen wilde Veitstänze, andere – zuvor weiße – Mäuse erinnerten vor ihrem Abgang in den Versuchstierhimmel eher an Kanarienvögel. Doch der Koch-Schüler machte unermüdlich weiter. »Ehrlich färbt am längsten«, witzelten seine Laborkollegen über den legendären Arbeitseifer des jungen Arztes.

Zum einen verwendete Ehrlich Farben, um damit Bakterien im Gewebe zu markieren. Zum anderen versuchte er giftige Farbstoffe wie Methylenblau oder Trypanrot gleich selbst als Medikamente einzusetzen und damit Malaria oder die Schlafkrankheit zu heilen. Beides missglückte. Doch der Pionier der chemischen Kriegsführung gegen Keime gab nicht auf. Er träumte zeitlebens von einer »Magic Bullet«, einer Zauberkugel, mit der es gelingen sollte, den Körper wieder freizuschießen von allen Eindringlingen.

Schließlich verfiel Ehrlich auf den Wirkstoff Atoxyl. Diese arsenhaltige Chemikalie war bereits von Robert Koch als Mittel gegen die Erreger der Schlafkrankheit eingesetzt worden, allerdings mit grausamen Resultaten, wie der Mikrobenjäger-Biograf Paul de Kruif in seinem 1927 veröffentlichten Bestseller drastisch beschreibt: »Atoxyl war auch an den armen Schwarzen drunten in Afrika ausprobiert worden. Es hatte sie nicht geheilt, und eine geradezu unangenehm große Zahl jener Neger waren vom Atoxyl blind geworden, stockblind, bevor sie noch Zeit gehabt hatten, an der Schlafkrankheit zu sterben.«[34]

Ehrlich gelang es, die tödliche Chemikalie etwas abzuschwächen, und schließlich wurde sie unter dem Namen Salvarsan von Hoechst hergestellt und zur Therapie der grassierenden Geschlechtskrankheit Syphilis angeboten. Die Ärzte reagierten auf das Medikament begeistert, weil es nicht ganz so giftig war wie das bis dahin verwendete Quecksilber. Salvarsan wurde zum Kassenschlager, obwohl auch hier jeder 200. Patient unmittelbar nach der Einnahme starb. Viele andere erblindeten, erlitten Lähmungen oder bekamen schlimme Hautgeschwüre. Wirklich geheilt wurden die wenigsten. Und so musste Ehrlich seine Hoffnungen auf eine »große Sterilisationstherapie« widerwillig aufgeben.

Auch seine eigene Gesundheit wurde immer schlechter. Paul Ehrlich starb 1915 im Alter von 61 Jahren – womit dem Juden die finstere Ära des Nationalsozialismus erspart blieb, in der plötzlich einem ganzen Volk die Rolle der Bazillen und Schädlinge zugeschrieben wurde.

In den kommenden Jahrzehnten setzte sich Kochs, Pasteurs oder Ehrlichs eng mit der militärischen Logik verknüpfte Sichtweise der Krankheitsentstehung durch und wurde zum medizinischen Leitbild des gesamten blutigen 20. Jahrhunderts. Hier der reine, sterile Körper, dort die aggressiven, schmutzigen Feinde, deren Abwehr erste Forscherpflicht war. Rückblickend wundert es nicht, dass eine derartige Katastrophenzeit auch kriegerische Heilslehren verfolgte.

Erst langsam erholen wir uns von diesem Trauma, das von der Politik über die Medizin bis hin zur Pädagogik fast alle Lebensbereiche erfasst hatte und dem ein ganzes Gewirr unguter Gefühle zugrunde lag: Angst vor dem Unbekannten, das uns Böses will, blinde Autoritätshörigkeit, geboren aus einem Mangel an Selbstbewusstsein, wenig Vertrauen in unsere eigene Kraft, das alles gepaart mit der Bereitschaft, uns auszuliefern an eine Autorität, eine starke Macht, die uns lenken und schützen soll.

Bis heute haben sich Reste dieses Denkschemas in den Köpfen vieler Menschen gehalten. Speziell die Medizin scheint wie ein Hort dieser Haltung: Die gefährlichen Bazillen haben nichts anderes im Sinn, als uns zu befallen und krank zu machen. Wir müssen also zum Gegenangriff starten.

3.7. Der Semmelweis-Reflex

Der Siegeszug der Hygienelehre hat unseren Kontakt mit Keimen enorm reduziert. Der Rückgang von Cholera oder Pest war eine direkte Folge von Kanalisation und Wasserleitungsbau, der Rückgang der Tuberkulose dem steigenden Standard der Wohnungen zu danken. Und besonders in der Medizin kam die weitgehende Vermeidung der Keimübertragung einer Revolution gleich.

Interessanterweise war jedoch genau hier die Einführung der Hygiene lange Zeit am schärfsten umstritten. Bis in die erste Hälfte des 19. Jahrhunderts herrschten in Krankenhäusern schlimmere

Zustände als in Schlachthöfen. Chirurgen liefen mit Operationsschürzen herum, die mit einer zentimeterdicken Kruste aus schwarz getrocknetem Blut überzogen waren und nie gewaschen wurden, Tupfer und Schwämme wurden nicht gewechselt, Ärzte und Krankenschwestern wuschen sich die Hände bestenfalls vor dem Mittagessen. Hygiene galt allgemein als Zeitverschwendung.

Dass sich diese Praxis geändert hat, ist Ignaz Semmelweis zu danken, der in den 1840er-Jahren als Assistenzarzt in der Klinik für Geburtshilfe in Wien arbeitete. Der ungarische Mediziner bemerkte, dass die Sterberate an Kindbettfieber in jener Abteilung, in der Medizinstudenten mitarbeiteten, viel höher war als in der Abteilung, in der die Hebammenschülerinnen ausgebildet wurden. Als ein Student mit seinem Skalpell unabsichtlich einen mit Semmelweis befreundeten Gerichtsmediziner verletzte, starb dieser kurz darauf an einer akuten Blutvergiftung. Diese Infektion ähnelt in ihrem Verlauf stark dem Kindbettfieber. Das brachte Semmelweis auf die Idee, die Studenten könnten die Überträger der gefürchteten Krankheit sein, da sie im Gegensatz zu den Hebammenschülerinnen regelmäßig mit der Obduktion von Leichen zu tun hatten. Semmelweis befahl ihnen deshalb, sich fortan nach jedem Leichenkontakt und vor jeder Untersuchung einer Schwangeren die Hände mit Chlorkalk zu desinfizieren.

Obwohl die Sterberate an Semmelweis' Abteilung daraufhin von 12,3 auf 1,3 Prozent sank, reagierten die Ärztekollegen auf den offensichtlichen Erfolg nicht mit Zustimmung, sondern mit Aggression. Sie fanden es unerhört, für den Tod ihrer Patientinnen verantwortlich gemacht zu werden, um deren Wohl sie sich doch sorgten. Durch eine Intrige wurde Semmelweis aus der Klinik gedrängt und arbeitete fortan in Budapest, wo er seine wissenschaftliche Arbeit fortführte und seine Beobachtungen publizierte.

Weiterhin setzte es heftige Angriffe aus dem Kollegenkreis. Doch auch Semmelweis war in seiner Wortwahl nicht zimperlich. Seinem Prager Widersacher Friedrich Wilhelm Scanzoni von Lichtenfels schrieb er beispielsweise: »... so erkläre ich Sie vor Gott und der Welt für einen Mörder, und die Geschichte des Kindbettfiebers würde gegen Sie nicht ungerecht sein, wenn selbe Sie als medicinischen Nero verewigen würde«.³⁵ Weitere Briefe in diesem Tonfall trugen nicht gerade dazu bei, seine Einsichten mehrheitsfähig zu machen. Anstatt ihn als Pionier hygienischen Fortschritts zu würdigen, schlugen die Ärzte zurück und ließen Semmelweis nach einem nervösen Zusammenbruch ohne weitere Diagnose in eine Wiener Irrenanstalt einweisen. Zwei Wochen später starb er dort an einer Blutvergiftung, die er sich im Kampf mit den Wärtern zugezogen hatte. Andere Quellen berichten, er sei von diesen im Hof der Anstalt erschlagen worden.

Semmelweis wurde nur 47 Jahre alt. Erst lange Jahre nach seinem Tod erhielt er den Ehrentitel »Retter der Mütter«. Neben seinen Leistungen für die Hygiene ist der Name Ignaz Philipp Semmelweis noch mit einem weiteren Fachbegriff verbunden: dem »Semmelweis-Reflex«. Er bezeichnet »die automatische Zurückweisung einer Information ohne Nachdenken, Nachsehen oder wissenschaftliche Prüfung«.

3.8. Die wahren Zauberkugeln

Lange Zeit hatte die Medizin kaum eine Handhabe, wenn Infektionskrankheiten aus dem Ruder liefen. Wer an Lungenentzündung, Tuberkulose oder Blutvergiftung erkrankte, war so gut wie tot. Frauen starben an Kindbettfieber, Syphilis oder Pest blieben über Jahrhunderte unbesiegbar. In der Natur kommen zwar antibakterielle Wirkstoffe vor wie Teebaumöl oder Knoblauch- und Fingerhutextrakt, die die körpereigenen Abwehrkräfte unterstützen können; sie bieten aber keine sichere Hilfe, wenn es zu einer lebensbedrohlichen Zuspitzung kommt.

Im berühmten Nachkriegswinter von 1918/19 erkrankte eine halbe Milliarde Menschen, ein Viertel der damaligen Weltbevölkerung, an der Spanischen Grippe, 50 bis 100 Millionen Menschen starben – wie wir heute wissen, weniger an den Viren, als an bakteriellen

Infekten, die sich auf die geschädigten Lungen schlugen und tödliche Entzündungen auslösten.

Es war die Zeit, als Mary Mallon, eine junge irische Immigrantin und Köchin, bei wohlhabenden Familien in New York und Umgebung eine Spur der Verwüstung hinterließ. Mary folgten Typhus-Todesfälle auf den Fuß, wo immer sie in der Küche tätig war, was sie als »Typhus-Mary« berühmt machte: eine Bakterienschleuder, die selbst nie erkrankte, aber überall frische hungrige Bazillen verstreute. Mary wurde überführt, und ihr wurde verboten, jemals wieder in einer Küche zu arbeiten. Niemand dachte jedoch daran, ihr Sozialhilfe auszuzahlen oder sie in einen anderen Beruf umzuschulen. Und so war die junge Frau gezwungen, wieder einen Küchenjob anzunehmen. Abermals gab es einen Typhus-Ausbruch, abermals wurde sie gefasst und landete nun im Gefängnis, wo sie erfolglos den Rest ihres Lebens ihre Unschuld beteuerte. Nur ein halbes Jahrhundert später hätte Mary mit Antibiotika therapiert werden können.

So war die Situation – bis gegen Ende des Zweiten Weltkrieges Antibiotika auf den Markt kamen. Menschen, die kurz zuvor noch aufgegeben werden mussten, waren nun binnen weniger Tage wieder auf den Beinen und gesund, als ob nichts gewesen wäre. Die leisen Killer der Lazarette und Bettenstationen hatten plötzlich einen Widerpart, die Medizin eine mächtige Waffe in der Hand: ein Heilmittel, wie es sich die Menschheit bislang nicht zu träumen gewagt hätte. Endlich war die von Paul Ehrlich ersehnte »Magic Bullet« gefunden, die Zauberkugel, die in den kranken Körper fährt und Bakterien zerstört, ohne den Organismus zu vergiften.

Die Waffe der Pilze

Das Wirkprinzip von Antibiotika ist einfach. Sie werden beispielsweise von bestimmten Schimmelpilzen als giftige Waffe gegen ihre Konkurrentinnen, die Bakterien, gebildet, um sie von deren eigenen Futterplätzen fernzuhalten. Bakterien sterben entweder gleich, wenn sie mit Antibiotika in Kontakt kommen, oder werden in ihrem Wachstum stark gehemmt.

Durch Zufall entdeckte der schottische Bakteriologe Alexander Fleming diesen Mechanismus, als er im Sommer 1928 auf Urlaub fuhr und vergaß, einige seiner Petrischalen in den Kühlschrank zu stellen. Als er Wochen später in sein Labor zurückkehrte, bemerkte er, dass eine Kultur mit Staphylokokken-Bakterien an einer Stelle von einer dicken Schimmelschicht überzogen war. Dass in einem Labor ab und zu etwas verschimmelt, ist nichts Ungewöhnliches, doch Fleming merkte, dass der Schimmel den Bakterien geschadet hatte. Rund um den Schimmel hatten sie sich – als deutlich sichtbares gelbes Band – regelrecht aufgelöst, während die Bakterien ohne Schimmelkontakt normal weitergewachsen waren.[36]

Fleming nannte die vom Schimmel abgesonderte Flüssigkeit Penicillin und schrieb 1929 einen kleinen Forschungsbericht dazu. So zufällig, wie er auf die Substanz gestoßen war, so schnell verlor er allerdings auch wieder das Interesse daran, da sich der spezielle Schimmel schlecht züchten ließ und seine Kollegen daran scheiterten, die Versuche zu wiederholen.

Es dauerte weitere zehn Jahre, bis der aus Australien stammende Howard Florey und der hoch talentierte Biochemiker Ernst Chain, ein Jude deutsch-russischer Herkunft, der gerade noch rechtzeitig vor den Nazis geflohen war, in Oxford auf Flemings alten Aufsatz stießen und die Arbeit wieder aufnahmen.

Im Labor zeigte sich Penicillin als zwanzigmal wirksamer als jedes andere Mittel, und im Mäuseversuch erwies es sich auch noch als ungiftig. Dies stachelte den Eifer der Wissenschaftler an, denn die Überzeugung, dass alles, was Bakterien tötet, auch lebenden Organismen Schaden zufügt, war als Produkt leidvoller Erfahrung damals allgemein anerkannte Lehrmeinung. Schließlich unternahmen die beiden einen exakten wissenschaftlichen Versuch: Sie infizierten zehn Mäuse mit Streptokokken und gaben der Hälfte der Tiere Penicillin, den fünf anderen ein Placebo. Alle »Placebomäuse« starben, während die anderen überlebten.[37]

Ab 1943, nur drei Jahre nach Floreys und Chains erster Publikation, begannen britische und amerikanische Unternehmen mit der Massenproduktion von Penicillin. Das Antibiotikum war und ist bis heute der mit Abstand größte Erfolg der modernen Medizin, ein Wundermittel, wie es davor und danach keines gegeben hat. Charles Fletcher, der verantwortliche Arzt bei der ersten Anwendung von Penicillin an einem Patienten, notierte später: »Wir sahen zu, wie unsere alltägliche Schreckenskammer, in der viele unserer Patienten so elend zugrunde gegangen waren, von einem Moment auf den anderen verschwand.«

Die Begeisterung kannte keine Grenzen.

4. Großangriff auf das Mikrobiom

4.1. Antibiotika für alle

»In der fatalen Tendenz der Menschen, das Denken einzustellen, wenn eine Angelegenheit einmal als ›erledigt‹ abgehakt wurde, liegt die Ursache für die Hälfte aller Irrtümer«, schrieb einst der englische Philosoph John Stuart Mill. Ich weiß nicht, worauf er sich bei diesem Gedanken im Detail bezog, der Medizinbereich würde ihm aber jede Menge Belege für die Wahrheit seiner Beobachtung liefern.

Paradebeispiel wäre die Anwendung von Antibiotika. Sie sind eines der wenigen wirklichen Heilmittel, die die Medizin jemals erfunden hat – also kein Mittel, das nur Symptome lindert, sondern eines, das tatsächlich die Ursache behandelt. Eine bakterielle Infektion, die früher zu schwerer Krankheit und Tod führen konnte, ist seit der Erfindung der Antibiotika fast immer beherrschbar.

Binnen weniger Jahre nach der Entdeckung von Penicillin wurde die Produktion auf Massenbetrieb umgestellt. Bereits 1949 war der Preis von 20 Dollar pro 100.000 Einheiten auf 10 Cent gefallen. Seither wurden Dutzende weitere Substanzen mit antibiotischer Wirkung auf Bakterien entwickelt. Meist werden sie über biotechnologische Verfahren mit Hilfe von genetisch veränderten Pilzen oder Bakterien produziert, manche auch über Synthese im Labor oder über Mischverfahren. 1954 lag die weltweite Jahresproduktion noch bei weniger als 1.000 Tonnen. Mittlerweile ist längst die 100.000-Tonnen-Marke überschritten. Etwa die Hälfte dieser Medikamente wird in der Humanmedizin eingesetzt, der Rest von der Veterinärmedizin verordnet – oder als »Leistungsförderer« in den internationalen Tierfabriken einfach dem Futter zugesetzt.

Antibiotika sind also hoch wirksam, gelten als sicher und billig. Daraus ergab sich ein ungeheurer allgemeiner Trend zur Massenanwendung. Bakterielle Entzündung? Antibiotika!, lautet der an Universitäten eingelernte Standardreflex.
Die Verschreibungswut hat enorme Dimensionen erreicht. Spitzenreiter sind die USA, wo jährlich außerhalb von Krankenhäusern 262 Millionen Antibiotika-Kuren verschrieben werden, das sind 842 pro 1.000 Personen. Am häufigsten sind Kinder betroffen. Aus den Verschreibungsdaten geht hervor, dass ein amerikanisches Kind in den ersten zwei Lebensjahren im Durchschnitt dreimal Antibiotika bekommt.

Europäische Verhältnisse
In Europa ist die Situation in manchen Ländern durchaus damit vergleichbar. Am verschreibungsfreudigsten sind Ärztinnen und Ärzte in Griechenland, Zypern und Italien, wo jährlich fast 50 Prozent der Bevölkerung therapiert werden. Den Gegenpol bilden die Niederlande, die Schweiz und Schweden, wo weniger als 20 Prozent Antibiotika erhalten. In England fällt ein enormer Unterschied bei den Geschlechtern auf: Im Laufe ihres Lebens kommen englische Frauen im Schnitt auf 70 Antibiotika-Kuren, Männer nur auf 50 – möglicherweise, weil sie so ungern zum Arzt gehen.
Ähnliches gilt für Deutschland. Laut einer Studie an 3.100 Versicherten der Krankenkasse DAK gaben 40 Prozent der Frauen an, im letzten Jahr mindestens einmal Antibiotika verschrieben bekommen zu haben, bei Männern waren es 28 Prozent.[38] Wobei der Wissensstand darüber, was Antibiotika sind, teilweise verheerend gering ist und die Schutzwirkung generell stark überschätzt wird. Bei Personen über 60 Jahren glauben 44 Prozent, dass Antibiotika auch gegen virale Infekte helfen, bei den jüngeren glaubt das immerhin noch ein Drittel. Hauptsächlich werden die Medikamente als Mittel gesehen, um schneller gesund oder gar nicht erst krank zu werden. 25 Prozent geben an, zu Arzt oder Ärztin zu gehen, um sich mit einem Antibiotika-Rezept fit für den Job zu machen, 76 Prozent wünschen sich Antibiotika bei hartnäckigen Erkältungen.

Der medizinische Betrieb ist also auch mit einer enormen Erwartungshaltung seitens der Patientinnen und Patienten konfrontiert.

Der Osten Deutschlands ist beim Antibiotika-Verbrauch deutlich sparsamer als der Westen. Spitzenreiter ist das Saarland, wo pro Jahr 47 Prozent der Kinder und 41 Prozent der Erwachsenen Antibiotika erhalten. In Brandenburg sind es nur 33,6 Prozent der Kinder und 20,6 Prozent der Erwachsenen. Das sind enorme Unterschiede, die mit medizinischer Notwendigkeit nicht erklärbar sind – sondern nur mit der Macht der Verschreibungsgewohnheit.

Verschreibung aus Müdigkeit
Trotz aller Warnungen und Beteuerungen werden Antibiotika weltweit eher mehr denn weniger verschrieben. Deutschland macht hier keine Ausnahme, speziell bei den Kindern. Laut wissenschaftlichem Institut der AOK bekamen versicherte Kinder im Schnitt an 8,1 Tagen pro Jahr Antibiotika. Der Trend zeigt eine kontinuierliche Zunahme speziell seit der Jahrtausendwende. 2001 hatten die Kinder im Schnitt 5,9 Tagesdosen erhalten.[39] Laut DAK-Verordnungen ergab sich im Jahr 2010 ein absoluter Höhepunkt mit zwölf Antibiotika-Tagen pro Jahr. Zuletzt sei dieser Spitzenwert in Richtung zehn Tagesdosen leicht zurückgegangen.

Am häufigsten werden Antibiotika während des zweiten und dritten Lebensjahres verschrieben, wie eine Studie aus Dresden zeigt.[40] Die Hälfte der Kinder bekam einmal, jedes dritte zweimal und jedes sechste Kind dreimal oder öfter Antibiotika. Mit Abstand der häufigste Anlass war eine Mittelohrentzündung, gefolgt von Atemwegsinfekten, Mandelentzündung und Bronchitis. Die Detailauswertung ergab, dass in bis zu 43 Prozent der Fälle die Verschreibung für das jeweilige Krankheitsbild nicht indiziert war. Antibiotika werden also in fast der Hälfte der Fälle unnötig verabreicht.

Aus Österreich gibt es wie so oft im Medizinbereich keine verlässlichen Daten, dafür Meinungsumfragen und Ratschläge. Im Herbst 2014 gab es anlässlich des »Welt-Antibiotika-Tages« Kostproben davon bei einer Pressekonferenz mit »führenden Infektionsexperten«. Etwa 60 Prozent der Kinder bekommen bei Atemwegsinfekten

Antibiotika, klagten die Fachleute auf dem Podium. »Beobachtungen zeigen, dass Ärzte besonders verschreibungsfreudig sind, wenn sie müde sind«, erklärte Oskar Janata, Infektionsexperte am Wiener SMZ-Ost. »Oder wenn es Freitag ist, und die Eltern Druck machen, um die Pläne für das Wochenende zu retten.« Das zeige, so Janata, »dass die aktive Leistung eines Arztes die Nichtverschreibung ist«.

Eine penible Analyse von 22.000 Patientenkontakten mit Atemwegsinfekten in 23 ärztlichen Praxen der USA unterstützt die Beobachtung Janatas. Demnach nehmen Antibiotika-Verschreibungen im Laufe des Vormittags bis zur Mittagspause linear zu. Das gleiche Bild ergibt sich nach der Mittagspause oder bei Nachmittagsordination: Zunächst sind die Ärztinnen und Ärzte noch eher restriktiv, doch je mehr es dem Feierabend entgegengeht, umso rapider steigen die Verordnungen an.[41] »Die Studie bestätigt die Annahme, dass es eine Zunahme der Entscheidungsmüdigkeit im Tagesverlauf gibt«, schreibt das Forschungsteam. Sie führe dazu, dass Fachleute zu »leichten« Entscheidungen tendieren und zum Beispiel dem Wunsch der Patientinnen und Patienten nach einer Antibiotika-Verordnung eher entsprechen.

Den meisten Ärztinnen und Ärzten ist ja durchaus bewusst, dass Antibiotika nur selten notwendig sind. Wer von sich aus zu erkennen gibt, lieber ohne Antibiotika auskommen zu wollen, wird vielleicht überrascht sein, wie oft und rasch diesem Wunsch nachgegeben wird.

Früh übt sich

Den Einstieg in die Antibiotika-Karriere bildet meist eine Mittelohrentzündung, für die Babys besonders anfällig sind. Bei ihnen ist die Verbindung zwischen Ohr und Rachen noch recht eng und beinahe waagrecht, wodurch sich der Abfluss leicht verstopft und Entzündungen entstehen können. Ein nicht unerhebliches Risiko stellt dabei ein Schnuller dar, wie eine holländische Studie nachwies. Kinder mit Schnuller hatten ein leicht erhöhtes Risiko einer einmaligen Mittelohrentzündung. Dramatischer war der Effekt bei den gefürchteten wiederkehrenden Krankheitsverläufen. Hier waren die Schnullerkinder doppelt so oft betroffen wie Daumen lutschende oder den Schnuller verweigernde Kids. »Die Eltern sollten spätestens bei der ersten Mittelohrentzündung darüber aufgeklärt werden, dass der Schnuller ein Rückfallrisiko darstellt«, schreibt das Forschungsteam der Universität Utrecht.

Alle Anwendungen in und außerhalb der Krankenhäuser zusammengenommen, wird jede dritte Antibiotika-Kur für harmlose Atemwegsinfekte verschrieben. In der Allgemeinmedizin und Kinderheilkunde werden drei Viertel aller Verschreibungen für nur vier Indikationen eingesetzt. In der Reihenfolge ihrer Häufigkeit sind das Mittelohr-, Nasennebenhöhlen- und Halsentzündungen sowie Bronchitis. Was denken Sie, wie viele Atemwegsinfekte bakteriellen Ursprungs sind? Ganze fünf Prozent. Bei Rachenentzündungen sind es nur etwa zehn Prozent. Trotzdem werden hier ständig Antibiotika verordnet.

Abgesehen von fulminant verlaufenden Lungen- oder Gehirnentzündungen gibt es in der Medizinliteratur wenig Belege dafür, dass ein frühzeitiger Antibiotika-Einsatz überhaupt Vorteile bringt. Das gilt für Kinder und für Erwachsene gleichermaßen. Es gilt bei Entzündungen der Nasennebenhöhlen[42] und bei chronischer oder akuter Bronchitis, es gilt bei Asthma und Pharyngitis vulgo Halsweh.[43]

Verlässliche Zusammenfassungen der Beweislage aus gut durchgeführten Studien liefert die Cochrane Collaboration, eine unabhängige Vereinigung, deren Ziel es ist, für medizinische Entscheidungen auf Basis der bestmöglichen Evidenz Empfehlungen zu geben. Eine aktuelle Cochrane-Analyse ergab, dass Antibiotika beim Großteil der Mittelohrentzündungen – also bei all den vielen, die unkompliziert verlaufen – keinerlei positiven Effekt bringen, weder bei der Dauer der Krankheit noch bei der Schmerzreduktion.[44] Wer hier Antibiotika vermeidet, reduziert damit auch das Risiko teils schwerer und langwieriger Nebenwirkungen. Immerhin eines von 14 Kindern reagierte auf die Mittel mit Brechdurchfall, allergischen Hautausschlägen und anderen Nebenwirkungen. »Antibiotika sollten schweren Verläufen vorbehalten werden«, empfiehlt die Cochrane-Analyse. »Dazu zählen etwa eine beidseitige Mittelohrentzündung bei Babys oder schwer verlaufende Entzündungen mit Ausfluss.«

Impfungen gegen Mittelohrentzündungen erfolglos
Wenig befriedigende Resultate gibt es bisher zu den Effekten von Impfungen. Eigentlich sollte deren Potenzial enorm sein, da 80 Prozent der bakteriellen Mittelohrentzündungen von nur zwei Bakterienarten verursacht werden: Pneumokokken und *Hämophilus influenzae*, und gegen beide Bakterienarten wird seit vielen Jahren geimpft.

2014 erschien eine Publikation der holländischen Cochrane-Gruppe, in der 14 Studien zusammengefasst wurden, die den Effekt der Pneumokokken-Impfung auf das Risiko von Mittelohrentzündungen untersucht hatten.[45] Bei gesunden Kindern mit niedrigem Risiko einer schwer verlaufenden Krankheit ergab sich noch der günstigste Effekt: eine Risikoreduktion um sieben Prozent, was als »mäßig« beschrieben wird. Bei ernsthafteren Erkrankungen im frühen Babyalter oder dem Risiko, mehrfach zu erkranken, hatten die geimpften Kinder keinerlei Vorteil.

Ähnlich schlecht sieht es beim Effekt der Hib-Impfung aus, die Teil der gebräuchlichen Sechsfachimpfung für Babys ist. Sie wirkt gar nicht gegen die Bakterien im Ohr, weil es sich dabei um andere Typen handelt. Versuche, spezielle neue Impfstoffe zu entwickeln, die auch gegen Mittelohrentzündungen durch Haemophilus-Bakterien schützen könnten, waren bisher erfolglos.

Immer wieder unternehmen Behörden Kampagnen, um Medizinerinnen und Ärzte von ihrer Verschreibungswut abzubringen. Die Erfolge lassen sich mit der Lupe suchen. Die US-Behörde CDC schätzt, dass mindestens die Hälfte aller Antibiotika-Gaben unnötig oder sogar kontraproduktiv ist. Offenbar herrscht große Angst, Patientinnen oder Patienten ohne Rezept wegzuschicken und dann mit einer komplizierten, schwer verlaufenden Krankheit konfrontiert zu werden. Vor allem in den USA kann dies zu einer Schlacht vor Gericht mit feindlich gesinnten Angehörigen und bösartigen Gutachtern ausarten. Während es noch nie eine Verurteilung gab, weil ein Rezept zuviel ausgestellt wurde – was zu schweren Nebenwirkungen bis hin zum Tod führen kann –, wird jedem durchschnittlich talentierten Anwalt das Argument geglaubt, durch ein rechtzeitig verschriebenes Antibiotikum hätte eine Krankheit möglicherweise vermieden werden können.

4.2. Das rätselhafte Magenbakterium

Anfang der 1980er-Jahre wurde ein Bakterium im an sich recht lebensfeindlichen Milieu des Magens entdeckt. Diesem eigenartigen Keim schien die extrem saure Umgebung mit pH-Werten zwischen eins und zwei nichts auszumachen. Es bekam den Namen »*gastric campylobacter-like organism*« oder GCLO. Im Oktober 1983 wurde ein eigener Workshop zu diesen neuartigen Campylobacter-Infektionen abgehalten, auf dem Barry Marshall, ein junger Arzt aus Australien, die These präsentierte, sie würden Gastritis und Magengeschwüre auslösen.

Dies schien zunächst eine seltsame Idee, und niemand glaubte Marshall. Magengeschwüre galten als Folge von Stress und einem Überschuss an Magensäure, aber nicht als Infektionskrankheit. Zwei Jahre lang wurde heftig über die These diskutiert, bis auch andere sie unterstützten. 1989 wurde GCLO umgetauft in *Helicobacter pylori*. Barry Marshall und sein Forschungspartner Robin Warren hatten in der Zwischenzeit Studien publiziert, in denen sie zeigten, dass bestimmte Magengeschwüre mit Antibiotika erfolgreich behandelt werden können.

Der Test auf Helicobacter pylori bei Magenproblemen wurde nun zur obligaten Methode, statt Übungen zu Stressmanagement und Entspannung gab es Medikamente. »Es wurde ein regelrechter Krieg gegen *Helicobacter pylori* ausgerufen«, erinnert sich der New

Yorker Professor für Mikrobiologie, Martin J. Blaser, langjähriger Präsident der US-Gesellschaft für Infektionskrankheiten und einer der profundesten Experten auf dem Gebiet der Bakteriologie. »Nach dem Motto ›Nur ein toter *H. pylori* ist ein guter *H. pylori*‹ bekamen alle, die über Magenprobleme klagten, sofort Antibiotika.« Auch Blaser folgte diesem Motto fast ein Jahrzehnt lang.

Kein Nachteil ohne Vorteil
Als ich Blaser bei Recherchen für dieses Buch kennenlernte, steckte er bis über beide Ohren in Arbeit. Sein Labor am Langone Medical Center an der New York University glich einem Bienenstock. Etwa ein Dutzend Studien waren in verschiedenen Phasen der Fertigstellung. Blaser selbst, ein eloquenter weißhaariger Herr, begrüßte mich mit der Mitteilung, er sei ebenfalls Österreicher. Ich fragte ihn, ob wir die Konversation auf Deutsch fortsetzen können. »Leider nein«, war seine Antwort, »ich spreche kein Wort.« Er habe die Staatsbürgerschaft als eine Art Entschuldigung dafür verliehen bekommen, dass sein Vater als Jude in der Nazizeit emigrieren musste. »Es war immerhin eine nette Geste.«

Wer mit Martin Blaser spricht, ist laufend mit Ideen und Bemerkungen konfrontiert, die aufhorchen lassen und weit über das Berufsbild eines nüchternen Faktensammlers hinausgehen. Der Wissenschaftler holt weit aus in seinen Gedankengängen, verwendet Begriffe der Philosophie oder Psychologie und baut darauf seine Vergleiche mit der Lebenswelt und der evolutionären Entwicklung der Bakterien auf. Einer seiner Lieblingsbegriffe ist der vom Ökologen Theodore Roseburry geprägte Ausdruck »Amphibiose«, in der zwei Lebensformen eine Beziehung pflegen, die sowohl symbiotischen als auch parasitären Charakter haben kann. »Einen Tag«, sagt Blaser, »ist ein Organismus gut für dich und hilft dir beispielsweise bei der Abwehr krank machender Eindringlinge, und am nächsten Tag wendet er sich gegen dich.« Die unterschiedlichen Effekte können sogar parallel laufen. »Die Amphibiose ist allgegenwärtig, Nutzen und Schaden, Altruismus und Eigennutz, Fürsorge und Ausbeutung: Denken Sie nur an das oft seltsame und extrem komplexe Beziehungsgeflecht am Arbeitsplatz oder in einer Ehe.« Argumente, die man nicht oft von einem Mediziner hört.

Als sich über die Jahre Beobachtungen häuften, die nicht ins vermittelte Bild der ausschließlich bösen Helicobacter-Bakterien passten, die jedenfalls auszurotten seien, kam Blaser der Verdacht, dass ein Bakterium, das seit Urzeiten im Magen von Säugetieren vorkommt, diesen auch konkrete Vorteile bieten müsse. Und er fand rasch Belege, dass wir mit *H. pylori* in Amphibiose leben. »Für die meisten meiner Kollegen kam das einer Häresie gleich«, so Blaser.

Magenkrebs und Geschwüre treten meist bei Personen jenseits der 70 auf. Bei jüngeren, speziell bei Kindern, scheinen die Bakterien kein Problem darzustellen. Also gab es auch keinen Selektionsdruck, der die Träger dieser Bakterien im Lauf der Jahrtausende benachteiligt hätte. Es bildete sich ein Gleichgewicht, und das Ökosystem des Magens lernte über die Regulation von Hormonen, Magensäure und immunologischen Abläufen, mit seinem Mikrobiom auszukommen. »Wenn wir *H. pylori* allerdings ausmerzen«, so Blaser, »ist das ein neues Milieu, und die Abläufe im Magen sind aus dem Gleichgewicht der gegenseitigen Interaktion. So, als würden wir ohne Partner tanzen.«

Blaser hat in der Zwischenzeit mit einer ganzen Reihe wissenschaftlicher Experimente die Verdienste und Vorteile von *H. pylori* erkundet. Menschen ohne diese Bakterien haben beispielsweise ein mehr als doppelt so hohes Risiko, an Refluxösophagitis (GERD) zu erkranken, einer besonders mühsamen entzündlichen Form von Sodbrennen, die die Lebensqualität stark beeinträchtigen kann. Weitere Untersuchungen zeigten, dass Helicobacter sehr anfällig auf Antibiotika in der Kindheit ist: Manchmal genügen ein bis zwei Kuren gegen Mittelohr- oder Halsentzündung, und die Bakterien sind für immer verschwunden.

Konnte dies eine Ursache dafür sein, dass immer mehr junge Menschen an GERD leiden? Haben wir mit der weitgehenden Eliminierung von *H. pylori* die Tür aufgemacht für eine neue Geißel – das verringerte Risiko für Magenkrebs eingetauscht gegen das

Ösophaguskarzinom, einen mindestens ebenso unangenehmen Tumor der Speiseröhre?

Blaser fand weitere Zusammenhänge: So beeinflussten die Magenbakterien auch die gesamte Umgebung und förderten die Bildung regulierender T-Zellen, ähnlich wie die Würmer in den Studien von Maria Yazdanbakhsh, und sie reduzierten drastisch das Asthma-Risiko.»Diese Dynamik, die wir zufällig entdeckt haben, wird wohl auch auf viele andere Arten von Bakterien zutreffen, von denen wir noch nicht einmal richtig wissen, dass es sie gibt.«

Zufällige Zusammenhänge
Es ist ein Riesenproblem der Wissenschaft, sagt Blaser, dass viele Krankheitsbeziehungen so offensichtlich scheinen. Weil ein bestimmtes Bakterium bei einer Krankheit an einem Ort gefunden wird, gehen wir sofort davon aus, dass es diese Krankheit verursacht. Doch die Verknüpfung kann auch zufällig sein – eine simple Assoziation ist noch kein Beweis für die Ursächlichkeit.»Man weiß, dass Leute, die Banken ausrauben, häufiger rauchen als der Durchschnitt der Bevölkerung«, bringt er einen originellen Vergleich.»Das heißt aber noch lange nicht, dass das Rauchen sie dazu treibt, Banken auszurauben. Es könnte auch bedeuten, dass Bankraub ein ziemlich stressiger Job ist, und sie so versuchen, dem Stress beizukommen.«

Nicht sonderlich hilfreich für die Position von Martin Blaser und seine alternative Sicht der Dinge war, dass Warren und Marshall, die australischen Entdecker des Zusammenhangs zwischen *Helicobacter pylori* und Magengeschwüren, im Jahr 2005 mit dem Nobelpreis ausgezeichnet wurden. International wurde das einstige Dogma, dass Magenprobleme die Folge von Stress waren, von einem neuen Dogma abgelöst: dass es sich um eine simple Bakterieninfektion handelt, der mit Antibiotika ziemlich easy beizukommen ist. Dass in der Folge chronische Verläufe von Sodbrennen häufiger wurden, war kein besonders auffälliges Problem. Zumal die Pharmaindustrie eine ganze Reihe neuer, Säure-unterdrückender Medikamente auf den Markt brachte, die zu internationalen Bestsellern wurden.

4.3. Darm unter Beschuss

Blaser ließ sich nicht abschrecken. Er publizierte seine Studien, und bald kamen Kolleginnen und Kollegen auf ihn zu, die sich dafür interessierten. Andere begannen unabhängig von ihm, sich mit den Funktionen und der Zusammensetzung des Mikrobioms zu beschäftigen. Während die einen versuchten, über Techniken, die bei der Erforschung des Humangenoms entwickelt worden waren, die unzähligen unbekannten Bewohner dieses Mikrokosmos zu identifizieren, beschäftigten sich andere mit den Beziehungen zwischen Mikrobiom und Organismus. Erstmals war es nun möglich, die Lebensumstände der verschiedenen Bakterien zu erkunden, ihre Populationsdichte, ihren bevorzugten Aufenthaltsort. Und es wurde möglich, die genauen Auswirkungen von Antibiotika auf die einzelnen Arten zu messen.

Dass Antibiotika etwas mit dem steilen Anstieg bei Allergien zu tun haben könnten, ist zwar bereits ein älterer Verdacht, konnte inzwischen aber durch epidemiologische Forschung vielfach bestätigt werden. Vor allem fiel der Zusammenhang zur rasant ansteigenden Flut von Asthma auf.

In den USA ist heute jeder dritte ins Krankenhaus eingewiesene Notfall bei Kindern durch einen Asthma-Anfall bedingt. Und die Indizienkette, dass Antibiotika bei diesen schweren, für Kinder traumatischen Erstickungsanfällen ursächlich beteiligt sind, wird immer länger. So zeigte eine große britische Arbeit mit knapp 30.000 beobachteten Kindern, dass jene, die im ersten Lebensjahr viermal oder öfter Antibiotika bekommen hatten, später ein dreimal höheres Asthma-Risiko hatten.[46] Ein Team aus Neuseeland, das 1.600 Kinder von der Geburt bis zum siebten Lebensjahr begleitete, fand, dass sogar eine einzige Verabreichung im ersten Lebensjahr genügte, um das Risiko beinahe zu verdoppeln.[47] Eine niederländische Arbeit bestätigt diesen Trend und zeigt, dass es sogar Auswirkungen hat, wenn die Mutter Antibiotika während der Schwangerschaft nimmt oder während sie stillt: Kamen die Kinder während der ersten zwei Lebensjahre über die Muttermilch mit Antibiotika in

Kontakt, erhöhte sich ihr Risiko, bis zum zweiten Lebensjahr Asthma zu entwickeln, um 55 Prozent, bekamen sie selbst Antibiotika, um satte 265 Prozent.[48]

Ein kanadisches Team ging speziell dem Einwand nach, dass Antibiotika möglicherweise gegen die ersten Krankheitsanzeichen von Asthma eingesetzt werden und deshalb nicht die Ursache, sondern bloß Begleiter der Krankheit sein könnten. Deshalb wurden in der Auswertung all jene Fälle weggelassen, in denen Antibiotika für Infektionen der Atemwege verabreicht worden waren. Trotzdem zeigte sich ein Risikoanstieg von 86 Prozent. Die genaue Analyse der verwendeten Medikamente ergab, dass die stärkste Gefahr von Breitbandantibiotika ausging.[49]

Massiv ist auch der Zusammenhang mit allergischen Hautausschlägen wie Neurodermitis. Ein britisches Team veröffentlichte dazu jüngst einen Übersichtsartikel, der belegt, dass Antibiotika das Risiko eines chronisch auftretenden Ekzems um mehr als 40 Prozent erhöhen.[50] Dabei gibt es einen klaren Zusammenhang mit der Dosis, speziell wenn Antibiotika früh gegeben wurden: Für jede zusätzliche Verschreibung stieg das Risiko um weitere sieben Prozent.

Die Krankheit selbst, die mit Antibiotika therapiert wird, kommt zudem oft wie ein Bumerang gleich mehrfach wieder. Das gilt für Scharlach ebenso wie für Mittelohr- oder Mandelentzündungen. Scheinbar gelingt es dem Immunsystem schlecht, eine dauerhafte Immunität gegen Keime aufzubauen, wenn es während des Krankheitsverlaufs ständig von außen overruled wird. »Es ist keine Seltenheit, dass Kinder sechs oder mehr Rückfälle durchmachen, bis sie endlich einmal an einen Arzt kommen, der die Courage hat, den Infektionsverlauf ohne Antibiotika durchzustehen«, erzählte mir der ärztliche Leiter eines deutschen Kinderkrankenhauses.

Lebensgefährliche Durchfälle

Eine weitere häufige Folge der Verschreibung von Antibiotika sind unangenehme, langwierige Durchfälle, besonders wenn Antibiotika im Krankenhaus gegeben werden. Häufigste Ursache dafür sind Bakterien der Gruppe *Clostridium difficile (C. difficile)*. Sie finden sich auch im Darm von gesunden Menschen und führen normalerweise ein Nischendasein, weil sie von anderen Darmbewohnern in Schach gehalten werden. Das kann sich jedoch gewaltig ändern, wenn Antibiotika die nützlichen Bakterien auslöschen. »*Clostridium difficile* braucht nur zwölf Minuten, um sich zu teilen«, erklärt Martin Blaser. »Nach einer Antibiotika-Kur kann sich *C. difficile* ausbreiten wie ein Buschbrand und binnen weniger Stunden ganze Darmabschnitte dominieren.« Um sich ins Gewebe zu fressen, setzen die Clostridien verschiedene Toxine ein, Gifte, die die Zellen der Darmwand schädigen. Sie wird, so Blaser, »porös wie ein Toast«.

Geraten die bösartigen Bakterien außer Kontrolle und überwuchern die Darmwände, kommt es zu schweren Entzündungen der Darmschleimhaut. Bei der endoskopischen Kontrolle zeigen sich typische Ausbuchtungen, sogenannte »Katzenköpfe«. Die Folge sind Durchfälle, die in nichts mit dem vergleichbar sind, was normalerweise unter »Durchfall« verstanden wird. Sie sind ein wahres Martyrium für die Betroffenen. Die enorme Entwässerung mit schmierig-blutigem, unerträglich stinkendem Durchfall wird begleitet von krampfartigen Bauchschmerzen, Fieber und einem schweren Krankheitsgefühl. Gefürchtet ist die »fulminante Colitis«, die speziell ältere Menschen häufig nicht überleben.

Für Krankenhäuser und Pflegeheime wird die »Antibiotika-assoziierte Colitis« immer mehr zum ständigen Krisenszenario. Bis zu 40 Prozent der stationären Patientinnen und Patienten scheiden die Problembakterien aus – im Gegensatz zu nur drei bis sieben Prozent aller Erwachsenen außerhalb der Spitäler. Kommt es zu epidemieartigen Ausbreitungen, müssen ganze Abteilungen geschlossen werden. *Clostridium difficile* verursacht in den Ländern der EU jährlich Kosten von rund drei Milliarden Euro.[51] Im Schnitt verlängert eine von Clostridien ausgelöste Darmentzündung den Krankenhausaufenthalt in Deutschland um 15,5 Tage.

Querdenker und Medizinphilosoph Blaser liefert ein Beispiel, welche Folgen medizinische Eingriffe ins mikrobielle Gleichgewicht haben können. »Der Arzt verordnet Antibiotika gegen eine Blasenentzündung. Ohne dass dies jemandem auffällt, sterben dabei die

Helicobacter-pylori-Bakterien im Magen ab. Der Patient entwickelt während der nächsten Jahre zunehmend Sodbrennen, wogegen ein anderer Arzt moderne Protonenpumpenhemmer verschreibt. Damit wird der pH-Wert im Magen dauerhaft erhöht. Clostridien, die normalerweise die Magenpassage im sauren Milieu nicht überleben, haben nun die Möglichkeit, in den Darm durchzukommen. Bei der nächsten Antibiotika-Gabe geht die Bombe hoch.«

Das größte Risiko dafür ist ein Krankenhausaufenthalt. Eine in den USA durchgeführte Analyse von Medikamentenverordnungen bei knapp zwei Millionen Erwachsenen quer durch alle Abteilungen ergab eine unglaubliche Antibiotika-Dichte: Pro 1.000 Patiententagen im Krankenhaus mussten die Untersuchten im Schnitt an 776 Tagen Antibiotika nehmen.[52]

Und Clostridien sind hier bei Weitem nicht die einzige Gefahrenquelle. Sobald das empfindliche Gefüge der Darmflora massiv gestört wird, ergibt sich eine Angriffsfläche für alle möglichen Krankheitserreger. Bereits in den 1950er Jahren wurden Studien mit Mäusen gemacht, für die – so wie für Menschen – Salmonellen ein Infektionsrisiko darstellen. Bei normaler Darmflora brauchte es etwa eine Million Salmonellen, um die Mäuse krank zu machen. Nach einer einzigen Antibiotika-Kur genügten zehn Salmonellen für denselben Effekt. Die Abwehrschwäche dieser Mäuse hielt viele Wochen lang an.

Ein ähnliches Experiment lief in den 1980er-Jahren im richtigen Leben ab, berichtet Blaser. Eine Molkerei in Chicago lieferte Salmonellen-verseuchte Milchprodukte aus. Mindestens 160.000 Menschen erkrankten, es gab zahlreiche Todesfälle. Bei einem später von der Gesundheitsbehörde durchgeführten Analyse wurde eine Gruppe von Kranken mit einer gleich großen Gruppe verglichen, die zwar ebenfalls die verdorbene Ware konsumiert, aber keine Probleme bekommen hatte. Zahlreiche Fragestellungen wurden überprüft. Ein einziger Unterschied stach aus der Auswertung deutlich hervor: Wer im Monat vor dem Vorfall Antibiotika eingenommen hatte, war um den Faktor 5,5 anfälliger für eine schwer verlaufende Salmonellen-Infektion.

4.4. Das Resistenz-Mantra

In nahezu jeder Ansprache bei Infektionskongressen, in jedem Artikel zum »rationalen Einsatz der Antibiotika-Therapie« wird vor der Gefahr gewarnt, dass Bakterien gegen die Medikamente resistent werden können. Die Wundermittel könnten bald nicht mehr wirken und die alten Seuchen wieder aufblühen, weil durch Überverschreibung viele Krankheitserreger nicht mehr auf Antibiotika ansprechen. »Ohne ein rasches und koordiniertes Handeln aller Beteiligten steuert die Welt auf eine post-antibiotische Ära zu, in der normale Infektionen und kleine Verletzungen wieder tödlich enden können«, ließ etwa der stellvertretende WHO-Direktor Keiji Fukuda bei der Präsentation des »Globalen Berichts zur Antibiotika-Resistenz 2014« in Genf aufhorchen. Er bemühte sich, die Dringlichkeit seiner Warnung mit einem drohenden Unterton herauszustreichen.

Resistenzen – die Warnung ist so alt wie die Antibiotika selbst. Schon deren Erfinder Alexander Fleming hatte gewarnt, dass Bakterien gegen Penicillin resistent werden könnten. Er drohte, dass eine zu geringe Dosierung oder ein zu kurzer Einnahmezeitraum unabsehbare Folgen auf die Wirkung seines Wundermittels haben könnten.

Antibiotika-Resistenzen entstehen nach demselben Prinzipien wie bei einem Herbizid, das gegen Unkraut schrittweise seine Wirkung verliert. Bei der ersten Anwendung sterben von 100 Unkrautpflanzen 95. Die fünf überlebenden allerdings vererben Teile ihrer Fähigkeit, dem Gift zu widerstehen. In der nächsten Generation stirbt nur noch die Hälfte der Pflanzen. Und nach einigen weiteren Saisonen verträgt das Unkraut das Gift bereits fast besser als die Nutzpflanzen.

Genauso läuft es bei Antibiotika. Amoxicillin, ein Verwandter des Penicillins, ist eines der am meisten verschriebenen Antibiotika speziell bei Kindern. Schluckt ein Kind den meist rosa gefärbten süßen Saft, wird der Wirkstoff über den Darm ins Blut abgegeben und verteilt sich auf den ganzen Organismus, in alle Organe, den Mund, den Hals, die Haut, die Ohren, bei Mädchen in die Vagina. Überall, wo die Antibiotika auf Bakterien treffen, werden diese attackiert und getötet. Amoxicillin ist ein sogenanntes Breitbandantibiotikum und als solches ein sehr effektiver Bakterien-Massenmörder. »Augmentin macht alles hin«, lautet einer der lustigen Sprüche, mit denen Studierende an Österreichs Medizinunis unterhalten werden. Augmentin ist das beliebteste Antibiotikum Österreichs, ein Kombinationspräparat, bei dem die Zerstörungskraft von Amoxicillin mit Clavulansäure verstärkt wurde.

Doch bei jeder Bakterienart gibt es Exemplare, die über bestimmte Mutationen oder Genvarianten verfügen, die sie den Angriff überleben lassen. Resistenzen werden bei der Teilung dieser Bakterien weitergegeben. Nach all dem Sterben ist für die resistenten Mikroben nun auch Platz genug, sich zu teilen und sich massenhaft zu verbreiten. Das können nützliche Bakterien sein, welche wieder ihre Positionen einnehmen, es können seltene Bakterien sein, die normalerweise ein Nischendasein führen und sich nun – mit unbekannten Folgen für die Behandelten – ausdehnen. Und es können hoch problematische Bakterien sein, die Krankheiten auslösen, viel schlimmer und ernsthafter als der banale Infekt, für den das Kind den Saft vielleicht bekommen hat.

Risiken abwägen – aber richtig
Bakterien sind in der Lage, untereinander Gene auszutauschen. Solange Antibiotika im Umlauf sind, werden das Gene sein, die ihnen während der Krise beim Überleben helfen. Viele Antibiotika-Kuren führen also zu einer natürlichen Selektion hin zu resistenten Arten. Mit der Zeit werden manche Bakterien zudem Resistenzen gegen ganze Antibiotika-Klassen entwickeln. Hat ein Kind dann beispielsweise Schnupfen und spielt mit anderen Kindern, gibt es die multiresistenten Keime weiter. Zwar sind das zunächst wenige. Doch ihre Chance kommt – erraten! –, wenn auch die neu infizierten Kinder Antibiotika verschrieben bekommen. Dann nutzen die Bakterien ihren evolutionären Vorteil und vermehren sich.

Es ist ein Spiel des Zufalls. Nicht in allen Fällen werden Resistenzen auftreten, nicht immer werden sie sich rapide vermehren. Doch solange laufend derart gewaltige Mengen an Antibiotika verabreicht werden, ist es ein Ding der Unmöglichkeit, Resistenzen zu vermeiden.

Die Risikoabwägung erfolgt dabei meist recht subjektiv – und nicht selten egoistisch. Erzählt die Ärztin einer Mutter, dass deren kranke Tochter eine Entzündung im Ohr hat, wird diese ein Mittel erwarten, das ihrem Kind hilft. Die Ärztin erwähnt eine Wahrscheinlichkeit von 80 Prozent, dass der Infekt viral ist, und dass bei Viren Antibiotika nicht helfen. Die Mutter wird darauf vielleicht antworten: »Und was ist mit den restlichen 20 Prozent?« Eine verantwortungsvolle Ärztin wird auf das Problem der Übertherapie zu sprechen kommen: wird betonen, dass mit jedem Antibiotikum, das zu viel verordnet wird, das theoretische Risiko steigt, dass sich in der Bevölkerung Resistenzen verbreiten. Die Mutter wird dieses Risiko vielleicht kurz abwägen und antworten: »Dass meine Tochter zu den 20 Prozente gehört, ist ein konkretes Risiko, kein theoretisches. Antibiotika tun ihr nicht weh, und ich möchte gerne, dass wir auf Nummer sicher gehen. Falls es doch ein viraler Infekt war, haben wir es eben einmal zu viel gegeben.«

Nun denkt auch die Ärztin kurz nach, schätzt das Risiko ab, ihre Patientin zu verärgern – und greift zum Rezeptblock. So oder ähnlich läuft das in vielen Praxen tagtäglich ab.

Abgesehen vom »theoretischen Risiko« der Resistenzen sehen sehr viele Ärzte auch keinerlei Gefährdungspotenzial, wenn sie Antibiotika verordnen. Und die ständige Wiederholung des Resistenz-Mantras scheint das Drohpotenzial selbst dieser Warnung abzunutzen. Am Ende zählt vor allem der Wunsch, den Patientinnen und Patienten entgegenzukommen.

Die ewige Mahnung von der Antibiotika-Resistenz wird formelhaft beschworen, der wirklich gravierende Systemfehler ist in Wahrheit aber ganz woanders zu suchen.

Natürlich müssen es die Professorinnen und Professoren in den Kliniken ausbaden, wenn sie die komplizierten Fälle bekommen.

Bei ihnen sammeln sich jene Erkrankten, die routinemäßig ein paar Kuren zu viel erhalten haben, jene, die – vielleicht sogar im Krankenhaus selbst – geschwächt von allen möglichen sonstigen Therapien und Eingriffen das Pech hatten, Krankenhauskeime aufzuschnappen und jetzt mit ihrem komplizierten, unkurierbaren Infekt den Antibiotika-Fachleuten an der Universitätsklinik das Leben schwer machen, die sich nun mit multiresistentem *Staphylokokkus aureus, Clostridium difficile* und wie die Biester sonst noch alle heißen, herumschlagen müssen.

Das viel größere Problem liegt aber nicht darin, dass nach fünfzehn Antibiotika-Therapien die sechzehnte vielleicht nicht mehr funktioniert. Sondern in den Katastrophen, welche die fünfzehn Verschreibungen davor schon angerichtet haben. Jede einzelne.

Das Problem liegt in der konkreten Wirkung der Antibiotika – nicht in der Nebenwirkung: in den verheerenden Folgen der inflationär und sorglos verordneten Chemotherapien auf unsere mikrobielle Besiedlung und dem Kahlschlag, der durch Antibiotika im Mikrobiom der Behandelten verursacht wird, und der ein ganzes System entgleisen lassen kann.

4.5. »Alle Krankheiten beginnen im Darm«

Rund um den Einsatz von Antibiotika werden derzeit noch eine ganze Menge weiterer Fragen diskutiert. Es scheint, als sei hier – nach jahrelangem Schweigen – plötzlich ein Zaun niedergebrochen, eine Gedankensperre eingestürzt. Die Entdeckung des Mikrobioms wirkte wie ein Katalysator, der eine neue Sichtweise auf bestimmte Phänomene ermöglichte. Hippokrates, der Vater der modernen Medizin, hatte schon vor 2500 Jahren geschrieben, dass »alle Krankheiten im Darm beginnen«. Von den 100 Billionen Mikroben, die sich darin herumtreiben, hatte er noch keine Ahnung, doch dass er mit seiner Ansicht recht haben könnte, wird immer deutlicher.

Viele Menschen engagieren sich für Naturschutz und den Erhalt der Artenvielfalt. Es hat lange gedauert, doch nun geht immer mehr Leuten auf, dass wir selbst schwer bedrohte Biotope mit uns tragen. Inzwischen führen Forscherinnen und Forscher sogar schon Selbstversuche durch und experimentieren mit verschiedenen Ernährungsformen, um die Auswirkungen auf die Bakterien zu beobachten.

Jeff Leach, ein Wissenschaftler, den ich kürzlich kennengelernt habe, lebt viele Monate des Jahres beim Volk der Hadza in den Steppen Tansanias, um zu untersuchen, wie sich das Mikrobiom des Menschen bei einem Lebensstil wie in der Steinzeit verändert. Er selbst ist sein Versuchsobjekt: Leach lebt wie die Hadza, geht mit auf die Jagd, isst dieselben Beutetiere, Honig und Beeren – und als Dessert fette Maden. Er hat sogar wieder mit dem Rauchen angefangen, weil es zur Tradition der Hadza gehört, abends zusammenzusitzen und bestimmte Gräser zu paffen.

Andere Forscher nahmen sich selbst und andere Freiwillige als Versuchskaninchen, um die Einflüsse verschiedener Antibiotika auf die Darmflora im Detail zu studieren. Dabei zeigte sich, dass das Antibiotikum Clindamycin speziell auf die Gruppe der Bacteroides verheerende Auswirkungen hat und ihren Artenreichtum drastisch reduziert. Bacteroides gehören zur wichtigsten und zahlenmäßig häufigsten Spezies im Dickdarm. Selbst zwei Jahre nach einer Antibiotika-Kur hatte sich ihr Bestand nicht wieder erholt.

Das vorwiegend für Harnweginfekte und Entzündungen der Nasennebenhöhlen eingesetzte Antibiotikum Ciprofloxacin schafft es in drei Tagen, die Artenvielfalt im Darm drastisch zu reduzieren. Die britische Wissenschaftsautorin Alanna Collen berichtet in ihrem interessanten Buch »Die stille Macht der Mikroben« sogar von einer Studie mit Babys, bei denen nach mehreren Antibiotika-Kuren überhaupt keine Bakterien-DNA mehr ausfindig gemacht werden konnte. Das heißt, das Mikrobiom, das viele von der Bedeutung her mittlerweile als eigenes Organ des Menschen betrachten, wurde bei diesen kleinen Kindern bereits vollständig zerstört.[53]

Kleinkinder mit Diabetes

All diese Forschungsfragen betreffen drängende Probleme unserer Zeit: etwa die enorme Zunahme bei Autoimmunerkrankungen wie Diabetes Typ 1, bei dem das Immunsystem die Inselzellen der Bauchspeicheldrüse zerstört. Die Diabetes-1-Häufigkeit verdoppelt sich in Industrieländern alle 20 Jahre. Die am stärksten betroffene Altersgruppe sind Kleinkinder unter fünf Jahren. Ihr Alltag ist fortan mit Mathematik ausgefüllt: Sie müssen sich ständig stechen, Blutzucker messen, Nudeln oder Saucen abwiegen, Speisen in Broteinheiten umrechnen und daraus den Insulinbedarf berechnen.

Für ihre Eltern gibt es keine Nacht mehr, in der sie durchschlafen können. Sie müssen spätnachts aufstehen, Blutzucker messen, um Überzucker zu vermeiden – oder den noch schlimmeren Unterzucker. Erwischen Diabeteskranke irrtümlich zu viel Insulin, droht der »Hypo«, ein dramatischer Zuckerabfall, der zu Bewusstlosigkeit und Koma, dem sogenannten »hypoglykämischen Schock«, führen kann. Zahlreiche Studien zeigen, dass »Hypos« das Risiko einer Demenz im späteren Leben dramatisch ansteigen lassen, weil das Gehirn hoch sensibel auf Phasen der Unterzuckerung reagiert.

Ursache von Typ-1-Diabetes ist ein entfesseltes Immunsystem, das auf den eigenen Körper losgeht. Doch warum dreht das Immunsystem durch? Kann es sein, dass ihm die hilfreichen Bakterien abhanden gekommen sind? Dass zu wenige regulierende T-Zellen gebildet werden oder dass sonst eine Beziehung gekappt wurde, die wir noch gar nicht kennen? Die Mikroben haben zusammen rund 20 Millionen Gene, mit denen sie in den Organismus eingreifen. Hier ist noch viel Arbeit zu leisten, um auch nur die wichtigsten Zusammenhänge zu verstehen.

Anlass für den Selbstversuch von Jeff Leach war die Krankheit seiner Tochter, die seit ihrem dritten Lebensjahr an dieser autoaggressiven Form von Diabetes leidet. Leach ist Anthropologe mit Studienabschluss an der London School of Hygiene. Durch die Krankheit seiner Tochter hat sich seine Einstellung zum Beruf verändert, und er machte die faszinierende Mikrobenwelt in uns zu seinem Forschungsschwerpunkt. »Irgendetwas mit unserem westlichen Lebensstil ist völlig aus dem Ruder gelaufen: mit unserer Medizin, unserer Nahrung, unseren Immunfunktionen«, sagte Leach bei einem unserer Skype-Gespräche, die er von der Savanne aus über Satellit mit mir führte. »Mit meiner Arbeit hier – indem ich wie ein Steinzeitmensch lebe – hoffe ich ein paar Antworten zu finden, die ich mit nach Hause nehmen kann.« Nach Hause zu seiner Tochter, die mittlerweile in Kanada studiert. »Ich habe viel darüber nachgedacht, was wir bei ihr falsch gemacht haben. Sie war als Baby oft krank, bekam ständig Antibiotika. Ich frage mich mit dem Wissen, das ich heute habe, was wir damals wohl mit ihrem Mikrobiom angestellt haben.«

Verbindung zwischen Bauch und Hirn
Zunehmend rückt die MGB-Achse ins Zentrum der wissenschaftlichen Forschung. MGB steht für »microbiota, gut, brain« also die Verbindung vom Mikrobiom zum Darm, dem größten und wichtigsten Organ des Immunsystems, hin zum Nervensystem und dem Gehirn. Die Mikroben regulieren die Darmfunktion und die Gesundheit. Die Beweislage wird immer massiver, dass sie das Immun- und das Nervensystem ebenso beeinflussen – und dass sich der Informationsfluss in jede Richtung bewegt. Dies passiert, ohne dass es uns auffällt, wenn wir bei guter Gesundheit sind. Was aber passiert bei den zahlreichen Erkrankungen, bei denen – zumindest zeitweilig – entzündliche Prozesse im Gehirn auftreten können? Viel spricht dafür, dass auch hier die MGB-Achse eine entscheidende Rolle spielt.

In verschiedenen Ländern werden mittlerweile Krankheiten untersucht, die auf den ersten Blick nicht verwandt scheinen, hier aber möglicherweise ihre gemeinsame Wurzel haben. Dazu zählen unter anderem Autismus, ADHS, Multiple Sklerose und diverse psychische Störungen.[54]

Ein Zusammenhang zwischen Darm und Gehirn erscheint auf den ersten Blick absurd. Doch sogar umgangssprachlich wird von »Entscheidungen aus dem Bauch heraus« oder vom »Bauchgefühl« gesprochen. Außer im Gehirn und im Rückenmark gibt es nirgendwo im Organismus eine derartige Anhäufung von Nervenzellen. Das »Bauchhirn« umfasst rund 500 Millionen davon und entspricht damit etwa dem gesammelten Grips eines Hundes. Evolutionär ist das Bauchhirn wesentlich älter als das Gehirn, diesem aber neurochemisch, also von seinen Zelltypen, Wirkstoffen und Rezeptoren her, sehr ähnlich. Der Darm bedient sich des Gehirns im Kopf und kommuniziert mit ihm. Diese Kommunikation verläuft in beide Richtungen: Darmbakterien haben Einiges mitzureden.

Etwa bei der Produktion des Neurotransmitters Serotonin, das eine große Rolle bei verschiedenen kognitiven Prozessen wie dem Lernen spielt, aber auch für gute Stimmung oder einen ruhigen Schlaf zuständig ist. 80 Prozent der Serotoninproduktion im Körper erfolgt im Darm unter Aufsicht und Mithilfe von Bakterien. Nebenher erzeugen die Mikroben auch noch unterschiedliche andere Chemikalien, die für die Funktionen des Nervensystems notwendig sind, wie wasserunlösliche Lipide in Molekülgröße, sogenannte Ganglioside. Sie werden für die äußere Membran von Nervenzellen gebraucht.

Gut vorstellbar, dass Antibiotika in dieses sensible Gefüge eingreifen könnten, etwa indem sie die Produktion von Serotonin oder Gangliosiden behindern. »Bei Erwachsenen hat das vielleicht keine großen Folgen«, so Martin Blaser, »aber bei einem Baby, dessen Gehirn sich gerade massiv entwickelt, wäre das durchaus vorstellbar. Zumal viele Studien zeigen, dass autistische Kinder oft abnorme Serotoninwerte haben.«

Rheuma-kranke Kinder

Eine andere Autoimmunkrankheit, die stark im Zunehmen begriffen ist, ist juveniles Rheuma, das bereits im Kindes- oder Jugendalter ausbricht. Hier werden Infektionen als Auslöser diskutiert. Sie sollen zur Bildung von Antikörpern führen, die in der Folge versehentlich auch körpereigenes Gewebe als »fremd« markieren und damit Autoimmunreaktionen des Immunsystems provozieren. Eine aktuelle Arbeit der Universität von Pennsylvania in Philadelphia bringt nun einen anderen möglichen Auslöser ins Spiel: Kinder, welche diese Krankheit entwickelten, haben in ihren ersten Jahren mehr als doppelt so häufig Antibiotika bekommen wie die gesunden Kinder der Vergleichsgruppe. Infekte waren zwar ebenfalls mit der Krankheit assoziiert, allerdings nur, wenn sie mit Antibiotika behandelt worden waren. Nicht mit Antibiotika behandelte Infekte machten hingegen keinen Unterschied. Für einen kausalen Zusammenhang mit Antibiotika spricht, dass es eine Dosis-Wirkung-Beziehung gab: Kinder die mehr als fünfmal Antiobiotika erhalten hatten, erkrankten dreimal häufiger an juvenilem Rheuma als Kinder mit nur einer Dosis.[55]

Morbus Crohn und Colitis ulcerosa

Bei entzündlichen Darmerkrankungen attackiert das Immunsystem den eigenen Darm. Die Ursachen dafür sind unbekannt. Möglicherweise spielt eine mikrobielle Fehlbesiedelung eine Rolle, die durch Antibiotika ausgelöst wurden. Gleichzeitig werden diese gegen Morbus Crohn oder Colitis ulcerosa aber auch in der Therapie eingesetzt, zusammen mit verschiedenen neuartigen Medikamenten, die auf die Besänftigung des Immunsystems abzielen.

Eine der größten Untersuchungen zum Thema stammt aus Dänemark. Dort hat sich – bei gleich bleibender Diagnostik – die Häufigkeit von Colitis ulcerosa bei Kindern unter 15 Jahren während der letzten drei Jahrzehnte mehr als verdoppelt.[56] Regelrecht explodiert sind die Fälle von Morbus Crohn: Heute gibt es 15-mal mehr Fälle als noch bis Mitte der 1980er-Jahre.[57] Anlass genug also, nach möglichen Auslösern zu suchen.

Zwischen 1995 und 2003 wurden in Dänemark rund 577.000 Kinder geboren. In der Studie wurden alle Arzneimittelverschreibungen dieser Kinder erfasst und wurde über einen Zeitraum von sechs Jahren das Auftreten entzündlicher Darmerkrankungen registriert. Bei einer derart großen Stichprobe lassen sich auch selten auftretende Zusammenhänge untersuchen.

Insgesamt erkrankten in den sechs Jahren 117 Kinder. Im Schnitt waren sie bei der Diagnose gerade einmal dreieinhalb Jahre alt. Und hier zeigte sich abermals eine massive Korrelation mit Antibiotika, speziell bei Morbus Crohn. Das Erkrankungsrisiko von Kindern, die vor der Diagnose Antibiotika bekommen hatten, war dreifach erhöht. Und auch hier ein deutlicher Zusammenhang mit der Dosis: Jede Antibiotika-Verschreibung erhöhte das Risiko um 18 Prozent. Kinder, die siebenmal oder öfter Antibiotika bekommen hatten, hatten ein siebenfach höheres Risiko als Kinder, die ohne diese Mittel ausgekommen waren.

Diese Befunde und Zahlen ergeben ein Gesamtbild, das höchste Aufmerksamkeit verdient.»Doch wann haben Sie zuletzt von Ihrem Arzt gehört, dass Antibiotika einen Risikofaktor darstellen, dass Ihr Kind später an Morbus Crohn oder Asthma erkrankt?«, fragt Martin Blaser. Die Antwort lautet meist: nie.

Erst kürzlich war Blaser jedoch auf einer Konferenz mit Fachleuten, wo derartige Fragen diskutiert wurden. »Da stand plötzlich ein Arzt auf, den ich nicht kannte, und forderte angesichts all der Informationen eine Black-Box-Warnung für alle Antibiotika.«

Eine »Black-Box-Warnung« ist die stärkste und auffälligste Form einer Warnung, die von den Behörden für rezeptpflichtige Arzneimittel verfügt werden kann. Den Namen hat sie von dem auffälligen schwarzen Rahmen, der die Warnung umschließt. Entsprechende Mitteilungen betreffen beispielsweise ein erhöhtes Blutungsrisiko bei bestimmten Blutverdünnungsmitteln oder auch die Warnung, dass manche Mittel nicht genommen werden dürfen, wenn eine Krebserkrankung vorliegt, weil sie das Tumorwachstum beschleunigen. Übertragen auf Deutschland wäre die Entsprechung ein »Rote-Hand-Brief«, in dem Pharmaindustrie und Arzneimittelbehörden eine wichtige Mitteilung machen. Das auffällige Symbol der roten Hand auf der Vorderseite des Briefes hält selbst dauergestresste Ärztinnen und Ärzte davon ab, den Brief achtlos wegzuwerfen. »Solche Methoden scheinen notwendig, um die Botschaft endlich unters Volk zu bringen«, sagt Blaser – und meint mit »Volk« in erster Linie seine gegen Antibiotika-Erkenntnisse resistente Kollegenschaft.

4.6. Der Antibiotika-Test

Die meisten Ärztinnen und Ärzte haben noch von ihrem Medizinstudium her verinnerlicht, dass bei bakteriellen Infekten Antibiotika ein Muss sind. Erst vor Kurzem hat mir ein junger Arzt erzählt, eine Nichtverschreibung bei eitrigen Mandeln oder einer Mittelohrentzündung sei in der Vorlesung von seinem Professor als »schwerer Kunstfehler« gegeißelt worden. Diese alten Lehrmeinungen halten sich in den Köpfen, und so gilt schon allein der Beleg, dass etwas »bakteriell« ist, als Freibrief für eine Verordnung.

Wie aber kann unterschieden werden, ob eine Infektion viral oder bakteriell verursacht ist?

Die Medizingeräteindustrie hat Abhilfe geschaffen. Kommt ein Kind mit Fieber in eine Ordination, und es besteht Verdacht auf eine bakterielle Atemwegsinfektion, eine Mittelohr-, Blasen- oder Blinddarmentzündung, wird in gut ausgestatteten Kinderarztpraxen heute ein sogenannter CRP-Test gemacht. Das CRP oder C-reaktive Protein ist ein Entzündungsmarker, der bei einer akuten bakteriellen Infektion meist rascher ansteigt als bei viralen Infekten. Für die Analyse braucht es nur einen Tropfen Blut, der über einen kleinen Stich in den Finger gewonnen wird. Binnen weniger Minuten liefert ein spezielles Gerät das Messergebnis. Bei einer Infektion steigt der Wert von fünf bis zehn Milligramm pro Liter auf ein Vielfaches an.

In diesem Fall ist die Situation für viele Eltern sehr belastend. Sie halten ein krankes, fieberndes Kind in den Armen, das ihnen extrem leid tut, und dann kommt die Bestätigung über einen »objektiven« Test, dass im Körper des Kindes offenbar gerade eine starke Entzündung wütet. Der Kinderarzt wiederum ist überzeugt, auf Basis einer wissenschaftlichen Methode eine gute Entscheidung zu treffen, wenn er nun ein Antibiotikum verschreibt. Selbst Eltern, die eine kritische Einstellung zu Antibiotika haben, nehmen das Rezept in diesem Fall meist an. Der Befund »bakterielle Infektion« klingt denn doch zu unheimlich, um sich hier gegen die medizinische Empfehlung zu stellen.

Kampf gegen die Feuerwehr

Was genau ist nun dieses C-reaktive Protein? CRPs werden in der Leber gebildet und von dort ins Blut abgegeben. Den Namen erhielten sie 1930, als seine Entdecker bemerkten, dass die Proteine Pneumokokken attackieren, indem sie an deren sogenanntes C-Polysaccarid binden und die Bakterien im Verbund mit Kalziumionen auflösen können.

CRPs binden aber nicht nur an Bakterien, sondern sind auch am Recyclingprozess toter und absterbender Zellen beteiligt. Sie kontaktieren Fresszellen und steuern noch einige weitere nützliche Mechanismen des unspezifischen Immunsystems. Sobald aus dem Körper Signale einer Infektion kommen, gibt die Leber binnen weniger Stunden hohe Mengen der Proteine ab. Meist läuft die Reaktion sogar rascher ab als die Einleitung von Fieber. Kurz gesagt: CRPs sind eine Art Feuerwehr des Immunsystems und intensiv am Heilungsprozess einer Krankheit beteiligt.

Bei Kindern funktioniert dieser Prozess besonders gut, und bei einer ganzen Reihe banaler Infekte steigt der CRP rasch an. Und hier beginnt der Irrwitz der Messmethode: Denn eigentlich zeigt ein hoher CRP-Wert, dass das Immunsystem perfekt funktioniert und gerade dabei ist, ein Problem zu lösen. Warum sollte in so einem Fall ein Antibiotikum gegeben werden?

Zudem ist die Methode nicht perfekt. So lösen die manchmal besonders ernst verlaufenden Meningokokken-Infektionen anfangs nur eine geringe CRP-Reaktion aus.

Als Argument für den Test wird häufig angeführt, dass insgesamt weniger Antibiotika verschrieben werden. Rune Aabenhus und sein Team von der Universität Kopenhagen gingen dem nach und analysierten im Auftrag der unabhängigen Cochrane-Gruppe Studien, in denen der CRP-Test bei Atemwegsinfekten eingesetzt worden war.[58] Dabei zeigte sich tatsächlich, dass Allgemeinmediziner, die ein Testgerät verwendeten, um 22 Prozent weniger Antibiotika verordneten als Kolleginnen und Kollegen, die Rezepte nur auf Basis ihrer eigenen Erfahrung ausstellten. Immerhin.

Allerdings wurden aufgrund hoher CRP-Werte tendenziell Personen häufiger in ein Krankenhaus überwiesen. Messbare Auswirkungen auf die Genesung hatte weder das eine noch das andere. Dies ist insofern keine Überraschung, als bereits in zahlreichen Studien gezeigt wurde, dass Kinder bei Infekten der Atemwege mit und ohne Antibiotika annähernd gleich rasch gesund werden.

Wer löst die Rezepte ein?
Wie eigenwillig die Behandelten bzw. deren Eltern auf ärztliche Ratschläge reagieren, zeigte eine österreichische Studie am Department für Familienmedizin der Universität Wien.[59] Studienleiterin Katryn Hoffmann arbeitete mit 30 Allgemeinmedizinern zusammen, die über mindestens 2,5 Jahre die Resultate ihrer CRP-Tests und das daraus resultierende Verschreibungsverhalten dokumentierten. Die CRP-Werte wurden in drei Gruppen eingeteilt: Bei normalen Werten wurden in 9,2 Prozent der Fälle Antibiotika verschrieben, bei leicht erhöhten Werten in 71,7 Prozent der Fälle, bei deutlich erhöhten Werten in 98,7 Prozent. Die Ärztinnen und Ärzte orientierten sich also massiv an dem, was ihr Gerät ausgespuckt hatte.

Ihre Schützlinge allerdings waren ziemlich renitent. Hoffmann untersuchte, wie viele der Rezepte später in den Apotheken tatsächlich eingelöst wurden, und fand, dass in der Gruppe mit normalen Testwerten und zurückhaltender Antibiotika-Verschreibung statt 9,2 Prozent später trotzdem 30,8 Prozent irgendwie ein Rezept ergattert hatten – also wohl noch zu einer anderen Stelle gepilgert waren, die verschreibungswilliger war als die Ärzte aus der Studie.

Umgekehrt gab es das gleiche Phänomen: 36 Prozent der Eltern, bei denen ein hoher CRP-Wert Anlass für ein Rezept war, holten sich die Antibiotika nicht in der Apotheke ab.

Hoffmann prüfte anhand der Versicherungsnummern, welche Folgen das hatte. »Besonders interessant ist«, schreibt sie in ihrem Bericht, »dass kein einziger dieser Patienten später im Krankenhaus behandelt werden musste.« Mit einem Wort: Die Nichtbefolgung des ärztlichen Rates hatte keine ernsthaften Konsequenzen.

Der Einfluss der Eltern auf Antibiotika-Gaben ist tatsächlich enorm. In einer schwedischen Studie wurden die Eltern nach ihrer generellen Einstellung zu Infektionskrankheiten gefragt. Je höher ihre Sorge, desto häufiger waren die Eltern mit ihren Kindern im Beobachtungszeitraum in ärztlicher Behandlung und desto öfter bezeichneten sie ihr Kind als krank, selbst wenn es kein Fieber oder sonstige objektiven Symptome zeigte. Hatten diese Eltern auch noch eine positive Einstellung zu Antibiotika, stellten die Ärztinnen und Ärzte auch deutlich mehr Rezepte aus.[60]

Die Kinder besorgter Eltern erhalten also ein Vielfaches der Antibiotika von Kindern entspannter Eltern – ohne darum gesünder zu sein. Im Gegenteil.

4.7. Mästen mit Antibiotika

Vor etwa zehn Jahren bekamen wir von Freunden einen Hasen geschenkt: ein richtig schönes großes Kaninchenweibchen. Wenige Wochen später erbten wir als »Scheidungswaisen« nach der Trennung eines befreundeten Paares abermals ein Kaninchen, diesmal ein prächtiges Angoramännchen mit flauschigem Fell und klapperdürrem Körper. Wir bauten ein Gehege für das Hasenpärchen, und meine Kinder freuten sich sehr über den Nachwuchs, der sich bald einstellte – sechs entzückende Häslein.

Allerdings hatten sie von ihren Eltern genau die schlechten Eigenschaften geerbt: Wie sich in den nächsten Wochen herausstellte, hatten sie weder Fleisch noch Wolle. Dafür waren sie süß und bevölkerten unseren Garten. Es war Sommer, und wir fütterten sie mit Gemüse, Obst und dem harten Brot, das wohl in jeder Familie reichlich anfällt.

Als der Herbst schon ziemlich frisch wurde, mussten wir uns an die Einwinterung machen. Eins der Kinder hatte bald herausgefunden, wie man die Geschlechter unterscheidet, und so steckten wir die vier Männchen und die vier Weibchen in verschiedene Käfige, die wir im Gartenhäuschen aufgestellt hatten. Dabei war uns allerdings ein Irrtum passiert: Ein Männchen war als Weibchen durchgegangen, und bis wir das bemerkten, waren zwei der Weibchen schon wieder trächtig.

Wir bekamen also mitten im Winter den nächsten Hasen-Nachwuchs und bauten – mittlerweile schon etwas weniger enthusiastisch – weitere Käfige. Das trockene Brot reichte nicht mehr, Obst und Gemüse aus dem Garten waren längst zur Neige gegangen. Bei Minustemperaturen musste ich fortan ständig hinaus in den Stall, um die Wasserbehälter auszutauschen. Die Kinder verweigerten zunehmend die Mithilfe – und ich dachte immer öfter an Hasenbraten.

Dafür mussten die klapprigen Karnickel erst einmal gemästet werden. Ich fuhr also zum »Raiffeisen-Lagerhaus«, das vom Dünger bis zur Sense allen landwirtschaftlichen Bedarf anbietet, und fragte nach Hasenfutter. Ich konnte zwischen drei Sorten wählen. »Das Wichtigste ist, dass keine Antibiotika und auch sonst keine Medikamente drin sind«, sagte ich noch, »wir wollen eine pure Körnermischung.« Die Verkäuferin schaute mich empört an und erwiderte, selbstverständlich seien überhaupt nirgends Antibiotika drin. Ich erwarb also einen 40-Kilo-Sack Hasenfutter und freute mich, dass nun zumindest die Fütterung etwas einfacher ablaufen würde.

Zuhause angekommen, fiel mir das Etikett am Futtersack auf. Neben den Namen der einzelnen Getreidesorten waren dort auch einige weniger geläufige Inhaltsstoffe aufgeführt. Ich googelte die Begriffe und wusste bald, dass die Verkäuferin keine Ahnung hatte, was sie verkaufte. Denn neben Konservierungs- und Farbstoffen waren zwei verschiedene Antibiotika in dem Futtermittelgemisch enthalten. Zornig brachte ich den Sack zurück und klärte die verdutzte Frau auf. Wir sahen die anderen Futterangebote durch, doch auch sie enthielten Medikamente. Schlussendlich kaufte ich bei einem Biobauern eine einfache Körnermischung ohne Zusätze.

Die Anekdote zeigt, wie sorglos in der Landwirtschaft mit Antibiotika umgegangen wird. Zwar betont die Agrarindustrie stets, dass Antibiotika-Zusätze mehrere Wochen vor dem Schlachten abgesetzt werden müssen und das Fleisch dann rückstandsfrei in den

Geschäften ankommt. Doch wie soll das gelingen, wenn nicht einmal die Verkäufer und Verkäuferinnen wissen, was sich hinter Begriffen wie Gentamicin, Tetracyclin oder Cephaclor verbirgt?

Und warum sind überhaupt Antibiotika im Futter? Sollten diese Medikamente nicht nur im Anlassfall bei Krankheiten verordnet werden?

An sich ja. Die Beimengung im Hasenfutter hatte jedoch nichts mit Krankheitsvorsorge zu tun, sondern mit einem Nebeneffekt, der kurz nach der Erfindung der Antibiotika entdeckt wurde.

Frühe Beobachtungen
Bereits 1946, nur vier Jahre, nachdem das erste Menschenleben mit Penicillin gerettet worden war, rief ein gewisser P. R. Moore am Department für landwirtschaftliche Bakteriologie der Universität von Wisconsin in Madison ein kleines Team zusammen, mit dem er überlegte, ob die tollen Mittel nicht auch für die Tiermast sinnvoll wären.

Der Gedanke war ein rein wirtschaftlicher und verströmt derart den Geist des 20. Jahrhunderts, dass ich Ihnen die kleine Geschichte nicht vorenthalten will. Moore und seine Kollegen waren besorgt, dass Bakterien das Wachstum der Tiere »durch die Produktion toxischer Substanzen« negativ beeinflussen könnten. »Deshalb«, schrieben sie in ihrer Arbeit, »wäre eine Arzneimittelkombination hoch erwünscht, welche alle Bakterien im Verdauungstrakt komplett umbringen würde, weil man es dann mit tatsächlich sterilen Tieren zu tun hätte.«[61]

Sie experimentierten mit der Zugabe verschiedener Chemikalien zu Hühnerfutter, um das Federvieh »steril« zu machen, unter anderem mit dem 1943 entdeckten Antibiotikum Streptomycin.

Zunächst erwischten sie zu viel davon, und ein paar Hühner starben gleich mit den Bakterien mit. Eine deutlich geringere Dosierung hielten sie jedoch aus – und die Beobachter notierten verblüfft: »Ziemlich unerwartete Resultate haben wir mit Streptomycin erzielt, nämlich stärkeres Wachstum.« Ihre Vorstellungen sahen sie bestätigt: Das Antibiotikum hatte einen Gutteil der Bakterien umgebracht und diese daran gehindert, die Hühner mit ihrem Gift vom Wachsen abzuhalten. Antibiotika waren damals noch zu teuer, um die neuen Erkenntnisse gleich auf breiter Basis in der Tiermast einzusetzen. Doch immerhin wurde wenig später dieselbe Taktik bei Kindern angewandt, die im Wachstum zurückgeblieben waren – mit Erfolg.

1953 waren Rekruten der US Army mit einem Massenexperiment an der Reihe. Sie bekamen vorbeugend gegen Geschlechtskrankheiten und andere Unbill Antibiotika verschrieben. Den peniblen Armeeärzten fiel auf, dass die Jungmänner im Vergleich zur Kontrollgruppe deutlich an Gewicht zulegten. Dies wurde als großer Erfolg gewertet, galt doch Bauchspeck damals als grundsätzlich positiv und erwünscht; die große amerikanische Fettwelle lag noch in weiter Zukunft.

Bald erwies sich jedoch über weitere Experimente, dass die These von P. R. Moore falsch gewesen war. Es zeigte sich nämlich, dass Antibiotika nur in Anwesenheit von Bakterien die erwünschte Wirkung einer Gewichtszunahme erzielten. Wurden sie an Hühner verfüttert, die absolut steril aufgezogen worden waren, ergab sich kein Effekt. Gekümmert hat diese Erkenntnis jedoch niemanden sonderlich – Hauptsache, die Tiere wurden dicker.

Ab den 1960er-Jahren waren Antibiotika dann so billig zu haben, dass sie fortan regulär dem Futter in der Intensivlandwirtschaft als »Mastbeschleuniger« zugesetzt wurden. Schweine oder Hühner legten nun in derselben Zeiteinheit bei gleichem Futterverbrauch zwischen fünf und fünfzehn Prozent mehr Gewicht zu. Seither übersteigt der Antibiotika-Verbrauch bei Tieren jenen bei Menschen.

Wie mehr Fett entsteht
Mehr als fünfzig Jahre wissen wir nun von dieser Wirkung. Die Humanmedizin verordnet Antibiotika im Übermaß gegen großteils banale Infekte, in der Landwirtschaft werden sie massenhaft zur »Leistungssteigerung« in Tierfutter gemischt – und niemand brachte bisher die große kombinatorische Fähigkeit auf, diesen Dauerbeschuss als möglichen Promoter der ständigen Gewichtszunahme

bei Menschen zu untersuchen. Diskutiert wurde und wird lediglich über die Gefahr von Resistenzen.

Auf welche Weise beeinflussen Antibiotika nun die Gewichtszunahme? Dazu wurden – unter anderem wieder von Martin Blaser und seinem Team – in den letzten Jahren zahlreiche Experimente durchgeführt. Mittlerweile ist bekannt, dass die Medikamente vereinfacht gesprochen auf zweierlei Art wirken: Zum einen zerstören sie Bakterienarten, die im Regelkreis der Appetitregulierung eine Rolle spielen. Zum anderen verhelfen sie durch den Kahlschlag im Darm bestimmten Bakterien zu einem Wettbewerbsvorteil, sodass sich diese wie Unkraut ausbreiten. Einige dieser Mikroben sind sehr gute Energieverwerter und können Nahrungsreste im Darm verfügbar machen, an die andere nicht herankommen – vor allem in Verbindung mit fettreicher Ernährung.

Spektakulär waren Experimente, in denen der Darminhalt einer über Antibiotika manipulierten fetten Maus auf eine schlanke Maus transplantiert wurde. Ohne weitere Gabe von Antibiotika begann auch die schlanke Maus rasch zuzunehmen. Sie hatte nun ebenfalls ein auf Gewichtszunahme optimiertes Mikrobiom und konnte essen, was sie wollte – sie nahm beständig zu.

Wie vielen Menschen ergeht es ähnlich? Wie viele von uns haben ebenfalls ein durch Antibiotika auf Fettverwertung optimiertes Mikrobiom?

Forschung dazu ist noch rar. Während Millionen an Förderungen für die Erkundung der Ursachen der rasanten Fettlawine ausgegeben und alle möglichen Parameter gemessen werden – von allen Details des Speiseplans über Bewegungsintensität, den Fernsehkonsum, das Haushaltseinkommen, die Schulbildung, das Geburtsgewicht bis hin zum Geburtsgewicht der Eltern –, wurde ein Zusammenhang mit Antibiotika-Gaben meines Wissens bisher noch nie in einer größeren Arbeit untersucht.

Verbot der Mastbeschleuniger

Der Missbrauch von Antibiotika in der Landwirtschaft gilt als ganz große Gefahr, dass die chemisch ähnlichen Substanzen der

Humanmedizin bald nicht mehr wirken könnten. Dänemark setzte deshalb ein Zeichen und verbot ab 1995 schrittweise die Verwendung in der Tiermast. Die EU brauchte zehn Jahre länger, doch seit 2006 ist im Euroraum generell die Zugabe von Antibiotika zu normalem Futter verboten.

Die Großmäster haben deshalb inzwischen teilweise umgesattelt. Statt Antibiotika werden nun »probiotische Leistungsförderer« eingesetzt. Dabei handelt es sich um genau jene Bakterien, die von Antibiotika bevorzugt werden und für die Gewichtszunahme verantwortlich sind.

Vielen Betrieben sind Probiotika allerdings zu teuer und zu kompliziert. Sie behelfen sich mit »befreundeten« Tierärzten, die unter dem Vorwand irgendwelcher Infektionen weiterhin Leistungsförderer verschreiben. Es ist ein offenes Geheimnis, dass im Dunstkreis speziell der Großmastbetriebe in der EU Antibiotika in Massen auf dem Schwarzmarkt gedealt werden. Wie viele Rückstände davon über das Fleisch in den Endverbrauch gelangen, wird nur publik, wenn mal wieder für kurze Zeit ein Fleischskandal für Schlagzeilen sorgt.

Doch selbst wer sich vegetarisch oder vegan ernährt, kann nicht frohlocken: Antibiotika sind auch in der Gülle enthalten, die auf die Felder gespritzt wird, sind damit auch in Gemüse und Kräutern nachweisbar. Manche bleiben im Boden aktiv und können dort Bakterien töten. Und während es Regeln gibt, dass Antibiotika eine bestimmte Zeit vor dem Schlachten abzusetzen sind, gibt es keine Regeln dafür, wie viele Medikamente Dünger enthalten darf.

Und in den USA wird sowieso weiterhin mit Antibiotika gemästet. Bisher gab es keine erfolgreichen Gesetzesinitiativen, die ungesunde Praktik zu verbieten, weil die Agrarlobby das als wirtschaftliche Schikane betrachtet und regelmäßig ihr Veto – garniert mit großzügigen Spenden an die politischen Parteien – einlegt.

Und es verwundert dann auch nicht mehr allzu sehr, dass just jene US-Bundesstaaten mit der größten Dichte an Hühner- und Schweinefarmen wie Mississippi oder Alabama im südöstlichen Teil der USA die Hotspots der grassierenden Fettwelle bei Menschen sind.

4.8. Natürliche Geburt mit Startvorteil

Bereits Monate vor der Geburt geht im Organismus einer schwangeren Frau ein rasanter, bislang von der Wissenschaft wenig beachteter Wechsel vor sich. Der für die erfolgreiche Karriere im Lauf der Evolution wichtigste Faktor – die erfolgreiche Fortpflanzung – erfordert die Mithilfe aller Beteiligten. Und dazu zählen selbstverständlich auch die Billionen freundlicher Bakterien, die das Mikrobiom bilden. Vom ersten zum letzten Trimester der Schwangerschaft verändert sich die Zusammensetzung Hunderter Bakterienarten im Darm. Manche ziehen sich ganz zurück, andere Arten gewinnen die Oberhand. Es sind jene Organismen, die für eine optimale Versorgung der Mutter mit Energie zuständig sind.

Der Effekt ist ähnlich wie bei der Antibiotika-Mast, bloß dass der Umbau nach eigenen Regeln und Rezepten erfolgt: mit der Erfahrung von Jahrmillionen, welche Mischung die optimale ist für die Mutter und das heranwachsende Kind.

Ein Teil der zusätzlichen Pfunde, die bei der Schwangerschaft angesetzt werden, geht also wohl auf das Konto von Mikroben. Manchmal ist die Versorgung sogar zu gut, und die Körperzellen können die viele Energie gar nicht verbrauchen, die die kleinen Helferinnen herankarren. Daraus folgt dann hoher Blutzucker bzw. Schwangerschafts-Diabetes, eine Form von Diabetes, die nach der Geburt im Normalfall wieder verschwindet.

Die zweite Umstrukturierung passiert in der Scheide. Hier gewinnen immer mehr die Lactobazillen die Oberhand. Bisher sind etwas mehr als 200 verschiedene Arten dieser Bakterien bekannt. Sie gewinnen Energie, indem sie Kohlenhydrate zu Milchsäure vergären. Dadurch verändern sie den pH-Wert, machen das Milieu saurer, sodass potenziell schädliche Keime abgeschreckt werden. Obendrein besitzen sie ein ganzes Arsenal weiterer chemischer Hilfsmittel, mit dem sie ihr Revier verteidigen und für stabile Verhältnisse sorgen – damit nichts passiert bis zu dem großen Moment, für den der ganze Aufwand betrieben wird: die Geburt.

Das Kind wächst im Mutterleib zunächst unter sterilen Bedingungen heran. Während der Geburt liest das Baby auf dem Weg durch den Geburtskanal dann die mütterlichen Bakterien auf: aus der Scheide, häufig auch aus der Darmflora. Indem es sie schluckt, wird das Kind besiedelt mit einem Abbild der Scheiden- und Darmflora seiner Mutter, deren Zusammensetzung extra für die Geburt optimiert wurde. »Diese Keime, die das Kind da aufnimmt, bieten einen absoluten Startvorteil«, erklärte mir der deutsche Mediziner Herbert Renz-Polster, der sich wissenschaftlich mit der Analyse von Geburten beschäftigt hat. »Diese Bakterien bauen sich ökologische Nischen auf, die sie dann verteidigen gegen alles, was danach kommt. Man kann noch jahrelang nachvollziehen, wie diese Kinder ursprünglich besiedelt wurden.«

Der Schnitt ins Leben
Kaiserschnittkinder hingegen werden aus dem sterilen Milieu heraus ohne die mikrobielle Starthilfe der Mutter zur Welt gebracht. Sie holen sich ihre Startportion Bakterien anderswo: beispielsweise von Krankenhaus-Oberflächen, auf die sie gelegt werden, oder von der Haut der Mutter und der Pflegerin, die das Neugeborene in den Arm nehmen.

Bei einem Vergleich findet man bei Kaiserschnittkindern vollständig andere Arten von Mikroben. Im ersten Stuhl des Neugeborenen, dem sogenannten Kindspech, wimmelt es hier von Staphylokokken, die normalerweise eher auf der Haut siedeln, oft auch von Clostridien.

Normalerweise ist selbst diese Mischung harmlos. Doch sie wurde nicht speziell für die Babys »hergestellt«, sondern entspricht der zufälligen Ansammlung von allem, was in der Geburtsklinik vorrätig ist. »Es ist wahrscheinlich nicht optimal für das Kind, wenn der Darm als erstes mit Hautbakterien besiedelt wird«, sagt Renz-Polster, »und auch die Clostridien, die wir bei den Kaiserschnittbabys finden, werden bei vaginal geborenen Kindern meist unterdrückt und können sich nicht so rasch vermehren.«

Der Kinderarzt und Buchautor hatte die Möglichkeit, einen großen Datensatz von 13.000 Kindern auszuwerten, in dem alle Details über deren Geburt enthalten war. Bekannt war außerdem, ob sie später allergische Erkrankungen wie Heuschnupfen oder Neurodermitis entwickelten. Tatsächlich war das Risiko für Allergien bei Kaiserschnittkindern um 30 Prozent erhöht. Sie entwickelten auch signifikant öfter Typ-1-Diabetes. »Speziell Familien, die genetisch vorbelastet sind«, empfiehlt Renz-Polster, »sollten sich überlegen, ob ein Kaiserschnitt nicht vermeidbar wäre.«

Das bedeutet nun natürlich nicht, dass Kaiserschnitte des Teufels und per Skalpell geborene Kinder von vornherein schwer benachteiligt sind. Speziell bei Risikogeburten retten Kaiserschnitte Leben und haben eine Menge dazu beigetragen, die Säuglingssterblichkeit massiv zu senken. Doch der Anteil der medizinisch notwendigen Kaiserschnitte wird von der WHO mit 10 bis 15 Prozent angegeben, und in vielen Ländern wird heute bis zu dreimal öfter per Kaiserschnitt geboren. Am häufigsten kommt das Skalpell im EU-Vergleich in Zypern zum Einsatz: Mit 52,2 Prozent Kaiserschnitten ist es das erste Land in Europa, in dem natürliche Geburten in der Minderzahl sind. Die Schweiz (33,1 Prozent), Deutschland (31,3 Prozent) und Österreich (28,8 Prozent) rangieren im oberen Mittelfeld.

Dazu trägt eine aggressive, vorwiegend männlich geprägte Bewegung bei, die – manchmal in aller Öffentlichkeit, oft aber auch im Hintergrund – sehr gezielt gegen Hebammen vorgeht. Also genau gegen jene Berufsgruppe, die sich so dezidiert für die vaginale – und damit für das kindliche Mikrobiom gesündere – Geburt einsetzt, und die Frauen darin unterstützt, ein schönes Geburtserlebnis zu haben.

Scharfmacher

Vor einigen Jahren erhielt ich einen Telefonanruf von einem älteren Mann, der sich als Doktor R. vorstellte. Er sei Gynäkologe und seit kurzem im Ruhestand. Nun habe er viel Zeit, sagte er. Er habe viel erlebt, und es gebe wichtige Dinge zu berichten: über seinen Beruf,

die gravierenden Missstände, er habe viel geleistet für die österreichische Geburtshilfe …
Ich fragte ihn, ob er daran gedacht habe, ein Buch zu schreiben. Ja, sagte er, aber er sei »eben leider kein Schreiberling, sondern eher ein Macher, ein Mann der Tat«, wie er es ausdrückte. Kurzum: Der »Mann der Tat« wollte, dass ich für ihn das Schreiben erledige. Er würde dafür ein ausführliches Interview geben: »Da kommen Sie zu mir auf die Terrasse, da haben wir einen wunderbaren Ausblick, und dann erzähle ich.« Er werde das Ganze beaufsichtigen, damit am Ende alles stimme, was in dem Buch stehe, und natürlich sollte es sein Buch sein – ich wäre der Ghostwriter.
Mir ist noch selten jemand binnen zwei Minuten so unsympathisch gewesen wie dieser Gynäkologe im Ruhestand. Irgendwie kam mir sein Name auch bekannt vor, und so fragte ich ihn, was denn seine besonderen Leistungen für die österreichische Geburtshilfe gewesen seien. Seine Antwort werde ich nie vergessen: »Ich habe Hebammen umgebracht.«
Im Plauderton schilderte mir der Mann, wie er als der führende medizinische Gutachter bei einer Reihe von Gerichtsprozessen gegen Geburtshäuser und frei praktizierende Hebammen aufgetreten sei und mit seiner Expertise zu deren Verurteilung beigetragen habe. »Ein Geburtshaus ist jetzt geschlossen, der Gynäkologe, der dort praktiziert hat, ist in Konkurs. Eine Hebamme in Kärnten ist sogar ins Gefängnis gegangen«, frohlockte der Mann. Das sei aber bei Weitem nicht alles, er habe auch noch einigen anderen Hebammen das Handwerk gelegt. »Mein Kampf gegen die sanfte Geburt, das ist mein Lebenswerk.« Und das sei ja auch kein schlechter Buchtitel – ob ich nicht auch der Meinung sei? Der Satz träfe es jedenfalls auf den Punkt.
Das Gespräch ging eher unfreundlich zu Ende. Ich sagte Herrn R., dass ich mit seinem »Kampf« nichts zu tun haben wolle und dass er mich nicht mehr belästigen solle.
Ich habe zwei dieser Prozesse gut in Erinnerung. Sie haben für großes Aufsehen gesorgt, weil es harte Urteile gab und weil sie die Sicherheit der »sanften« Geburt in den Medien heftig ins Gerede

brachten. In beiden Fällen ging es um den Vorwurf, warum nicht früher ein Kaiserschnitt eingeleitet worden sei.

»Wir stehen mit einem Bein immer im Kriminal«, erzählte mir kürzlich eine befreundete Hebamme aus Frankfurt. »Tausendmal läuft es ganz hervorragend, und alle sind froh über die schöne Geburt. Und dann kommt es zu einer einzigen Komplikation, und wir werden behandelt wie Verbrecherinnen.« Wegen eines Kaiserschnitts sei hingegen noch niemand verurteilt worden, »da sind die Gynäkologen rechtlich sehr gut abgesichert. Was Frauen hier alles unterschreiben müssen, das gleicht schon fast einem Notariatsakt.«

Die rechtliche Situation schlägt sich auch auf die Höhe der Versicherung nieder. In Deutschland wurde sie kürzlich wieder angehoben und liegt nun bei mehr als 6.000 Euro pro Jahr. Das ist viel Geld für die verbliebenen 21.000 deutschen Hebammen, und laufend hängen mehr von ihnen ihren Beruf an den Nagel. Mit Juli 2016 läuft zudem die Gruppenhaftpflicht des Hebammenverbands aus. Das bedeutet, dass sich freiberufliche Hebammen, gar nicht mehr versichern können. Das käme für 60 Prozent aller Geburtshelferinnen einem Berufsverbot gleich.

Dabei zeigen viele Untersuchungen, dass es kein höheres Risiko bedeutet, mit einer Hebamme zu Hause oder in einem Geburtshaus zu entbinden. Die exorbitanten Versicherungsbeiträge entstehen deshalb, weil die Klagesummen so enorm gestiegen sind und es offenbar mehrere Gutachter gibt wie meinen Anrufer, die jede Geburt außerhalb eines Kreißsaales als persönlichen Angriff auf ihre Berufsehre empfinden.

Je weiter Hebammen von der Geburtshilfe zurückgedrängt werden und die Gynäkologen auf Geburtsstationen der Krankenhäuser das Ruder übernehmen, desto stärker steigt die Kaiserschnittrate. Für sogenannte »Sectiopäpste« wie den Vorstand der Universitäts-Frauenklinik in Wien, Peter Husslein, ist dies nur natürlich: »Männer lieben den geplanten Kaiserschnitt, weil sie eben gerne einen kontrollierten Prozess haben.«

»Man muss viel wissen, um wenig zu tun«

Dass es in diese Richtung geht, zeigen internationale Vergleiche gut: Wo ein starkes Hebammenwesen die Basisversorgung dominiert, gebären noch immer deutlich mehr als 80 Prozent der Frauen vaginal. Spitzenreiter sind hier Länder wie Island, Finnland oder die Niederlande.

Für Peter Husslein sind die WHO-Vorgaben von maximal 10 bis 15 Prozent Kaiserschnitten jedoch vollkommen unrealistisch und »Schnee von gestern.« Der Trend zeige weiterhin steil nach oben – Richtung immer mehr Operationen. Als ich mit Husslein vor rund 20 Jahren zum ersten Mal gesprochen habe, prophezeite er eine Kaiserschnittrate von 50 Prozent. Jetzt bessert er nach und findet einen Anteil von 80 Prozent realistischer. Auf die Befürchtung, dass die vaginale Geburt dann ja wahrscheinlich bald ganz abgeschafft werde, antwortet er mit einer Gegenfrage: »Und was wäre so schlimm daran, wenn wir alle Geburten per Kaiserschnitt entbinden?«

So also sieht der Leiter einer der größten Geburtshilfeabteilungen im deutschen Sprachraum die ideale Geburt: als einen mittels Anästhesie und Antibiotika kontrollierten Prozess in der »sicheren« Umgebung eines mit Technik prall gefüllten Raumes, in dem keine Bakterie den Hygiene-zertifizierten Ablauf stört – jedenfalls keine natürliche Bakterie aus dem mütterlichen Geburtskanal.

»In eine Klinik geht man, wenn man krank ist«, hält dem Martina Klenk, die Präsidentin des deutschen Hebammenverbands, entgegen. Doch eine Geburt sei keine Krankheit, sondern etwas physiologisch völlig Normales. Frauen, die von einer Hebamme betreut werden, hätten nachweislich ein viel geringeres Risiko von Interventionen während der Geburt. »Wir sagen immer: Man muss viel wissen, um wenig zu tun.« Hier liegt offenbar ein wesentlicher Unterschied im Verständnis »weiblicher« und »männlicher« Geburtshilfe.

Peter Husslein vergleicht die Geburt lieber mit einem Bergerlebnis: »Den Weg auf den Gipfel kann man zu Fuß gehen, man kann aber auch bequem die Gondel nehmen.« Ob eine Frau die Strapazen einer Spontangeburt auf sich nimmt oder in die Gondel steigt und ihr Baby per Kaiserschnitt bekommt, sei ihre Privatsache.

Tatsächlich zeigen Studien jedoch, dass nur die wenigsten Frauen von vornherein einen Wunschkaiserschnitt planen. »Der Anteil wird ständig überschätzt – er liegt bei nur zwei Prozent«, sagt Herbert Renz-Polster. »Den Rest verantworten die Geburtshelfer.«

Besonders schnittgefährdet sind Frauen, die gleich mit der ersten Wehe in die Klinik fahren. Schon von der Beschaffenheit des Muttermundes in dem Moment, in dem die Schwangere auf die Station kommt, könne auf das Risiko eines Kaiserschnittes geschlossen werden, sagt Renz-Polster. »Wenn der Muttermund noch nicht wirklich reif, also noch nicht erweitert ist, beginnt sofort eine Kaskade von Interventionen. Und immer, wenn wir beschleunigen, zum Beispiel mit einem Wehentropf, steigt auch das Risiko, dass es zu einem Kaiserschnitt kommt.«

»Wenig zu tun« entspricht offenbar nicht dem männlichen Verhaltensmuster – bei einer Sectio geschieht wenigstens etwas! »Auch ich bin oft schon stundenlang am Wochenende wider besseres Wissen bei einer Frau mit Wehen gesessen, die unbedingt eine vaginale Geburt wollte«, erinnert sich Peter Husslein. »Doch oft ist es wichtig, dass sie selbst einsieht, dass eine solche nicht möglich ist.«[62]

4.9. Das Ende der Guten Hoffnung

Früher waren Frauen in der Schwangerschaft »guter Hoffnung«. Heute ist alles auf Risikovermeidung gepolt. Triple Tests, Nackenfaltenmessung, Ultraschallkontrollen, Organscreening, Veränderungen der Plazenta, ein zu enges Becken, Schwangerschaftsdiabetes, Verdacht auf Präeklampsie … die neun Monate sind voll mit Untersuchungen und werden damit zu einer Zeit des bangen Abwartens. Viele Frauen können sich emotional gar nicht richtig auf ihr Baby einlassen, wenn jeder neue Test eine Katastrophe offenbaren kann. »Heute wird ständig abgecheckt, ob mit der Mutter und dem Baby alles in Ordnung ist«, sagt Hebammensprecherin Marina Klenk. Das führe zu einer tiefen Verunsicherung. »Ab der Pubertät und den ersten Vorsorgeuntersuchungen lernen wir, dass unser Körper eine Gefahr ist. Wie soll eine Frau da genug Selbstbewusstsein entwickeln, um normal zu gebären?« Die ganze Geburtshilfe, so Klenk, sei heute angstgesteuert.[63]

Dazu tragen Untersuchungen bei wie der seit einigen Jahren für alle Frauen in Österreich obligate Test auf Schwangerschaftsdiabetes. Viele Schwangere finden es sehr belastend, auf nüchternen Magen eine enorme Menge Zuckerwasser trinken zu müssen. Wird bei diesem sogenannten oralen Glukosetoleranztest der Grenzwert überschritten, ist das ein Grund für noch engmaschigere Arzttermine.

»Es gibt bisher jedoch keinen wissenschaftlichen Beweis, dass ein bevölkerungsweites Screening auf Diabetes in der Schwangerschaft die Gesundheit von Kind und Mutter insgesamt verbessert«, erzählte mir die Hamburger Gesundheitswissenschaftlerin Ingrid Mühlhauser. »Im Gegenteil, die Konzentration auf den Blutzucker kann von viel wichtigeren Faktoren ablenken.« Als hauptsächliche Risikogruppe gelten stark übergewichtige Frauen, oft aus sozial schwachen, bildungsfernen Schichten. Über die Gesundheit von Mutter und Kind entscheide nicht ein grenzwertiger Blutzuckerwert; viel wichtiger seien die Lebensbedingungen, betont Mühlhauser. »Notwendig wäre demnach soziale Betreuung. Das Geld wird stattdessen für die medizinische Überwachung aller Frauen ausgegeben.«

Häufig wird am Ende der Schwangerschaft auch ein GBS-Test gemacht. Dabei wird durch einen Abstrich aus der Scheide oder dem Enddarm untersucht, ob die Schwangere mit Streptokokken der Gruppe B besiedelt ist. Gruppe-B-Streptokokken sind jedoch ganz normale, weit verbreitete Bakterien. Der Befund ist etwa bei jeder fünften gesunden Frau positiv.

Die vorsorgliche Jagd auf diese Bakterien resultiert aus dem Wunsch, die Säuglingssterblichkeit noch weiter zu senken. Denn bei zwei von tausend Neugeborenen kommt es nach der Geburt zu einer Blutvergiftung (Sepsis). Als deren wichtigste Auslöser gelten Typ-B-Streptokokken. Normalerweise geht auch eine Sepsis glimpflich aus, doch in zwei Prozent der Fälle – also bei jeder 25.000. Geburt – endet sie auch in der heutigen Zeit tödlich.

Die von den ärztlichen Fachgesellschaften empfohlene Vorgehensweise lautet nun also, alle schwangeren Frauen mittels Abstrich auf GBS zu testen. Ist der Labornachweis positiv, erhält die Schwangere während der Wehen eine Antibiotika-Infusion. Damit, so die Risikovermeider, soll eine Übertragung der potenziell gefährlichen Bakterien während der Geburt verhindert werden.

Immer mehr Frauen gebären also unter dem Einfluss von Antibiotika. Besonders stark ist der Trend in Nordamerika. In Kanada erhalten 22 Prozent der Gebärenden Antibiotika[64], in den USA sogar schon bis zu 40 Prozent – und das, um einer Komplikation vorzubeugen, die einen winzigen Anteil der Kinder betrifft.

Die Vereinigungen der Kinderärztinnen und Labormediziner betonen natürlich, dass auch ein Sterberisiko von 1 zu 25.000 nicht hingenommen werden kann. Die im Lichte der neuen Erkenntnisse viel zeitgemäßere Frage sollte freilich lauten, welche Folgen es haben kann, so viele Gebärende vorsorglich mit Antibiotika zu behandeln? Abgesehen davon, dass es extrem unangenehm ist, während der Wehen an einem Tropf zu hängen, der die Bewegungsfreiheit stark einschränkt, sind die Folgen einer solch aggressiven Therapie bisher offen.

Was wir zweifelsfrei wissen ist, dass die Besiedlung mit alten Freunden aus dem mütterlichen Vaginaltrakt eines der wichtigsten Geschenke der Mutter an ihr Kind ist. Diese Bakterien sind die ersten Siedlerinnen in einem jungfräulichen Darmmilieu und machen sich noch nach Jahren über eine robuste Darmflora und eine ebenso robuste Gesundheit des Kindes bemerkbar.

Wie aber wirkt es sich aus, wenn ein Baby durch einen Geburtskanal gepresst wird, in dem gerade ein Massensterben der »alten Freunde« stattfindet? Wo die – wie ihr Name schon sagt – »gegen das Leben« gerichteten Anti-Biotika ausgerechnet dann ihre Wirkung entfalten, wenn neues Leben zur Welt kommt?

5. Die Entmündigung unseres Schutzengels

5.1. Unser zweites Ich

Im Laufe der Evolution ergab sich bei der Entwicklung hin zum Homo sapiens ein Problem. Zwar schien mit der Investition in die Ausbildung eines immer größeren Gehirns ein guter Weg eingeschlagen: Die intelligenteren Affen hatten deutliche Vorteile bei der Nahrungssuche, der Jagd, im Konkurrenzkampf mit rivalisierenden Horden. Auch der aufrechte Gang war eine hervorragende Idee. In den Steppen Afrikas, in denen der Mensch entstanden ist, brachte er eindeutig Vorteile bei der Orientierung und in der Kommunikation. Zudem waren die Hände frei, was die Jagd und die Benutzung von Werkzeugen erleichterte.

Beide Entwicklungen zusammen stießen jedoch an eine natürliche Grenze. Durch den aufrechten Gang hatte sich das Becken anatomisch verändert und war schmaler geworden. Der immer größer werdende Kopf der Babys passte bei der Geburt nicht mehr durch die Beckenöffnung. Daraus ergab sich – als einzige Lösung – ein Kompromiss: Während bei den meisten Primaten das Gehirn bei der Geburt weitgehend entwickelt und zu voller Größe gereift ist, werden Menschenbabys mit einem Gehirn geboren, das nur 25 Prozent des Volumens eines erwachsenen Menschen aufweist. Kein anderer Affe ist bei der Geburt so unreif wie der Mensch.

Die Nervenzellen des Neugeborenen sind zwar bereits vorhanden, allerdings fehlt es ihnen an Vernetzung. Dies ist die Hauptentwicklungsarbeit nach der Geburt. Während der ersten acht Lebensmonate werden die Neuronen ummantelt. Dadurch verbessert sich ihre Leitfähigkeit um ein Vielfaches, und damit werden auch Verknüpfungen innerhalb des Gehirns möglich. Durch diesen Prozess der

Ummantelung (»Myelinisierung«) nimmt das Gehirn stark an Volumen zu. Den Nervenzellen wachsen unzählige Synapsen: Verknüpfungspunkte, durch die sie mit anderen Zellen in Kontakt treten können. Sind es bei der Geburt etwa 2.500 Synapsen pro Nervenzelle, so haben Zweijährige im Schnitt bereits 15.000 mögliche Andockstellen, genauso viele wie Erwachsene. Dreijährige haben für eine kurze Periode sogar mehr als doppelt so viele Synapsen. Laufend werden neue Verbindungen eingegangen; werden diese nicht benutzt, werden sie aber auch wieder gelöst und die Synapsen zurückgebildet.

Es ist eine wunderbare Welt der Möglichkeiten, die sich in einem kindlichen Gehirn auftut. Nichts ist vorgegeben: Die Entwicklung wird maßgeblich von der Umwelt mitbestimmt. Jeder optische Reiz, jedes Geräusch, jeder Geruch, jede Berührung materialisiert sich sofort in gefestigten oder neu gebildeten Nervenverbindungen. Dieser Prozess beschränkt sich nicht auf das Gehirn, sondern reicht über das Rückenmark bis hin zum Darm, dem zweiten Nervenzentrum des Organismus. Und daraus entwickelt sich schließlich unser Bewusstsein – unser Ich.

Angeborener Schutz

Neben dem Nervensystem verfügen wir über ein zweites lernendes System, das sich nach ganz ähnlichen Prinzipien entwickelt. Es ist unser Immunsystem. Hier haben Umwelteinflüsse sogar eine noch größere Bedeutung. Ein Zweig des Immunsystems ist bereits bei der Geburt ausgebildet, zudem hat das Kind von seiner Mutter als erste Hilfe für den Umgang mit der fremden Welt einen Vorrat an Abwehrstoffen mitbekommen, die – bevor sich noch die eigene Immunkompetenz gebildet hat – gegen Infektionserreger aktiv werden. Dieser sogenannte Nestschutz wird im Laufe der ersten Lebensmonate nach und nach abgebaut und nicht mehr erneuert.

Die angeborene Immunabwehr des Babys ist in der Lage, körpereigene Zellen von fremden zu unterscheiden, ohne selbst je mit Krankheitserregern Kontakt gehabt zu haben. Die Strategie hierfür ist einfach: Jede körpereigene Zelle verfügt über eine Art Pass, mit dem sie sich als Mitglied im Körperverbund ausweisen kann. Liegt dieses Muster nicht vor, kann die Zelle zum Opfer von Abwehrreaktionen werden. Allerdings nur dann, wenn auch eine zweite Bedingung erfüllt ist: Es muss irgendeine Form der Gefahr vom Fremdkörper ausgehen. Diese Unterscheidung ist wichtig, denn es wäre wenig sinnvoll, würde die Immunabwehr unseren Magen stürmen, um auf das halb verdaute Mittagessen loszugehen.

Treffen Immunzellen auf Mikroorganismen, die zu den normalen Mitbewohnern des Menschen zählen, werden uralte Erkennungsmuster abgerufen. So frisch das neue Menschenleben auch noch sein mag, seine Immunzellen und Mikroben kennen sich bereits seit Millionen von Jahren. Hier besteht wenig Erklärungsbedarf – doch jede Menge Kommunikation. Immunzellen und Bakterien leben in enger Verbindung und beeinflussen sich gegenseitig. Es ist ein Balanceakt, der im Laufe der Evolution einstudiert wurde, und dessen Abläufe und Regeln bislang unentschlüsselt sind.

Zu dieser ersten Abwehrlinie zählen vor allem Granulozyten, die den Großteil der weißen Blutkörperchen ausmachen. Sie haben in ihrem Zellplasma einen Vorrat an aggressiven Substanzen, mit denen sie die Krankheitserreger traktieren. Ihnen zur Seite stehen Makrophagen, riesige Fresszellen, die verdächtige Eindringlinge an ihrer Oberfläche erkennen und gleich als Ganze verschlingen. Im Inneren der Fresszelle werden die Fremdlinge in kleine, mit Enzymen gefüllte Bläschen verpackt und regelrecht verdaut. Gleichzeitig senden die Fresszellen Botenstoffe aus, die als Lockrufe für dendritische Zellen und weitere Immunzellen dienen. Manche der Granulozyten fressen und vernichten so viele Bakterien, dass sie dabei platzen und ihren Inhalt samt den Mikrobenresten freisetzen. Die dabei auslaufenden aggressiven Enzyme zerstören die sie umgebenden Zellen. Die »Leichen« der Granulozyten und das abgestorbene Gewebe sind bei einer Wunde als Eiter sichtbar.

Alle diese Abwehrzellen kommunizieren untereinander, rufen über Botenstoffe Verstärkung herbei und lösen eine mehr oder weniger große Entzündung aus. Die hat den Zweck, die Gefäße zu erweitern und nachrückenden Abwehrzellen freien Zugang zu schaffen. Gleichzeitig wird mit der Entzündung auch das »Einsatzgebiet« markiert. Eine interessante Aufgabe kommt den dendritischen Zellen zu. Sie sind darauf spezialisiert, Angreifer zu zerlegen und die artfremden Eiweißstoffe (Antigene) zur weiteren Analyse in die Lymphknoten zu bringen.

Natürliche Killerzellen spielen bei akuten Infektionen nur eine untergeordnete Rolle und sind auf die innere Sicherheit spezialisiert. Sie sorgen in den eigenen Reihen für Ordnung, indem sie von Viren befallene oder krebsartig veränderte Zellen des eigenen Körpers aufspüren. Dabei nutzen sie die Tatsache, dass den kranken Zellen meist ihr »Pass« abhandenkommt, der sie als Mitglied im Organismus ausweist. Kann eine Zelle den patrouillierenden Killerzellen nicht augenblicklich zeigen, dass sie gesund ist, wird sie angegriffen und einem Recycling zugeführt.

Weiße Blutkörperchen sind etwa doppelt so groß wie ihre fast ausschließlich für den Sauerstofftransport benötigten roten Geschwister, die nicht einmal einen Zellkern besitzen, und sie sind wesentlich komplizierter aufgebaut. Gebildet werden weiße Blutkörperchen im Knochenmark. Sie können sich ähnlich wie einzellige Lebewesen selbstständig fortbewegen und werden in den Ausbildungszentralen des Lymphsystems auf ihre vielfältigen Aufgaben vorbereitet.

Um auf Nummer sicher zu gehen, schlagen Granulozyten und Makrophagen bei größeren Infektionen Alarm und sondern Botenstoffe ab, die Entzündungen und Fieber auslösen. Damit kommt dann auch die zweite Abwehrlinie zum Einsatz, allerdings erst nach und nach: Bei der Geburt ist dieser Arm des Immunsystems noch naiv und unreif, er wird erst durch Erfahrungen im Umgang mit Infektionen ausgebildet und lernt dadurch ständig hinzu.

Ein lernendes System
Im Gegensatz zur angeborenen Immunabwehr, die in ihren Grundprinzipien schon bei primitiven Lebewesen anzutreffen ist, ist dieses »erworbene« Immunsystem deutlich später im Evolutionsprozess entstanden. Es arbeitet im Vergleich zur relativ grob geschnitzten Erstabwehr des Organismus viel raffinierter und besteht

im Wesentlichen aus B- und T-Zellen. Sie sind nach dem Ort ihrer Ausreifung benannt. B-Zellen entwickeln sich im Knochenmark – daher das »B« für Englisch »*bone*« –, T-Zellen im Thymus, dem Zentralorgan des Lymphsystems.

Die Thymusdrüse befindet sich hinter dem Brustbein und ist beim Neugeborenen etwa fünf Zentimeter lang. Ab der Pubertät bildet sie sich immer weiter zurück, bis sie schließlich verfettet und ihre Funktion ab dem Erwachsenenalter schrittweise einstellt.

In der Thymusdrüse bilden die T-Zellen als künftige Abwehrzellen Waffen gegen Abermilliarden von möglichen Keimen. Das passiert zunächst nicht nach Plan, sondern im Zufallsverfahren oder auch als eine Art kollektive Erinnerung an frühere Begegnungen mit den Keimen während der Evolution. Manche dieser Rezeptoren passen aber auch wie der Schlüssel ins Schloss körpereigener Zellen. Sie können also autoaggressiv auf eigenes Gewebe reagieren und damit Schaden anrichten. Deshalb werden sie von den regulatorischen T-Zellen frühzeitig gestoppt und gleich im Thymus abgetötet. Wenn es nicht gelingt, diese Zellen aufzuhalten, kann sich eine Autoimmunreaktion einspielen, die dramatische Folgen hätte.

Nach Verlassen der »Thymusschule« zirkulieren die T-Zellen im Blut, bis sie eines der sekundären Lymphorgane wie Milz, Mandeln oder Lymphknoten erreichen. Dort warten sie dicht gepackt auf den Ernstfall. Ein Gramm dieses Gewebes enthält ungefähr eine Milliarde Abwehrzellen.

Die sogenannte spezifische Immunreaktion als Folge einer Infektion beginnt mit dem Auftritt der dendritischen Zellen in den Lymphknoten. Sie schleppen aufgespürte Keime in die zentralen Sammelstellen und präsentieren dort den T-Zellen ihren Fund. Die dendritischen Zellen sind in der Lage, unter Millionen von T-Zellen genau jene zu finden, die den richtigen Rezeptor für das von ihnen angeschleppte Antigen haben. Falls es sich dabei beispielsweise um Salmonellen handelt, werden exakt jene T-Zellen aktiviert, deren Rezeptoren auf diese Bakterien spezialisiert sind. Sie beginnen daraufhin zu wachsen und sich im Eiltempo zu vermehren. Aus der »schlafenden« T-Zelle wird eine aktive T-Helferzelle. Gleichzeitig geben diese Helferzellen ihre Informationen über Botenstoffe an die B-Zellen weiter, die sich ebenfalls im Lymphknoten aufhalten. Aktivierte B-Zellen wandern nun ins Knochenmark, reifen dort zu Plasmazellen und beginnen mit der massenhaften Produktion von Antikörpern, die passgenau auf die Salmonellen abgestimmt sind. Bis zu 2.000 dieser winzigen Y-förmigen Eiweißstoffe kann die Zelle pro Sekunde herstellen. Sie werden mit dem Blut zum Entzündungsort geschwemmt und heften sich sofort an die Bakterien. In dieser Phase findet ein regelrechtes Wettrüsten statt: Während die Eindringlinge eine Körperzelle nach der anderen befallen, bildet der Körper eine mächtige Gegenwehr. Etwa drei Tage dauert es, bis die Antikörperproduktion voll anläuft. Darum verspürt man am dritten Tag einer Infektionskrankheit meist die erste Linderung.

Antikörper können die Eindringlinge nicht selbst abtöten, doch sie können sie neutralisieren, sodass Viren oder Bakterien nicht mehr in Zellen oder Gewebe eindringen können. Andere Antikörper heften sich an Bakterien und markieren diese für das Immunsystem. Fremdkörper, an denen Antikörper hängen, sind den Fresszellen verdächtig. Sie zerstören die derart markierten Keime. Auch schadhaftes körpereigenes Gewebe kann von Antikörpern markiert werden und wird damit ebenfalls ein Fall für die natürlichen Killerzellen. Hier liegt allerdings auch eine weitere mögliche Fehlerquelle, die Autoimmunerkrankungen auslösen kann: wenn die Antikörper irrtümlich gesunde Zellen markieren.

Nach sechs bis acht Tagen ist schließlich die Produktion der T-Zellen auf dem Höhepunkt – und damit sind auch die meisten Krankheiten endgültig überstanden. Ein Großteil der siegreichen T-Zellen stirbt kurz darauf wieder ab. Die restlichen jedoch verbleiben als langlebige Gedächtniszellen im Körper und haben ab da einen besonders »geschäftigen Blick«, ob der alte Gegner wieder zurückkehrt. Auch ein Teil der B-Zellen bleibt als Gedächtniszellen aktiv, um im Bedarfsfall gleich wieder Antikörper zu produzieren. Falls sich also noch einmal dieselbe Sorte von Bakterien oder Viren in unseren Organismus verirren sollte, werden die Erreger so rasch unschädlich gemacht, dass wir gar nichts mehr davon mitbekommen. Wir sind gegen die Krankheit immun.

Wie eng unser erstes und unser zweites Ich kooperieren, zeigte kürzlich eine Entdeckung, die als medizinische Sensation eingestuft wird. Jonathan Kipnis und sein Team am Zentrum für Neuroimmunolgie der Universität von Virginia fanden heraus, dass sich – gut versteckt hinter den Venenkanälen der harten Hirnhaut – Lymphbahnen befinden, die den Immunzellen direkten Zugang zu Gehirn und Rückenmark bieten.[65] »Bisher hat man solche unmittelbaren Kontakte zwischen Immun- und Nervensystem immer für etwas esoterisch gehalten«, sagt Kipnis. »Doch nun müssen die Lehrbücher umgeschrieben werden.«

5.2. Im Trainingscamp

Der Nestschutz durch die mütterlichen Antikörper geht während des ersten Lebensjahres verloren. Gleichzeitig wächst die Kompetenz des selbst erworbenen Immunschutzes des Kindes. Dies geschieht im fließenden Übergang. Während bei ganz kleinen Babys durch die Leihimmunität gefährliche Infektionen normalerweise noch gänzlich vermieden werden, ist nach einigen Monaten immerhin noch so viel Immunschutz vorhanden, dass gefährliche Infekte, wenn nicht verhindert, so doch abgeschwächt werden können. »Das ist im Prinzip die ideale natürliche Impfung«, erklärte mir der Schweizer Immunologe Rolf Zinkernagel, der für die Aufklärung der Immunreaktion gegen Virus-befallene Zellen 1996 mit dem Nobelpreis für Medizin ausgezeichnet wurde. Die Viren und Bakterien befallen den kindlichen Organismus, werden aber sofort von den Leihantikörpern der Mutter attackiert. Die Keime sind dadurch in ihrer krank machenden Wirkung abgeschwächt, und nur wenige können in Zellen eindringen.

»Alle gefährlichen akuten Infektionen müssen von Mädchen also vor der Pubertät durchgemacht werden«, erläutert Zinkernagel das Konzept der Evolution, das mit diesem frühen Zeitpunkt auf Nummer sicher geht, »denn nur damit erwerben sie selbst die Immunzellen, die sie später an ihre Babys weitergeben.« Dieses erworbene immunologische Gedächtnis wird bei Frauen – im Gegensatz zu Männern – hormonell noch verstärkt, sodass sie in der Schwangerschaft über den Mutterkuchen ausreichende Vorräte an das Ungeborene weitergeben können.

Dass Kinder nicht schon mit einem fertig ausgebildeten Immunsystem zur Welt kommen, hat mehrere stichhaltige Gründe. Zum einen wird damit vermieden, dass das Immunsystem des heranwachsenden Kindes mit den »fremden Zellen« der Mutter in Konflikt gerät. Zum anderen ist ein lernendes System perfekt formbar und kann sich besser auf die jeweiligen Lebensumstände einstellen als ein starres, vorgefertigtes. Es macht schließlich für die Ansprüche an die Abwehrkräfte einen gewaltigen Unterschied, ob ein Kind auf einem indischen Bauernhof oder mitten in Berlin geboren wird.

»Sollen unsere Lymphozyten in der Thymusschule lernen, zwischen fremd und eigen zuverlässig zu unterscheiden, braucht es Lehrer in dieser Schule, die von ihren Schülern etwas fordern«, erklärt der Schweizer Arzt Hans Ulrich Albonico, »sodass sie an dieser Herausforderung wachsen und reifen können.«

Aus der Logik dieses Lernprozesses ergibt sich eine ganz andere Bewertung von Krankheiten. Jeder kindliche Infekt hat neben seinen unangenehmen Auswirkungen auch eine positive Komponente. Jedes Fieber zeigt an, dass nun Hochbetrieb herrscht in der Schule des Immunsystems. Eine Übung ist im Gange. Und während die weißen Blutkörperchen ihre Schlachten gegen harmlose Schnupfenviren oder Kinderkrankheiten schlagen, besteht das System seine ersten Bewährungsproben und reift.

Gerade das erste Lebensjahr scheint von der Natur für zahlreiche solche Erfahrungen regelrecht eingeplant zu sein. Auch die orale Phase – in der Babys alles in den Mund stecken – macht hier Sinn. Sie nehmen Kontakt mit ihren alten Freunden auf, und das tut nicht nur ihrem Mikrobiom gut, sondern auch dem Immunsystem.

Frühe Infekte als Schutz gegen Krebs

Welch drastische Konsequenzen Störungen dieses Ablaufs haben können, zeigt das Beispiel der akuten lymphatischen Leukämie, des häufigsten Blutkrebses bei Kindern. Ausgelöst wird er durch die ungezügelte Vermehrung von krankhaft veränderten Vorläuferzellen weißer Blutkörperchen. Bei Kindern besteht ein auffälliger Erkrankungsgipfel im Alter von vier Jahren. Das veranlasste den Londoner Krebsforscher Melvin Greaves 2006 zu der Überlegung, die kindliche Leukämie könnte eventuell durch einen Mangel an Infektionen im Babyalter gefördert werden.[66] Treten diese Infekte verspätet doch noch auf, so die »Greaves-Hypothese«, reagieren manche Kinder mit einer so starken Immunantwort, dass darüber ein Teil der Immunzellen Amok läuft.

Zahlreiche Arbeiten unterstützen diese Überlegungen. So zeigte sich beispielsweise in Studien aus den USA, Großbritannien und Dänemark ein verringertes Leukämierisiko, wenn Kinder schon mit zwei bis drei Jahren eine Krippe besuchen. Auch eine kürzlich veröffentlichte Studie der Universität Taiwan, bei der Daten von mehr als drei Millionen Kindern ausgewertet wurden, belegt den Effekt. War in die Krankenakte die ärztliche Behandlung eines viralen Infektes eingetragen, erkrankten später drei von 100.000 Kindern an Leukämie, ohne viralen Infekt sechs von 100.000 Kindern. Herpangina, eine unkomplizierte fieberhafte Infektion mit Bläschen am Gaumen, sowie die Hand-Fuß-Mund-Krankheit hatten den stärksten Schutzeffekt.[67]

Frühe Infekte wirken sich also offenbar nicht nur zur Allergie-, sondern auch zur Krebsvorsorge positiv aus. Sie dienen dem Immunsystem als Sparringspartner in seiner natürlichen Reifung.

Das Beispiel Leukämie zeigt aber auch anschaulich die dunkle Seite unseres Immunsystems. Einmal aus den Fugen geraten, ist es ein mächtiger Feind des Organismus, dessen Schutzpatron es eigentlich sein sollte – wie ein Leibwächter, der plötzlich gegen den eigenen Herrn vorgeht. Derartige Fehlentwicklungen werden durch einen fein balancierten Übergang von mütterlichem Nestschutz zu eigenen Erfahrungen des Babys mit Infekten wirksam vermieden.

5.3. Schummeln in der Thymus-Schule

Wir haben inzwischen gehört, dass das Immunsystem eine Art zweites lernendes Ich darstellt. Neben unserem Gehirn, das unsere Persönlichkeit, unser Denken und Fühlen prägt, fungiert es als »körperliches« Ich. Es bestimmt eigenständig, welche Entscheidungen getroffen werden, sobald wir auf molekularer Ebene mit unserer Umwelt in Kontakt treten. Es unterscheidet fremd von eigen, und wenn wir Glück haben, irrt es sich dabei nicht. Mit unglaublich variantenreichen Abläufen versteht es, auf Situationen zu reagieren, die noch nie zuvor eingetreten sind: Antikörper zu bilden, unbekannte aggressive Keime abzuwehren und ein immunologisches Gedächtnis an diese Bedrohung aufzubauen, auf dass jede Erfahrung gespeichert bleibe und beim zweiten Zusammentreffen keine Gefahr mehr darstelle.

Doch es braucht einige Zeit, bis diese Kaskade auf dem Höhepunkt ist: etwa drei Tage, bis die Antikörperproduktion der B-Zellen voll angelaufen ist und die geeigneten T-Zellen gefunden und vervielfältigt sind, deren Rezeptoren die passgenauen Waffen gegen die Angreifer besitzen.

Um für sich selbst die besten Arbeitsbedingungen zu schaffen, erzeugt das Immunsystem derweil Fieber. Es in dieser Phase der Krankheit künstlich zu senken, kommt einer Sabotage gleich. Die Massenproduktion weißer Blutkörperchen braucht zudem viel Energie. Eine Krankheit ist deshalb immer auch intensive Arbeit, die unser zweites Ich leistet, während das erste Ich leidet und wir vor Erschöpfung das Bett hüten.

Über Medikamente ist es möglich, in diesen Ablauf einzugreifen. Manchmal ist das nötig, wenn das Immunsystem mit seiner Aufgabe überfordert ist und wir beispielsweise mit einer schweren Blutvergiftung oder einer Lungenentzündung kämpfen – wenn es also tatsächlich ums Überleben geht. Doch viel häufiger nehmen wir Medikamente einfach nur »zur Sicherheit«: Weil wir fälschlicherweise annehmen, den Heilungsprozess damit zu fördern, weil unser Arzt, unsere Ärztin kein Risiko eingehen möchte, weil wir uns möglichst rasch besser fühlen möchten und eigentlich keine Zeit haben, unnütz im Bett herumzuliegen. Oder weil uns unsere kranken Kinder leidtun.

Impfungen sind ein Versuch, uns Erfahrungen bei einigen Krankheiten ganz zu ersparen. Die abgeschwächten Impfkeime sollen das Immunsystem Schutz gegen eine Krankheit »erlernen« lassen, ohne dass wir die Krankheit mit ihren unangenehmen Symptomen tatsächlich durchmachen müssen.

Das Immunsystem von Babys wird bei uns ab dem vollendeten zweiten Lebensmonat gleich gegen sieben Krankheiten in Stellung gebracht: mit zwei Impfungen meist in den linken und rechten Oberschenkel, die eine gegen Diphtherie, Tetanus, Keuchhusten, Polio, Hib und Hepatitis B, die andere gegen Pneumokokken. Seit kurzem ist auch noch eine dritte Impfung gegen Meningokokken auf dem Markt, die gleichzeitig gegeben werden soll. Die kommt dann wohl in den Oberarm.

In den USA beginnt der Impfreigen bereits am ersten Lebenstag mit der Impfung gegen Hepatitis-B-Viren, die normalerweise erst viel später bei Erwachsenen zum Problem werden, sollten sie – wie Aids-Viren – vor allem über Sexualkontakte oder im Zuge von Drogenkonsum übertragen werden. Am ersten Lebenstag wird also für zwanzig oder noch mehr Jahre vorgewarnt.

Und fast jedes Jahr kommen neue Angebote hinzu. Der ehemalige Vorsitzende der österreichischen Impfkommission erzählte mir einmal, dass das Immunsystem so etwas wie ein Computer sei, in den per Impfung auch tausend Informationen gleichzeitig eingespeist werden könnten. Die Impfungen waren in diesem Vergleich wohl die Software, das Kind die Hardware, die Impfenden die Programmierer ... Doch dass Computerprogramme nicht immer reibungslos laufen, wissen wir alle.

Die meisten Impfstoffe stimulieren das Immunsystem nämlich völlig anders als natürliche Infekte – im Lehrplan der Thymus-Schule wird plötzlich Schummeln als Hauptfach etabliert. Wie wir noch aus der Schulzeit wissen, können natürlich auch mit Schummeln prinzipiell gute Noten erreicht werden – doch der Prüfungsstoff wird damit nicht gefestigt. Die spätere praktische Anwendung des Wissens im »richtigen« Leben wird dadurch zwar nicht unmöglich, aber doch schwieriger.

5.4. Welt ohne Krankheiten?

Der Versuch, bestimmte Keime auszurotten und damit Krankheit zu vermeiden, ist ein gut gemeinter Vorsatz. Mit jeder vermiedenen Krankheit, so die These, werde die Welt ein Stück gesünder. Krankheiten werden hier ausschließlich als Bedrohung betrachtet, als eine Art biologische Niederlage der Menschen gegen ihre Widersacher, die Mikroben, die sinnlos in uns wüten wie eine Naturkatastrophe. Dagegen Medikamente in die Schlacht zu werfen, sei die pure Notwehr, das Immunsystem über Impfungen aufzurüsten, eine Art Hagelversicherung. Das alles diene selbstverständlich und ausschließlich der Gesundheit.

Diese Weltsicht betrachtet Krankheit als isoliertes Phänomen, das über unbeteiligte Menschen kommt wie der rutschende Dachziegel, der auf der Gasse wahllos und zufällig ein Opfer trifft. Was soll nun falsch daran sein, gesprungene Ziegel aus Sicherheitsgründen zu entfernen und beschädigte Dächer vorsorglich zu reparieren?

Gar nichts. Doch für jeden kaputten Ziegel braucht es einen neuen, damit es nicht ins Haus regnet. Dachdecker wählen in der Realität passende Ziegel aus und machen die Luke dicht. Doch die Mikrobiologie ist ein ungleich komplizierteres System, das sich völlig autark regeneriert – nach eigenständigen Regeln, die wir zumeist nicht steuern können, und in die uns (noch) der Einblick fehlt.

Nach einer Putzdesinfektion dauert es beispielsweise nur 90 Minuten, bis das gesäuberte Areal wieder komplett mit Mikroben besiedelt ist. Dasselbe passiert nach einer intensiven Reinigung der Haut oder nach einer Antibiotika-Therapie an den inneren Häuten des Atem- und Verdauungstraktes. Kein Fleckchen auf unserer Körper-Landkarte bleibt unbewohnt. Wenn wir Glück haben, bildet sich bei der Neubesiedlung wieder ein verträgliches gesundes Gleichgewicht heraus. Genauso gut können aber schädliche Bakterien oder Pilze die Oberhand gewinnen, und die Situation nach dem Eingriff in die mikrobielle Flora ist schlimmer als zuvor. Es ist also generell riskant und auch fahrlässig, ein bestehendes gutes Gleichgewicht ohne Not zu gefährden – das gilt es immer zu bedenken, bevor zur Vorsorge gegen theoretische Gefahren gerufen wird. Umsonst gibt es nichts im Leben: Jeder Eingriff ins Immunsystem hat Folgen. Und ist ein potenzieller Krankheitserreger eliminiert, muss das nicht unbedingt heißen, dass damit die Krankheit ebenfalls verschwunden ist.

Ein finnisches Impf-Paradoxon
Als in den 1980er-Jahren über die Zweckmäßigkeit der Masernimpfung diskutiert wurde, lautete eines der häufigsten und einleuchtenden Argumente, mit der Impfung könnten auch die Fälle von Gehirnentzündungen bei Kindern reduziert werden, die als eine der gefährlichsten Komplikationen bei Masern gelten. Ein Team aus Finnland – dem Impf-Musterland Europas – prüfte diesen Zusammenhang.

Nahezu 100 Prozent der finnischen Bevölkerung haben alle empfohlenen Impfungen erhalten. Seit im Jahr 1983 die Masern-Mumps-Röteln-Impfung eingeführt wurde, reduzierten sich die Krankheitsfälle rasch. Die Wirkung der Impfung war so gut, dass binnen weniger Jahre in Finnland keine Masern-Wildviren mehr zirkulierten. Bereits 1989 zeigte eine Studie der Universität Helsinki jedoch, dass dieser Erfolg eigenartigerweise nicht zu einer Reduktion der Gesamtzahl an Todesfällen oder schweren Komplikationen durch Gehirnentzündungen bei Kindern geführt hatte.

Um dieses Phänomen näher zu untersuchen, wurden in einer Nachfolgestudie alle Fälle kindlicher Gehirnentzündungen, die binnen zwei Jahren im Großraum Helsinki aufgetreten waren, gesammelt. Akute Krankheitsfälle von 175 Kindern wurden analysiert und die verantwortlichen Erreger ermittelt. »Bei den Auslösern der Enzephalitis ist es zu einem eindeutigen Wechsel gekommen«, lautet das Fazit der Studie.»Von Masern-, Mumps- oder Rötelnviren ausgelöste Krankheiten sind nahezu eliminiert worden. Dafür sind andere Auslöser wie Windpocken-, Entero- oder RS-Viren nun wesentlich häufiger und treten vermehrt im ersten Lebensjahr auf.«[68] Auch Keime wie Chlamydien oder Herpesviren, von denen bislang kein Zusammenhang mit kindlichen Hirnentzündungen bekannt war, wurden bei einigen der Kinder gefunden. Das erlaubte nur folgenden Schluss: »Aufgrund der Impfprogramme hat sich das Spektrum der Gehirnentzündungen bei Kindern verändert. Die Anzahl der jährlichen Fälle ist jedoch weitgehend gleich geblieben, weil gleichzeitig die von anderen Mikroben ausgelösten Gehirnentzündungen häufiger geworden sind.«[69]

Die Rolle der Masernviren ist demnach offenbar von anderen Keimen übernommen worden, die stellvertretend die Krankheit auslösen. Anscheinend kommt es also weniger darauf an, welche Viren gerade im Umlauf sind; von größerer Bedeutung ist offenbar die Empfänglichkeit bestimmter Kinder für die Krankheit Gehirnentzündung. Tritt diese Abwehrschwäche gerade auf, wird sie von den Keimen genützt, die gerade in der Nähe sind. Und da zu jedem Zeitpunkt Viren oder Bakterien in Umlauf sind, kann der Schutz gegen eine einzige Sorte die Krankheit selbst nicht verhindern.

5.5. Der Stellvertretereffekt

Etwas Ähnliches passierte bei der Pneumokokkenimpfung, die vom US-Konzern Wyeth entwickelt und im Jahr 2000 zuerst in den USA, später auch in Europa unter dem Produktnamen »Prevenar« auf den Markt gebracht wurde. Die Impfung leitete die Ära der neuen hochpreisigen Impfungen ein und bescherte dem Konzern Wyeth, der bald darauf vom Pharmagiganten Pfizer geschluckt wurde, Milliardenumsätze.

Bakterien der Art *Streptococcus pneumoniae* bilden fast hundert verschiedene Serotypen. Prevenar sollte, wie es in den Ankündigungen hieß, »gegen jene sieben Typen Schutz bieten, die den Großteil der schweren Krankheiten auslösen«.

Streptokokken sind enorm variantenreich und zählen zu den wichtigsten Vertretern des menschlichen Mikrobioms. Auch die Untergruppe der Pneumokokken beherbergt jeder Mensch, zumindest vorübergehend. Normalerweise leben diese Bakterien unauffällig auf unserer Haut oder im Hals-Nasen-Raum als Teil der Mikroflora. Sie werden hier vom Immunsystem nicht als Krankheitserreger angesehen und deshalb auch nicht attackiert. Erst wenn sie sich in Regionen aufhalten, in denen sie nichts verloren haben, reagiert das Immunsystem mit Fieber und Entzündungen.

Welche Auswirkungen es hat, wenn das Immunsystem gesunder Menschen durch eine Impfung gegen einen Teil der normalen eigenen Bakterienflora scharf gemacht wird, welche Auswirkungen dieser von außen provozierte interne Konflikt hat, ist weitgehend unerforscht.

Doch statt sich solchen Fragen zu widmen, zählen für die Hersteller von Impfungen nur Verkaufsargumente. Und da Pneumokokken ein Hauptauslöser von Mittelohrentzündungen sind, war die Hoffnung groß, die Impfung würde die Kinder davor schützen und ihnen diese schmerzhafte Krankheit ersparen.

Doch genau wie bei den Masern-Gehirnentzündungen lösten bei den Pneumokokken-geimpften Kindern nun eben andere Keime Mittelohrentzündungen aus. In der Impfgruppe fanden sich statt der stark zurückgegangenen Pneumokokken-Stämme nun um 33 Prozent mehr Bakterien anderer Arten als Auslöser derselben Krankheit.[70]

Zum Leidwesen der Herstellerfirma stellte sich dieser Effekt relativ rasch ein – sie konnte ihr Produkt also nicht als »Impfung gegen Mittelohrentzündung« vermarkten, was ein großartiges Argument abgegeben hätte, da nahezu jedes Kind irgendwann einmal daran erkrankt. So aber musste die Werbebotschaft auf seltenere Krankheiten beschränkt werden.

Etwa sechs bis zehn von 100.000 Kindern erkranken in den ersten Lebensmonaten an einer durch Pneumokokken ausgelösten

Blutvergiftung, Lungenentzündung oder Gehirnhautentzündung. Es sind sehr seltene Krankheiten, die jedoch leider oft lebensgefährlich verlaufen. Und hier zeigte die Impfung in den ersten Studien tatsächlich beeindruckende Erfolge, was den Weg für die Impfung in vielen Ländern freimachte – die Kosten werden meist aus dem Steuertopf beglichen.

Leider stellte sich auch bei diesen seltenen Krankheiten rasch heraus, dass ihr Auftreten nicht von der Anwesenheit bestimmter Bakterien abhängt. Eine Studie aus Spanien zeigte 2007, dass die Impfung zwar mit einer Sicherheit von 88 Prozent die Erkrankung durch die sieben darin enthaltenen Pneumokokken-Typen verhindert, dass gleichzeitig aber die Wahrscheinlichkeit, dass andere Keime diese gefährlichen Krankheiten auslösen, um das mehr als Sechsfache stieg. »Daraus folgt, dass die Gesamtwirksamkeit der Impfung gegen invasive Pneumokokken-Erkrankungen in hohem Maße reduziert wird«, so der Schlusssatz der Arbeit.[71]

Krankheitsursache oder Begleiterscheinung?

Die Beispiele zeigen deutlich, dass die Wissenschaft ein grundsätzliches Verständnisproblem über die Entstehung von Krankheit hat – genau wie es Martin Blaser mit seinem Bild der rauchenden Bankräuber verdeutlichen wollte. Vielleicht sind die eigentlichen Ursachen für invasive Erkrankungen ja ganz woanders zu suchen als bei den gerade anwesenden Keimen? Was, wenn die eigentliche Ursache ein Schaden im betreffenden Gewebe ist, eine Abwehrschwäche oder ein anderes Gesundheitsproblem, und sich die Mikroben davon angezogen fühlen wie Fruchtfliegen von einem überreifen Pfirsich? Selbst wenn alle Fruchtfliegen erschlagen würden, wäre das nicht die Lösung des Problems. Vom Obstgeruch angelockt, kämen dann eben andere Insekten, Pilze und Bakterien.

Immer mehr aktuelle Arbeiten deuten darauf hin, dass es bei invasiven bakteriellen Infekten so sein könnte. Von Jahr zu Jahr wird die eben erst eingeführte Pneumokokken-Impfung schon unwirksamer. Studien zeigen, dass die Gesamtzahl der Erkrankungen längst wieder dasselbe Niveau erreicht hat wie vor der Einführung.

Doch das ist noch nicht alles. Laborbefunde geben zu der Befürchtung Anlass, dass die Komplikationen nicht weniger, sondern mehr werden:[72] Denn immer öfter finden sich unter den Stellvertreterkeimen Bakterien vom Stamm *Staphylokokkus aureus*. Und das ist nun eine wirklich gefürchtete Bakterienart: Sie hat bereits vielfach Resistenzen entwickelt, gegen die Antibiotika dann nicht mehr wirken.

Ständiges Nachrüsten

Welchen Anteil Impfungen und Antibiotika-Überverschreibung an dieser dramatischen Erregerverschiebung haben, ist im Detail nicht bekannt. Doch es wird immer deutlicher, wie eng die beiden Faktoren zusammenhängen. So zeigte eine sorgfältige Analyse der Keime von Kindern mit ständig wiederkehrenden Mittelohrentzündungen Pneumokokken, die gegen insgesamt 18 verschiedene Antibiotika unempfindlich waren.[73] Dabei handelte es sich um Pneumokokken vom Typ 19A. Dieser Stamm war nicht in der ursprünglichen Impfung enthalten, konnte sich durch das »Wegimpfen« seiner stärkeren Konkurrenten aber nun besonders intensiv vermehren. Die Hersteller von Prevenar versuchten dem zu begegnen, indem sie die zuerst nur gegen sieben Pneumokokken-Stämme wirksame Impfung im Jahr 2010 auf 13 Stämme aufstockten – darunter Typ 19A.

Doch das Stellvertreter-Karussell dreht sich munter weiter. Eine gerade erschienene Analyse der Fälle invasiver Pneumokokken-Erkrankungen in acht US-amerikanischen Kinderkliniken untersuchte den Effekt dieser Nachbesserung, indem die drei Jahre vor 2010 mit den drei Jahren nach der Aufbesserung verglichen wurden. Von den mehr als 1.200 Fällen von Meningitis im gesamten Untersuchungszeitraum waren 173 Fälle von Pneumokokken verursacht. Bei der Analyse der konkreten Pneumokokken-Typen zeigte sich zwar ein enormer Effekt durch die Einführung der neuen Prevenar-13-Impfung: Es fanden sich nur noch halb so oft Bakterien als Verursacher, die zu den 13 Pneumokokken-Typen der Impfung gehörten.[74] Doch das ist auch schon das Ende der guten Nachricht. Denn die Zahl der Gehirnhautentzündungen blieb insgesamt gleich, und der Anteil der durch Pneumokokken verursachten Krankheitsfälle stieg sogar von 12 auf 18 Prozent an.

Die Impfung hatte zu einem Verdrängungseffekt geführt, und die nun wirksamen »neuen« Pneumokokken waren gefährlicher als je zuvor. In der Zusammenfassung der Studie steht denn auch folgende Schlussfolgerung: »Nach der Einführung von Prevenar 13 blieb die Gesamtzahl der Meningitisfälle bei Kindern unverändert gegenüber dem Zeitraum von 2007 bis 2009.« Die Impfung hatte keinen Einfluss auf die Schwere der Krankheit oder das Sterberisiko der Kinder. Wie in anderen Fällen davor hat die Impfung also nicht die Last der Krankheit reduziert, sondern bloß dazu geführt, dass die Erreger der Infektion ausgetauscht werden.

Eine Impfung, für die jedes Jahr Milliarden an Steuergeldern ausgegeben werden, erzielt also gar keinen oder sogar einen negativen Effekt auf die Krankheit, gegen die sie eingesetzt wird? Man sollte meinen, das würde die Gesundheitsbehörden und die Impfstoffhersteller dazu veranlassen, einmal ihr Gesamtkonzept der Krankheitsbekämpfung zu überdenken. Doch weit gefehlt. Die stellen lediglich eine weitere Aufstockung der Pneumokokken-Impfung in Aussicht. Weil es mehr als 90 Pneumokokken-Typen gibt, ist da noch reichlich Luft nach oben, und der lukrative Wettlauf gegen die Keime auf Kosten unserer Steuergelder wird wohl noch ein paar Jahre weitergehen. Ob er überhaupt sinnvoll ist, prüft niemand.

Aus der neueren Forschung ergibt sich aber noch eine weitere Frage von ungeheurer Brisanz: Die Pneumokokken-Impfung und einige andere Impfungen machen das Immunsystem scharf gegen Teile des eigenen Mikrobioms. Wir züchten also Paranoia und Aggression in einem System, das zuvor prächtig harmoniert hat, zerstören ohne Einsicht in die Komplexität des Systems das Gleichgewicht in unserem Körper. Was sind die Auswirkungen solcher Interventionen?

5.6. Die Autismus-Epidemie

Autismus ist eine Entwicklungsstörung, die sich meist im frühen Kindesalter bemerkbar macht. Oft kommt es dabei nach einer zunächst normal scheinenden Entwicklung zu einer Regression. Die Kinder verlernen Wörter oder Tätigkeiten, die sie bereits konnten. Autistinnen und Autisten leiden häufig an schweren neurologischen Defekten in der Wahrnehmung und Informationsverarbeitung. Untersuchungen zeigen, dass wichtige Gehirnareale schlecht mit der Umgebung vernetzt sind – möglicherweise aufgrund von Entzündungsprozessen. Andere Areale, zu denen die Verbindung intakt bleibt, scheinen dafür manchmal überproportional entwickelt. Daraus ergeben sich in seltenen Fällen sogenannte »Inselbegabungen«: Fähigkeiten, die weit über das normale menschliche Maß hinausgehen. Eine derartige Sonderform im Bereich des autistischen Spektrums wird als Aspergersyndrom bezeichnet.

In »Rain Man«, einem Hollywood-Film, der 1989 in die Kinos kam, stellte Dustin Hoffman einen Asperger-Autisten authentisch dar und wurde dafür mit dem Oscar ausgezeichnet. Als der Kellnerin in einem Restaurant beispielsweise eine Packung Zahnstocher auf den Boden fiel, erkannte »Rain Man« auf einen Blick, wie viele Zahnstocher es waren. Dank eines fotografischen Gedächtnisses konnte er auch das Telefonbuch auswendig aufsagen. Von den banalsten Anforderungen des Lebens aber hatte er keine Ahnung und reagierte mit Verweigerung oder Anfällen auf Veränderung.

Der Film zeigt dennoch ein romantisierendes Bild der Krankheit. Bei den meisten Betroffenen ist die Verschaltungsstörung im Gehirn nämlich so ausgeprägt, dass sie derartige Kunststücke bei weitem nicht schaffen.

Gemeinsam ist allen an Autismus Erkrankten ein fehlendes Verständnis für soziale Interaktionen. Autistische Kinder leiden meist an so etwas wie Gefühlsblindheit, sind also nicht in der Lage, die Emotionen anderer zu erkennen. Sie halten kaum oder gar keinen Blickkontakt und können Gesten, Mimik oder sonstige kommunikative Muster ihrer Eltern oder Geschwister nicht deuten.

Menschen mit leichten Formen der Störung erscheinen ihrer Umwelt oft »seltsam« oder »gefühlskalt«; bei den schweren Formen ist die Entwicklungsstörung jedoch offensichtlich. Sie entwickeln Ticks: ständig wiederkehrende Verhaltensmuster, die nur für sie selbst Sinn ergeben. Viele lernen nie sprechen.

Die Mutter eines autistischen Kindes schilderte mir die gespenstische Szene, als sie erstmals bemerkte, dass ihr damals zwanzig Monate altes Kind gänzlich anders war: »Simon spielte in der Sandkiste, und ich setzte mich auf die Bank und las. Als ich nach einer Weile zu ihm hinsah, verlangte ein anderes Kind brüllend seine Schaufel. Da sah ich, dass Simons Arm voller Blut war. Das andere Kind hatte ihm eine tiefe Bisswunde zugefügt. Das Allerschlimmste für mich war jedoch, dass Simon das gar nicht bemerkte und weiter mit dem Sand spielte, als sei nichts passiert.«

Ihr Sohn besitzt keinerlei Risikoverständnis. »Wenn Simon in eine Richtung geht«, erzählte die Mutter weiter, »weiß ich, dass er nicht mehr umkehrt. Er hält auch bei der Straße nicht an und läuft einfach zwischen die Autos. Er würde so lange in eine Richtung gehen, bis er müde wird. Dann legt er sich hin und schläft, ohne uns zu vermissen – als wüsste er gar nicht, dass es uns gibt.«

David mit dem sechsten Sinn
Meine Frau Elisabeth arbeitet als Familienberaterin und Pädagogin. Einige Monate lang hatten wir als zeitweiliges Pflegekind David, einen bildhübschen sechs Jahre alten autistischen Jungen, bei uns in der Familie. Es war jedes Mal ein Auftritt, wenn David kam: Innerhalb kürzester Zeit kletterte er auf Kästen und Küchenschränke. Nichts war vor ihm sicher. Vor allem nicht Naschereien. »Er hat dafür so etwas wie einen sechsten Sinn«, hatte uns seine Mutter Marianne schon vorab gewarnt. Und so versteckten wir die Schokolade hoch oben hinter den Töpfen. Es dauerte meist nur wenige Minuten, bis David sie gefunden hatte. »Ich glaube, er riecht sie«, meinte unsere damals etwa gleich alte Tochter Selma bewundernd.

Sprechen konnte David nicht. Er stieß spitze Schreie aus, bewegte sich in schnellen Tanzschritten. Mit seinen Händen machte er dabei eigenartige, stets gleiche Pendelbewegungen. Oft hielt er inne, beobachtete etwas, das nur er zu sehen schien, oder blickte einem tief in die Augen. Im nächsten Moment schrie er und kletterte am Treppengeländer behende wie ein Affe nach oben.

Derartige kindliche Fälle von Autismus wurden erstmals im Jahr 1943 von Leo Kanner, einem Psychiater am Johns Hopkins Krankenhaus in Baltimore, beschrieben. Damals waren Diphtherie-Impfungen, die Quecksilber und Aluminium enthielten, bereits seit rund fünfzehn Jahren in Verwendung, Antibiotika hingegen noch nicht. Kanner beschrieb Autismus als »ein Verhaltensmuster, das weder ich noch irgend ein Kollege jemals zuvor gesehen habe«. Da Kanner Psychiater war, wurde Autismus über viele Jahrzehnte als rein psychische Störung angesehen.

Bei allen Formen des autistischen Spektrums gibt es, ebenso wie bei Allergien und Autoimmunerkrankungen, eine starke genetische Komponente: eine ererbte Empfänglichkeit für das Leiden. Längst wird aber die Ursache nicht mehr alleine in »Autismusgenen« vermutet. Wahrscheinlicher ist, dass eine genetische Empfänglichkeit mit einem Trigger von außen zusammenfällt, einem Umwelteinfluss, der die Krankheit auslöst. Was dieser Trigger sein könnte, liegt derzeit noch im Dunkeln. Möglicherweise handelt es sich auch um eine Kombination verschiedener Auslöser.

Besonders auffällig ist der enge Zusammenhang mit Verdauungsproblemen, ständigen Durchfällen und heftigen Koliken. »Etwa 84 Prozent der autistischen Kinder leiden an Funktionsstörungen im Darm«, erklärt Anna Strunecká, Autismusforscherin an der Karls-Universität in Prag.[75] Bis heute sind diese Symptome nicht in der Falldefinition für Autismus enthalten. Strunecká sieht den Zusammenhang jedoch als evident. Nur was die Störung im Darm ursächlich auslöst, sei noch Spekulation. »Viele Eltern erzählen, dass ihre Kinder vor Entdeckung der Krankheit häufige Infekte, speziell am Ohr, hatten, die mit hohen Dosen von Antibiotika behandelt wurden«, berichtet die Pragerin. »Fallberichte beschreiben, dass Autismus nach der Gabe von Breitbandantibiotika ausgebrochen ist, was auf eine Störung der Darmflora mit nachfolgender Besiedlung durch Toxin-produzierende Bakterien oder die Wucherung von Pilzen hinweist.« Als Beweis könne das aber nicht gesehen werden. Möglich sei genauso, dass die Darmsymptome über Signale aus dem Gehirn gesteuert werden oder dass eine immunologische Überreaktion im gesamten Organismus zu Störungen führt, die sich dann als autoimmune Entzündungen im Darm und im Gehirn manifestieren.

Auf David könnte diese Beschreibung passen. »Er hatte als Baby ständig Probleme mit der Verdauung«, erzählte mir Marianne. »Er hat geschrien und geschrien und geschrien, als litte er unter den ärgsten Koliken.« Schon früh bekam David Antibiotika gegen Hals- und Ohrenentzündungen. Auch das ganze Impfprogramm hat er mitgemacht. Marianne kann im Nachhinein nicht mehr sagen, dass es eine Initialzündung, einen eindeutigen Auslöser gab. Doch dass Davids Darmfunktionen gestört sind, merkt sie bis heute.

Der inzwischen Zwölfjährige hat eine unglaublich komplizierte Art zu essen. Ungewohnte Dinge verweigert er sofort. »Er kann sich dafür wochenlang ausschließlich von Spaghetti oder Kartoffeln ernähren«, erzählt seine Mutter. »Aber nicht beides gleichzeitig, sondern entweder das eine oder das andere.« Wenn David eine Zuckerdose findet und niemand aufpasst, isst er sie mit dem Löffel leer. »Manchmal habe ich den Eindruck, er wird ferngesteuert von seinen Bakterien im Darm, die ihm den Auftrag geben, Zucker reinzuschaufeln«, seufzt Marianne.

Schau mir in die Augen

Im Dezember 2013 erschien im Fachjournal *Nature* eine aufwendig gemachte Studie, für die ein Wissenschaftsteam immer wieder dieselben Familien mit Neugeborenen besucht hatte.[76] 59 Familien galten als Hochrisikogruppe, weil eines der älteren Geschwister bereits eine Autismus-Diagnose hatte. 51 Familien ohne autistische Kinder bildeten die Kontrollgruppe mit niedrigem Risiko.

Organisiert und durchgeführt wurde das Projekt am Marcus Autism Center in Atlanta, das 5.500 Kinder mit Autismus behandelt. Das Marcus Center ist nur eines von mehreren ähnlich riesigen

Anstalten, die für die speziellen Anforderungen dieser neuen und dramatisch wachsenden Patientengruppe errichtet werden mussten. Auswahl an betroffenen Eltern zur Durchführung von Studien gab es also genug.

Im Verlauf von drei Jahren wurden die Kinder in regelmäßigen Abständen besucht und bei normalen Tätigkeiten gefilmt, wie beim Spielen, beim Gestillt-Werden oder beim Vorlesen eines Bilderbuchs. In diesem Zeitraum erhielten zwölf Kinder aus der Gruppe mit hohem und ein Kind aus der Gruppe mit niedrigem Risiko eine Diagnose aus dem Bereich des autistischen Spektrums.

Die Forschungsgruppe, die nun auf einer Unmenge an Filmmaterial saß, machte sich daran, die Bänder zu sichten und auf erste Anzeichen einer beginnenden Entwicklungsstörung hin zu durchforsten. Dabei zeigte sich, dass die autistischen Kinder sich von den gesunden durch ein spezielles Merkmal unterschieden: Sie begannen irgendwann den Augenkontakt zu vermeiden. Sie sahen ihre Mutter beim Stillen oder Spielen nicht mehr an, achteten nicht auf die Puppe oder die Figuren im Bilderbuch und wirkten immer abwesender. »Je stärker der Blickkontakt vermieden wurde, als umso schwerer stellte sich später die autistische Störung heraus«, schreiben Warren Jones und Ami Klin.

Ebenfalls auffällig war, dass im ersten Monat noch alle Kinder gesund waren und sich normal verhielten. Die ersten Anzeichen kamen frühestens im zweiten Lebensmonat, speziell aber im vierten und fünften. Im Alter von sechs Monaten war der Spuk vorbei: Hielt ein Baby bis dahin normalen Augenkontakt, erkrankte es während der gesamten Beobachtungszeit von drei Jahren nicht.

Die Studie ist also ein Indiz dafür, dass Autismus nicht zwangsläufig angeboren ist, sondern dass es eine hoch sensible Lebensphase im Lauf der ersten sechs Monate gibt, in der die Störung entsteht und erstmals auftritt. Was aber ist der Auslöser? Was wirft die Entwicklung dieser Kinder so massiv aus der Bahn?

Als ich Marianne von dieser aktuellen Arbeit erzählte, erinnerte sie sich an ähnliche Beobachtungen bei David: »Am Anfang war der Augenkontakt da, dann eine Zeitlang überhaupt nicht.« Sie zeigte mir ihre Familienalben: »Über viele Jahre gibt es kein einziges Foto, auf dem er in die Kamera schaut.«

Immunologische Hintergründe
Der Mediziner Klaus Hartmann hat zehn Jahre lang als Impfexperte am deutschen Paul-Ehrlich-Institut gearbeitet und war dort für die Erfassung und Einschätzung möglicher Impfschäden zuständig. Ich schickte ihm die Studie und fragte ihn nach seiner Meinung. Seine Antwort: »Es gibt beim autistischen Spektrum mit Sicherheit viele Kinder, bei denen der Hintergrund ein immunologischer ist, und bei denen sich in diesen Zentren, die zuständig sind für die Ausbildung der sozialen Fähigkeiten, für Blickkontakt oder Sprachentwicklung, die Dinge durch eine autoimmune Entzündung falsch entwickeln. Man darf sich auch nicht hinreißen lassen zu sagen, das ist ein ganz klar zementierter Zusammenhang, weil nach drei Monaten der Blickkontakt abreißt und mit zwei, drei Monaten die ersten Impfungen verabreicht werden. Das ist wahrscheinlich zu einfach und nicht in jedem Falle zutreffend. Aber wenn eine Funktion da ist [einmal da war], dann ist das kein genetisches Programm, das (...) hin zum Autismus abläuft, sondern dann ist das etwas, das von außen über Umweltfaktoren in diese Hirnentwicklung eingreift.«

Soweit die Einschätzung des deutschen Impfexperten.

In der Autismus-Studie aus Atlanta fand sich kein einziger Satz über mögliche Risiken. Weder das Wort »Impfungen« noch das Wort »Antibiotika« kamen im Text vor. Es ging hier offensichtlich nur um eine Methode, Autismus so früh wie möglich zu diagnostizieren, Ursachenforschung war offenbar nicht geplant.

Ich nahm Kontakt zum Marcus Center auf und bat um ein Interview mit Warren Jones oder Ami Klin. Dazu musste ich meine Fragen vorab an die Leiterin der Öffentlichkeitsabteilung schicken. Diese teilte mir nach einigen Tagen mit, dass keiner der beiden Herren mit mir sprechen werde – nicht jetzt und auch nicht während der nächsten Monate. Auf der Webseite des Zentrums fand ich gleich auf der Startseite eine mögliche Erklärung für diese abweisende

Haltung. Dort heißt es: »Unsere Autismus-Forschung hat zwei Schwerpunkte: frühe Entdeckung – frühe Behandlung«.

Für diesen Zweck wird den besorgten Eltern eine einzigartige, nur am Marcus Center angebotene Technologie angepriesen: die »Augenkontakt-Software von Dr. Klin, welche Autismus-Diagnosen bereits im Alter von sechs Monaten möglich macht« und die »künftigen Generationen helfen soll, die Behandlung zu bekommen, die sie brauchen«. Wozu also nach Ursachen suchen, wenn es offenbar vor allem um das Behandeln geht?

5.7. Kontroverse um die Masern-Mumps-Röteln-Impfung

Die Frage, ob das Ansteigen der Fälle von Autismus etwas mit der zunehmenden Zahl von Impfungen zu tun haben könnte, sorgt in der Öffentlichkeit, speziell aber auf den Kommentarseiten der Online-Medien sowie in den sozialen Netzwerken, regelmäßig für wütende Gefechte. Im offiziellen Nebenwirkungsmeldesystem der USA finden sich unzählige Berichte von Ärztinnen und Ärzten sowie betroffenen Eltern über einen zeitlich engen Zusammenhang zwischen ersten Symptomen einer Entwicklungsstörung und Impfterminen. Mittlerweile gibt es mehrere große Vereinigungen, die von betroffenen Eltern gegründet wurden und abseits der regulären Gesundheitsorganisationen Forschungsaufträge erteilen, Medienarbeit machen und Fallberichte ihrer Mitglieder veröffentlichen. Auf solchen Seiten wird unter anderem berichtet, wie die autistischen Störungen bei den Kindern begannen.

Da wird beispielsweise beschrieben, dass Babys auf Impfungen mit lang anhaltendem, schrillem Schreien reagiert hatten und danach ihre Köpfchen nicht mehr wie zuvor selbst halten konnten. Andere berichten, dass Babys aufhörten zu sprechen und erste Wörter wieder vergaßen. Prominente Unterstützer wie der Hollywood-Schauspieler Jim Carrey, der selbst einen autistischen Sohn hat, treten auf Autismus-Veranstaltungen auf und sorgen für große mediale Aufmerksamkeit.

Die Behörden widersprechen, beruhigen und bezeichnen derartige Schilderungen als anekdotische Einzelfälle ohne Aussagekraft. Doch die Autismus-Gruppen sind mittlerweile in den USA allein aufgrund der Häufigkeit dieser Störung zu einer nicht mehr zu überhörenden Partei geworden. Inzwischen herrscht zwischen den Autismus-Organisationen und den Behörden ein heftiges Misstrauen, wenn es um den Anteil geht, den Impfungen an dieser Katastrophe haben könnten. Wer allzu offen an diese Frage herangeht, kann seine Forschungskarriere riskieren, wie das Beispiel des einst hoch angesehenen britischen Gastroenterologen Andrew Wakefield belegt.

Der Fall Wakefield

Wakefield war einer der ersten Wissenschaftler, die den Zusammenhang zwischen chronischen Störungen im Darm und dem Auftreten von Autismus untersuchten. In einer 1998 im Journal *Lancet* publizierten Arbeit stellte er zwölf Fälle von autistischen Kindern mit Darmstörungen vor. Zum Verhängnis wurde ihm die öffentlich thematisierte Frage, ob die Masern-Mumps-Röteln-Impfung (MMR) ein möglicher Auslöser für die Krankheit sein könnte.

Die Medien verbreiteten seine These, und die Impfquote bei MMR fiel in Großbritannien dramatisch ab. In der Folge kam es zu Masernausbrüchen. Impfexpertinnen und -experten gingen genauso wie die Medien daraufhin zum Gegenangriff über: Wakefield wurden unter anderem unethische Forschungsmethoden sowie die Nichtdeklaration von Spendengeldern in Höhe von 50.000 Pfund vorgeworfen, Kolleginnen und Kollegen distanzierten sich öffentlich. Wakefields wissenschaftlicher Ruf wurde im Zuge dieser Debatte zerstört. Der Mediziner verlor seinen Job und musste mit seiner Familie England verlassen. 2010 wurde gegen ihn sogar ein Berufsverbot in Großbritannien verhängt.

Heute arbeitet Andrew Wakefield im Auftrag privater Autismus-Forschungseinrichtungen in den USA. In Interviews, Vorträgen und Büchern hat er zu allen Anschuldigungen detailliert Stellung genommen und alle Vorwürfe scharf zurückgewiesen. So habe er etwa die 50.000 Pfund Förderung sofort der Finanzabteilung seiner Universität gemeldet und sie niemals verheimlicht. Dass er dem Journal Lancet die Förderung nicht gemeldet hat, stimme zwar, die Offenlegung wurde damals vom Journal aber auch gar nicht verlangt, zumal die Förderung eine andere wissenschaftliche Arbeit betraf, die nichts mit dem Lancet-Artikel zu tun hatte.

Ich möchte hier nicht auf weitere Details dieser Affäre eingehen; für mich klingen Wakefields Argumente aber plausibel. Wer sich selbst ein Bild machen möchte, kann die Anschuldigung[77] sowie die Entgegnungen[78] in den genannten Quellen nachlesen.

Was Andrew Wakefield passierte, ist zwar das prominenteste, aber bei weitem nicht das einzige Beispiel für Leute, die impfkritische Themen an die Öffentlichkeit brachten und augenblicklich einer Welle von Kritik und Unterstellungen ausgesetzt waren. Ich persönlich denke nicht, dass die MMR-Impfung eine wesentliche Ursache für Autismus darstellt. Aber selbst wenn sie nur einer von vielen Auslösern sein sollte, müssen die biochemischen Abläufe aufgeklärt werden. Bei einer Maßnahme wie dem Impfen, die ja 100 Prozent aller gesunden Kinder empfohlen wird, muss gesichert sein, dass diese nach dem Impftermin ebenso gesund sind wie zuvor. Und dafür ist es notwendig, auch seltenen Risiken nachzugehen und sie vorurteilsfrei zu prüfen. Die gegenwärtige Tendenz, gar keine wissenschaftliche Diskussion zuzulassen, als wäre das Impfwesen die »heilige Kuh« der Wissenschaft, halte ich für absolut unwürdig.

Kürzlich gab Wakefield in einem Interview folgenden bemerkenswerten Kommentar: »Es gibt immer mehr Angriffe auf Ärzte und Wissenschaftler, die noch im Interesse ihrer Patienten arbeiten und nicht im Interesse von Gesundheitspolitik oder Industrie. Es gibt extrem schonungslose Attacken auf jene paar verbliebenen Wissenschaftlerinnen und Wissenschaftler, die derzeit zum möglichen Zusammenhang von Impfungen mit Entwicklungsstörungen wie Autismus überhaupt noch kritische und unvoreingenommene Forschung betreiben. Das sind weltweit gerade einmal fünf bis zehn Leute. Wenn wir diese Leute nicht beschützen, werden wir bald niemanden mehr haben, der sich mit kritischen Daten an die Öffentlichkeit traut. Denn ihre Karriere wird gnadenlos zerstört. Sie verlieren den Boden unter ihren Füßen, sie verlieren alles, so wie ich alles verloren habe. Wir müssen jetzt aufstehen als wissenschaftlich Tätige, als Gesellschaft, als Community, und diese Menschen beschützen. Wir müssen die Hetzjagd beenden.«[79]

Chronische Entzündung
Innerhalb der Wissenschaft kam es zu Wakefields These, dass lebende Viren aus Impfungen bei der Untergruppe der autistischen Kinder mit Reizdarm eine Rolle spielen könnten, nie zu einer offenen Diskussion, sondern meist nur zu einem wütenden Schlagabtausch. »Seine Idee führte zu einer heftigen Kontroverse«, erinnert sich Anna Strunecká, »diese wurde jedoch nicht mit wissenschaftlichen Argumenten geführt.«

Prinzipiell scheint ihr Wakefields These biologisch plausibel, zumal auch wilde Masern- und Rötelviren als mögliche Trigger von Autismus diskutiert werden.[80] Wenn wilde Viren das können, warum sollte das bei abgeschwächten, aber immer noch lebenden Viren ausgeschlossen sein? Infekte stehen als Auslöser zahlreicher Autoimmunerkrankungen unter Verdacht. Jeder Infekt stimuliert das Immunsystem, und jede Immunreaktion bringt auch gegen den eigenen Körper gerichtete Auto-Antikörper hervor. Normalerweise werden diese problematischen Eiweißpartikel von den internen Sicherheitsmechanismen des Immunsystems rasch beseitigt. Doch sind biologische – genau wie technische – Kontrollsysteme niemals hundertprozentig perfekt. Bei entsprechender Veranlagung oder einer vorangegangenen Schwächung des Immunsystems könnte es durchaus zu einer Verfestigung der Autoimmunreaktion kommen.

Dabei heften sich die fehlgesteuerten Antikörper an körpereigene Zellen, markieren diese als »fremd« und »gefährlich«, und geben sie damit für die grob geschnitzten »natürlichen Killerzellen«, die Makrophagen und anderen Fresszellen des Immunsystems, zum Abschuss frei. Geschieht diese Fehlmarkierung im Gehirn, würde das Immunsystem auf die derart gekennzeichneten Nervenzellen losgehen. Das würde die in Untersuchungen an Autismuskranken gefundenen schweren Entzündungen und Fehlvernetzungen im Gehirn erklären. Tatsächlich wurde in Gehirnen verstorbener Autistinnen und Autisten eine extrem hohe Dichte an Zellen des Immunsystems gefunden. Das weist auf eine zu Lebzeiten bestehende chronische Entzündung hin.

Noch viel stärker ist dieser Effekt bei Aluminiumsalzen in Totimpfstoffen. Diese Wirkverstärker werden einzig zu dem Zweck beigefügt, die Immunreaktion zu verstärken.

Lebendimpfstoffe wie MMR müssen nicht verstärkt werden, da die Viren ja leben und das Immunsystem deshalb ganz von selbst auf sie reagiert. Normalerweise sollte diese Reaktion viel milder ausfallen als bei Aluminium, zum einen, weil die Viren abgeschwächt sind, zum anderen, weil das Immunsystem diese Viren aus der gemeinsamen evolutionären Vergangenheit schon kennt. Außerdem steht MMR erst rund um den ersten Geburtstag am Impfplan, zu einem Zeitpunkt also, zu dem das Immunsystem der Babys schon deutlich besser entwickelt ist – so es nicht vorgeschädigt wurde.

Die »westliche Krankheit«
Immer wieder gibt es Versuche, die Autismus-Epidemie wegzuerklären. Sie sei vielleicht gar nicht real, sondern ein Produkt der höheren Aufmerksamkeit für diese Symptome, heißt es da manchmal – wo näher hingesehen werde, werde eben auch mehr gefunden.

Inzwischen hat die oberste US-Gesundheitsbehörde CDC (Centers for Disease Control) jedoch selbst in ihren Untersuchungen die enorme Zunahme bestätigt: Während in den Siebzigerjahren des vergangenen Jahrhunderts etwa ein bis zwei Fälle pro 10.000 Kindern auftraten, wurde zu Beginn des neuen Millenniums bereits eines von 166 amerikanischen Kindern mit einer autistischen Störung diagnostiziert. Diese enorme Zahl beruht nicht auf Schätzungen, sondern auf einem eigens dafür eingerichteten Monitoring-Netzwerk, das in elf Regionen der USA die Kinder aktiv überwacht und nach einem einheitlichen Diagnoseschlüssel auf Krankheiten des autistischen Spektrums überprüft. Getestet werden Kinder im Alter von acht Jahren, weil zu diesem Zeitpunkt die Entwicklungsstörung in den allermeisten Fällen bereits offensichtlich ist.

Im März 2014 veröffentlichte die CDC die bislang letzten Zahlen des Netzwerks. Und abermals zeigte die Kurve steil nach oben: Inzwischen ist eines von 68 Kindern in den USA von Autismus betroffen, bei Jungen sogar einer von 42.

Und es gibt Untergruppen, die noch anfälliger sind: Aus Somalia in die USA Eingewanderte haben beispielsweise ein Risiko von 1 zu 25, dass ihre Kinder autistisch werden. Zu Hause in Afrika kannten die Leute nicht einmal den Namen dieser Störung. Somalis nennen Autismus deshalb »die westliche Krankheit«.

Wie ist ein derart dramatischer Anstieg erklärbar? Wie kann eine Krankheit, die noch vor einigen Jahrzehnten als exotisch galt, in derartige Höhen schießen?

Eigentlich wäre die Beantwortung dieser Frage die ureigenste Aufgabe der Gesundheitsbehörden. Hier arbeiten schließlich weltweit tausende gut bezahlte und hoch qualifizierte Fachleute im Dienste der Öffentlichkeit. Doch wie wir im Folgenden sehen werden, sind die Behörden in Bezug auf ihre Aufgaben offenbar ganz anderer Meinung.

5.8. Das CDC-Komplott

Ich habe meine Meinung zum Arbeitseifer, der Zivilcourage und dem Verantwortungsbewusstsein der Gesundheitsbehörden in Deutschland, Österreich und der EU mehrfach öffentlich kundgetan und wurde deshalb von manchen als Scharfmacher, Rüpel und Beamtenfresser tituliert. Deshalb will ich mich in diesem Kapitel ein wenig zurückhalten – auch wenn es schwerfällt.

Sagen wir es also so: Die taktische Lage für die Gesundheitsbehörden ist nicht gerade einfach. Auf der einen Seite werden von ihnen seit vielen Jahrzehnten Impfungen empfohlen und die Impfpläne immer dichter mit Terminen vollgepackt. Auf der anderen Seite häufen sich Berichte in Medien, Selbsthilfegruppen und Foren über Impfschäden, und Stimmen, die diesem Impf-Bombardement kritisch gegenüberstehen, werden immer lauter.

Der Großteil der neuen Impfstoffe, die nach Europa kommen, stammt von Herstellern aus den USA. Der weltweit mit Abstand meistverkaufte Impfstoff, Prevenar 13 gegen Pneumokokken-Infektionen von Pfizer, brachte es im Jahr 2014 auf einen Umsatz von 4,5 Milliarden US-Dollar. An zweiter Stelle rangiert der erst 2007 eingeführte HPV-Impfstoff Gardasil (1,9 Milliarden), der den Konzern Merck zum weltweit größten Impfstoffhersteller machte. Merck erzielte zuletzt 6,3 Milliarden US-Dollar aus dem Umsatz seiner Impfstoffsparte.

In Europa gibt es nur noch das britische Unternehmen GlaxosSmithKline (GSK), den französischen Konzern und Merck-Partner Sanofi sowie das in Basel ansässige Unternehmen Novartis, das seine Impfstoffsparte zuletzt aber radikal abgebaut und an die Konkurrenz (vor allem GSK) verkauft hat. Alle anderen Impfstoffhersteller spielen in der Unterklasse.

Die großen Vier – Merck, Pfizer, GSK und Sanofi – teilen sich also den Weltmarkt, speziell den hochpreisigen Bereich in den Industriestaaten Nordamerikas und Europas.

Die Impfstoffhersteller sichern sich ab
Die USA sind also auch im Bereich Impfstoffe unumstrittene Supermacht. Was von US-Behörden zugelassen wird, geht normalerweise problemlos auch durch die Zulassung der EU. Konkurrenzdenken, Widerspruch oder gar eigenständige Expertise ist weit und breit nicht in Sicht. In kaum einem Bereich ist die Führungsautorität der Vereinigten Staaten so unumstritten. Deshalb ist es auch für uns hoch relevant, wie US-Gesundheits- und Arzeimittelbehörden ticken und nach welchen Spielregeln dort die Sicherheit der Impfstoffe kontrolliert wird.

Von besonderem Interesse ist ihr Umgang mit tatsächlichen oder behaupteten Impfschäden. In den 1980er-Jahren häuften sich die

Klagen gegen Impfstoffhersteller wegen unerwünschter Nebenwirkungen und bleibender Schäden. Spezialisierte Kanzleien brachten Sammelklagen ein, und es war abzusehen, dass es hier um ähnlich gigantische Summen gehen könnte wie bei den großen Prozessen gegen die Tabakindustrie. Die Hersteller reagierten darauf mit der Drohung, sich gänzlich aus der Impfstoffproduktion zurückzuziehen, wenn sie von den Gesetzgebern keinen Schutz bekämen.

Den gab es umgehend: 1988 wurde das »*National Childhood Vaccine Injury Compensation Program*« (NVICP) Gesetz. Es bedeutet nichts anderes, als dass es seither in den USA nicht mehr möglich ist, einen Impfstoffhersteller zu verklagen. Auf jede Impfung wird eine Steuer aufgeschlagen, die in einen gemeinsamen Schadenstopf wandert, aus dem eventuelle Ansprüche beglichen werden. Wer eine Impfung kauft, zahlt also gleich solidarisch für alle mit, die eventuell dadurch geschädigt werden. Bis heute wurden mehr als 3,5 Milliarden US-Dollar in den Topf eingezahlt.

Bei Krankheiten oder Tod als möglicher Folge einer Impfung müssen Entschädigungen nun per Antrag an staatliche Behörden reklamiert werden. Jeder Einzelfall wird über Gutachten und spezialisierte Kanzleien entschieden, die ebenfalls aus Steuern bezahlt werden. Bisher flossen rund drei Milliarden US-Dollar an Impfgeschädigte oder deren Hinterbliebene zurück – nicht eben wenig für eine angeblich nebenwirkungsfreie Maßnahme.

Die Hersteller haben sich freigespielt. Im Gegensatz zu allen anderen Sparten der Wirtschaft haben sie kein juristisches Risiko mehr, weil sie nicht mehr haftbar gemacht werden können für eventuelle Schäden aus ihren Produkten.

Es ist kein Zufall, dass ein Boom neuer, hochpreisiger Impfstoffe einsetzte.

Gleichzeitig brodelte es zur Jahrtausendwende fortwährend in den Medien, dass Impfungen schuld am rasanten Anstieg der Autismusfälle sein könnten. Unter Verdacht stand – wegen der Studien Wakefields – zum einen die Masern-Mumps-Röteln-Impfung mit Lebendviren. Zum anderen gerieten die weitaus zahlreicheren Totimpfstoffe ins Visier, die meist die Quecksilberverbindung

Thiomersal als Konservierungsmittel sowie Aluminiumsalze als Wirkverstärker enthielten.

Quecksilber und Aluminiumsalze sind zwei bekannt toxische Substanzen. Solche Gifte als Bestandteil von Babyimpfungen einzusetzen, war auf Dauer in der Öffentlichkeit schwer zu rechtfertigen; also waren die staatlichen Behörden gezwungen, sich mit dem Problem zu befassen. Es kam zu zahlreichen internen Untersuchungen. In den USA wurden vor allem von der staatlichen CDC Studien zur Frage der Impfstoffsicherheit organisiert.

Doch wer nun glaubt, sie täte das im Sinne der Menschen, die sie eigentlich vertreten sollte, irrt.

Die Papiere von Simpsonwood

Ein Sittenbild von Behördengepflogenheiten liefert das 286 Seiten umfassende Gesprächsprotokoll einer Veranstaltung im Simpsonwood-Konferenzzentrum in Norcross, Georgia, bei der im Juni 2000 zwei Tage lang über einen möglichen Zusammenhang von Quecksilber- und aluminiumhaltigen Impfstoffen und neurologischen Entwicklungsstörungen diskutiert wurde.[81] Eingeladen waren nicht nur Impfexpertinnen und -experten der CDC, Vertretungen der Regierung und der WHO, sondern auch die Pharmaindustrie. Alle, die an dem Meeting teilnahmen, wurden zu absoluter Verschwiegenheit verpflichtet. Dass das Protokoll der Sitzung dennoch an die Öffentlichkeit gelangte, ist das Verdienst einer Autismus-Elterninitiative, die gerüchteweise davon erfuhr und die Dokumente auf Basis des »*Freedom of Information Act*« gerichtlich ausheben ließ.[82]

Der Anlass für das Meeting war eine bis dahin unveröffentlichte Studie der CDC, geleitet von Tom Verstraeten. Der aus Gent in Belgien stammende Epidemiologe hatte den Auftrag bekommen, die Daten von mehr als 400.000 Kindern auszuwerten und auf eine mögliche Verbindung von Impfungen mit neurologischen Entwicklungsstörungen zu untersuchen. Schon ein halbes Jahr vor dem Treffen informierte Verstraeten seine Kollegen und Vorgesetzten über alarmierende Resultate. Besonders die sehr frühen Impfungen, wie sie in den USA auch während der 1990er-Jahre schon üblich waren, hatten oft dramatische Folgen. Bei Babys, die im ersten Lebensmonat Quecksilber-haltige Impfungen bekommen hatten – die übrigens immer auch Aluminium enthielten, doch das war nicht Gegenstand der Untersuchung –, ergab sich im Vergleich zu Kindern, die im ersten Monat nicht geimpft wurden, ein mehr als siebenfach höheres Autismusrisiko.

Verstraeten hatte zu diesem Zeitpunkt bereits alle möglichen statistischen Methoden versucht, um diesen Effekt in den Griff zu bekommen, aber »er geht einfach nicht weg«, schrieb er in einem internen Mail. »Wie ihr seht, ist das Risiko in einigen Kategorien deutlich erhöht«, darunter nicht nur Autismus, sondern auch ADHS, Ticks, Schlaf- und Sprachstörungen, »und ich habe bisher keine alternative Erklärung gefunden. (...) Wie es aussieht wird der Schaden im ersten Lebensmonat angerichtet.«

In seinem Vortrag erklärte Verstraeten, dass er in seiner Arbeit die Metallbelastung aus Impfungen erhoben und in Beziehung zu den gesundheitlichen Störungen der Kinder gesetzt hatte. Abgesehen von der Polio-Schluckimpfung waren damals sowohl in den USA als auch in Europa in jedem Babyimpfstoff Quecksilber und Aluminium enthalten. Verstraeten erklärte den geschockten Anwesenden, dass es einen signifikanten und linearen Zusammenhang zwischen der Quecksilberbelastung und den Entwicklungsstörungen gab. Für jedes Mikrogramm Thiomersal, das die Babys abbekommen hatten, stieg das Krankheitsrisiko um 0,7 Prozent. Am deutlichsten war der Trend für Sprachverzögerungen, gefolgt von ADHS (Aufmerksamkeitsdefizit-/Hyperaktivitätsstörung) und Autismus.

Dass die Experten die Daten hoch dramatisch fanden, zeigt eine Begebenheit am Rande: Mitten in der Sitzung sprang der Immunologe Robert Johnson auf. Er habe gerade erst die Nachricht von der Geburt seines ersten Enkelsohnes erhalten. Er müsse sofort los und unbedingt verhindern, dass sein Enkel eine Spritze bekommt, die Thiomersal enthält.

Die übrigen diskutierten lebhaft weiter – speziell über die Bedeutung, die eine derartige Veröffentlichung für den Ruf der Impfungen in der Öffentlichkeit sowie einige anstehende Strafprozesse hätte. »Die medizinisch-legalen Konsequenzen dieser Studie sind entsetzlich«, äußerte sich etwa der Entwicklungsbiologe und Kinderarzt Robert Brent von der Jefferson University. »Damit sind wir in einer schlechten Position, um Gerichtsverfahren abzuwehren. Ich bin wirklich besorgt.« Es wurden zahlreiche Überlegungen angestellt, wie das Ergebnis am besten zu kommunizieren sei, um den Imageschaden zu minimieren. Philip Rhodes, im Studienteam für die Statistik zuständig, erklärte, wie Einfluss auf die Ergebnisse ausgeübt werden könnte, beispielsweise indem Frühgeborene oder Kinder, die weniger Impfungen bekommen hatten, aus der Auswertung ausgeschlossen würden. Doch sowohl er selbst wie auch Verstraeten und andere Statistiker seien bereits viele Monate lang über der Auswertung der Daten gesessen. »Du kannst sie stoßen, ich kann sie ziehen. Aber hier hat schon eine ganze Menge Bewegung stattgefunden, sodass wir von einer enormen Signifikanz zu einem grenzwertigen Resultat gekommen sind.« Viel mehr, so Rhodes, sei in diesem Stoß-mich-zieh-dich-Datenkarussell einfach nicht mehr drin.

Die Behörde gibt Entwarnung

Das Protokoll der Sitzung vom Juni 2000 enthält noch viele weitere ähnlich erschreckende Äußerungen. Die Verantwortlichen der wichtigsten Gesundheitsbehörden überlegten nicht etwa, wie Kinder geschützt werden können vor negativen Einflüssen. Sie berieten, wie sie den Ruf der Impfungen schützen könnten – und natürlich auch ihren eigenen.

Es dauerte mehr als drei Jahre, bis die Studie von Tom Verstraeten und Kollegen schließlich im angesehenen Fachjournal *Pediatrics* veröffentlicht wurde. Und scheinbar war statistisch doch noch Einiges möglich gewesen: Denn als sie das Licht der internationalen Fachwelt erblickte, waren keine alarmierenden Zahlen oder signifikante Zusammenhänge mehr zu erkennen; bloß ein paar kleine regionale Irritationen bei »nervösen Ticks« und »Sprachverzögerung«, die mit Nachfolgestudien abgeklärt werden sollten. Für Autismus und ADHS war die Entwarnung absolut.[83]

Einer pikanten Ergänzung bedurfte es freilich noch in der folgenden Ausgabe des Journals: Der Hauptautor der Studie, Thomas Verstraeten, der im Text als Mitarbeiter der US-Gesundheitsbehörde CDC bezeichnet worden war, hatte nämlich zufällig vergessen bekanntzugeben, dass er seit mehr als einem Jahr die Seiten gewechselt hatte und nun für den Impfstoffkonzern GlaxoSmithKline tätig war. Offenbar hat dem Konzern imponiert, wie Verstraeten mit Statistik umgehen konnte. Bei GSK war er dann unter anderem für Studien rund um die Einführung der HPV-Impfung zuständig. Im Jahr 2011 machte er sich selbstständig und gründete eine Firma, die Beratung im Bereich der Arzneimittelforschung anbietet.

5.8. Ein Insider packt aus

Dass die skandalösen Simpsonwood-Manuskripte an die Öffentlichkeit gelangten, war ein Betriebsunfall. Doch völlig überraschend blieb jeglicher öffentliche Aufschrei aus. In den Mainstream-Medien wurde kaum darüber berichtet, und selbst die wissenschaftliche Community hatte keine hörbaren Einwände oder Kommentare – nicht einmal, als die im Nachhinein veränderte und statistisch umgepolte Studie schließlich doch veröffentlicht wurde.

Dass es damals innerhalb der CDC brodelte, erfuhr die staunende Öffentlichkeit erst in jüngster Vergangenheit. Und zwar über einen Kollegen von Tom Verstraeten, der als Chefepidemiologe und Statistiker viele Jahre lang zum Führungskern der CDC-Riege im Nationalen Impfprogramm gehört hatte: William Thompson.

Im August 2014 wandte sich Thompson über das Anwaltsbüro Morgan Verkamp, das einen guten Ruf als Rechtsbeistand für Whistleblower genießt, mit einem schockierenden Statement an die Öffentlichkeit: Er gab zu, er und andere in der CDC hätten in ihren Studien betrogen, Daten unterschlagen und Resultate gefälscht, um Impfungen von dem Ruf freizuwaschen, sie könnten etwas mit der grassierenden Autismus-Epidemie zu tun haben. Thompson selbst hatte an mehreren Dutzend Arbeiten zur Sicherheit von Impfungen mitgearbeitet, darunter drei Studien, die einen Zusammenhang zwischen Impfungen und Autismus glatt widerlegten.

Thompson, der zumindest auf dem Papier noch immer Angestellter der CDC ist, begründete seinen Schritt an die Öffentlichkeit mit schlechtem Gewissen. In mehreren auf Band aufgezeichneten Gesprächen mit Brian Hooker, einem befreundeten Wissenschaftler, der selbst Vater eines autistischen Sohnes ist, legte er eine umfassende Beichte ab. Über die Konsequenzen sei er sich im Klaren, sagte Thompson, die werde er durchstehen. Doch er könne es nicht mehr länger verantworten zu schweigen. »Für mich bedeutet es nur, ein paar Monate durch die Hölle zu gehen, wenn das jetzt alles öffentlich wird. Aber was ist das schon im Vergleich zu einer Familie, zu einem Kind, das tagein, tagaus leidet. So sehe ich das. Ich bin zutiefst beschämt, was ich getan habe.«

Im September 2015 veröffentlichte der Anwalt Kevin Barry ein Buch, das Thompsons komplette Aussagen zusammenfasst:[84] Thompson gibt darin sich selbst und seinen Kolleginnen und Kollegen die Schuld, »mindestens zehn Jahre Forschung versäumt zu haben, ein Jahrzehnt, in dem die CDC wie gelähmt war und ihr Wissen nicht transparent gemacht hat.«

Thompson erzählt von der in internen Sitzungen ausgegebenen Parole, »dass wir niemals zugeben werden, dass Autismus eine tatsächliche Nebenwirkung von Impfungen ist«. Dass in diese Richtung keine öffentlichen Förderungsgelder ausbezahlt werden sollten, stand sogar in offiziellen Publikationen zu lesen, etwa des Institute of Medicine (IOM), dem obersten wissenschaftlichen Beratungsgremium der US-Politik.[85]

Das muss man sich einmal auf der Zunge zergehen lassen: Ein Land steht inmitten einer verheerenden Gesundheitskatastrophe, die hunderttausende Familien schwerstens belastet. Es erkranken reihenweise Babys, die ihr ganzes Leben lang spezielle Therapie und Pflege brauchen werden. Selbst Präsident Barack Obama erwähnte in einer Rede vor Medien, »dass wir, wenn die Autismuszahlen weiter so explodieren, niemals genug Geld haben werden, um diesen enormen Betreuungsaufwand leisten zu können«. Und die wissenschaftlichen Beraterinnen und Berater des Präsidenten schließen eine vorurteilsfreie Suche nach möglichen Ursachen der Katastrophe aus!

Suche nach Ursachen – aber am falschen Ort
Das beste Beispiel für diese Verdrängungstaktik liefert die CDC selbst mit ihrem SEED-Projekt, der »bislang größten amerikanischen Studie zur Erforschung von Risikofaktoren für Entwicklungsstörungen im Kindesalter«, wie die CDC-Webseite stolz ankündigt. Um die Öffentlichkeit über den Fortschritt der Studie zu informieren, veröffentlicht die Behörde halbjährlich Berichte. In der zuletzt erschienenen elften Ausgabe gibt es Informationen über die Wichtigkeit von Bewegung für die Gesundheit der Kinder, einen Bericht über einen autistischen Jugendlichen, der auf Konferenzen motivierende Vorträge hält und kürzlich sogar ein Buch veröffentlicht hat. Und schließlich News aus der wissenschaftlichen Praxis, in denen es um das Verständnis geht, welche Gene bei der Entstehung der verschiedenen Störungen des autistischen Spektrums beteiligt sein könnten.

Und nun kommt William Thompson und berichtet, hinter diesen weitgehend nichtssagenden Texten für die Öffentlichkeit stehe »eine wahre Goldmine, ein Disneyland an Daten«. Daten wie »die Gesundheitsakten von rund 1.200 Kindern mit bestätigter Autismus-Diagnose inklusive allen Impfdaten der Kinder und sogar ihrer Eltern«. Gerade diese Akten werden aber bislang »unter Verschluss gehalten und weggesperrt«.

Immerhin sei beabsichtigt, damit in Zukunft zu arbeiten, und laut Thompson gebe es auch schon rund 60 Forschungsanträge für Studien mit dem SEED-Datensatz. »Aber keine einzige davon befasst sich mit Impfungen, keine einzige.« In dem aufgezeichneten Gespräch mit Brian Hooker ist Thompson anzumerken, wie sehr ihn diese Ignoranz empört: 1.200 Kinder mit Autismus, dazu eine Kontrollgruppe, alle Daten, die man sich nur wünschen kann, das wären sämtliche Zutaten zur Beantwortung der lange gesuchten

Frage, ob Impfungen bei der Entstehung von Autismus eine Rolle spielen oder nicht. Er sei in der Behörde aktiv geworden und habe seine Kollegenschaft gelöchert, erzählt Thompson: »Wie werdet ihr euch rechtfertigen, niemals die Impfungen untersucht zu haben?«

Dass niemand diese »Hauptader der Goldmine« mit ihm zusammen fördern und wissenschaftlich auswerten wollte, hat möglicherweise den Ausschlag dafür gegeben, dass der CDC-Mitarbeiter schließlich resignierte und keine andere Chance mehr sah, als einen Schlussstrich unter seine Karriere zu ziehen und sich an die Öffentlichkeit zu wenden.

Studien als Propaganda-Material

Bislang sind drei Impf-Inhaltsstoffe mit der Entstehung von Autismus in Verbindung gebracht worden: die Lebendviren aus der MMR-Impfung sowie die Metallverbindungen von Aluminium und Quecksilber (Thiomersal). Alle drei haben unterschiedliche Funktionen, unterschiedliche Wirkmechanismen und damit auch ein unterschiedliches Gefahrenpotenzial. Forschungsfragen gäbe es also wahrlich genug.

In den USA und den meisten Entwicklungsländern sind nach wie vor Thiomersal-haltige Impfstoffe auf dem Markt. In Europa wird Quecksilber als Konservierungsmittel nur noch »im Notfall«, wie es heißt, in Impfstoffen eingesetzt, zuletzt bei der Schweinegrippe-Pandemie.

Thompson erzählt von Experimenten mit Ratten, die gezeigt haben, dass die Tiere ein deutlich höheres Sterberisiko hatten, wenn die Dosierungen leicht erhöht wurden. Wer sich in den USA gegen Influenza impfen lässt, bekommt automatisch eine Dosis Quecksilber ab. »Ich weiß nicht, warum sie das immer noch für schwangere Frauen empfehlen«, empört sich der Whistleblower. »Das ist die letzte Personengruppe, der ich Quecksilber spritzen würde.«

An Studien zum Zusammenhang von MMR und Autismus war Thompson persönlich beteiligt. Diese Studien, erklärt er, waren gedacht als Antwort auf die Wakefield-Diskussion und den Vertrauensverlust in die Sicherheit der Impfungen. Dummerweise ergab sich bei der Auswertung ein signifikant höheres Autismusrisiko für Jungen afroamerikanischer Herkunft, die – entsprechend dem offiziellen Impfplan – im Alter unter drei Jahren gegen Masern, Mumps und Röteln geimpft wurden.»Das war ein Resultat, das wir nicht erwartet hatten, und es wurde endlos darüber diskutiert, wie wir das wieder loswerden.« Schließlich, erklärt Thompson, hätten sie eine Gruppe von Teilnehmern und deren Daten einfach aus dem Protokoll gestrichen – womit das Ergebnis nicht mehr auffällig war. »Ich war Komplize«, gesteht Thompson zerknirscht.»Wir haben niemandem von den signifikanten Resultaten erzählt. Wenn ich jetzt Familien mit autistischen Kindern treffe, dann fühle ich eine riesengroße Scham. Denn ich habe möglicherweise dazu beigetragen.«

Das Vertuschungskomplott
Das Vorwort zu dem Buch, das vorerst nur auf Englisch erhältlich ist, stammt von Boyd E. Haley, einem Professor für Chemie an der Universität von Kentucky, der als Experte für die Toxikologie von Inhaltsstoffen der Impfstoffe gilt. Er appelliert an jeden Kinderarzt, jede Kinderärztin, dieses Buch zu lesen, um gemeinsam eine medizinische Untersuchung einzuleiten. »Die Vorwürfe von Dr. Thompson sind so gravierend, dass die Frage der Sicherheit von Impfungen vollständig neu geprüft werden muss.«
  Der Anwalt und Autor Robert F. Kennedy Jr. – der Neffe des ermordeten Präsidenten JFK – unterstützt diese Forderung in einem weiteren Vorwort und greift auch scharf die US-Medien an, bislang zu den Vorgängen um die CDC weitgehend geschwiegen zu haben: »Die Reporter plappern die Sprechblasen, die ihnen von korrupten Gesundheitsbeamten und Sprechern der Impfstoffindustrie hingeworfen werden, kritiklos nach wie Papageien.« Dies sei wohl nur damit zu erklären, dass sich die Medienkonzerne als Komplizen der pharmazeutischen Industrie sehen, von deren Anzeigen sie finanziell abhängig seien.

Besonders bildlich wird Thompsons Bericht, wo es um die Vertuschung des ganzen Skandals geht. »Die Autoren der Studie vereinbarten einen Termin, an dem alle Dokumente im Zusammenhang mit der Studie zerstört werden sollten. Wir waren zu viert und einer brachte in den Konferenzraum einen riesigen Müllsack mit. Dann gingen wir alle Dokumente durch und entschieden, welche wir entsorgen wollten. Das geschah auch. Allerdings hatte ich damals schon Bedenken, dass das illegal ist, was wir hier tun. Und ich behielt von allen Dokumenten Kopien in meinem Büro. Sowohl in Papier als auch am Computer.«

Diese Aussage Thompsons verlas der republikanische Kongressabgeordnete aus Florida, Bill Posey, am 29. Juli 2015 im US-Repräsentantenhaus. Thompson hatte Posey als Abgeordnetem seines Vertrauens mehr als 100.000 Seiten der brisanten CDC-Unterlagen zukommen lassen.

Posey erklärte in seiner Rede, dass er dazu beitragen wolle, diesen Skandal aufzuklären. Wer immer möchte – seien es Politikerkolleginnen und -kollegen oder Leute aus den Medien – bräuchten nur in seinem Büro anzurufen und könnten Kopien von Thompsons Unterlagen erhalten. Der Applaus auf die Rede war schwach. Bis Redaktionsschluss dieses Buches hat weder jemand aus der Politik noch aus den großen Medienhäusern das Angebot wahrgenommen.

Einfluss auf die Politik

Seit dem Jahr 1998 ist die pharmazeutische Industrie zur mit Abstand größten Sponsorin der beiden großen politischen Parteien der USA aufgestiegen. In diesem Zeitraum wurden insgesamt 3,15 Milliarden US-Dollar offiziell als Ausgaben für politisches Lobbying verbucht.

Bei den Zuwendungen an die Parteien hat sich im Laufe der letzten Jahre ein interessanter Wandel vollzogen: Während im Jahr 2000 nur 36 Prozent der Gelder an die demokratische Partei gingen und 2004 sogar nur 31 Prozent, brachte der Wahlkampf von Barack Obama im Jahr 2008 den Umschwung. Von den 20 Millionen US-Dollar, die offiziell an die Kandidaten gespendet wurden, waren nun beide Parteien etwa in gleichem Umfang bedacht. Barack Obama erhielt mit 848.000 US-Dollar die mit Abstand höchsten Zuwendungen als Einzelperson.

Die beiden größten Impfstoffhersteller der USA, Merck und Pfizer, gaben im Jahr 2014 jeweils mehr als acht Millionen US-Dollar für politisches Lobbying aus und stehen damit an der Spitze aller Branchen – weit vor Öl- oder Rüstungsfirmen oder den großen Versicherungsunternehmen.

5.9. Das unkontrollierte System

Als bislang beste und eindeutige Belege, dass Impfungen nichts mit Autismus zu tun haben, werden häufig Studien aus Dänemark genannt, an denen Poul Thorsen, Professor an der Universität von Aarhus, mitgearbeitet hat. Drei dieser Aarhus-Studien wurden 2004 in der abschließenden Beurteilung des Institute of Medicine ausdrücklich genannt als Belege für die Beurteilung, »dass die vorhandene Evidenz eine Zurückweisung des Zusammenhangs zwischen Impfungen und der Entstehung von Autismus favorisiert«.

Zur Glaubwürdigkeit dieser Studien trug natürlich auch bei, dass es sich dabei um unabhängige Arbeiten handelte, die außerhalb der USA in einem skandinavischen Land mit allseits bekannten hohen wissenschaftlichen Standards durchgeführt worden waren. Nur wer die kleingedruckten Hinweise am Ende der Studien unter die Lupe nimmt,[86] sieht,[87] dass sie von der CDC finanziert wurden.

Die dänischen Studien wurden wegen ihres mangelhaften Designs heftig kritisiert. Und was der Angelegenheit einen beinahe tragisch-komischen Anstrich gibt, ist die Beziehung der CDC zu ihrem Verbindungsmann im dänischen Forschungsteam, Poul Thorsen.

Seit einigen Jahren steht der nämlich auf Betreiben der Gesundheitsbehörde auf einer internationalen Fahndungsliste der USA als »gesuchter Flüchtiger«[88]. Thorsen habe mehr als eine Million

US-Dollar aus Forschungsgeldern der CDC unterschlagen und auf sein persönliches Bankkonto überwiesen. Mit dem Geld habe er sich ein Haus gekauft, eine Harley Davidson, einen Audi sowie einen Honda SUV. Die Anträge an die dänischen Behörden seien übermittelt, heißt es in dem Steckbrief, Thorsen erwarte die Auslieferung an die USA.

Dass es sich beim dänischen CDC-Kontaktmann also offensichtlich um einen Betrüger handelt, ist eine der ironischen Fußnoten dieser Affäre. Doch was ist anderes zu erwarten, wenn im eigenen Betrieb derart straffe Vorgaben herrschen, welche Resultate von den eigenen klinischen Studien erwartet werden? Möglicherweise wirken solche Signale ja auch außerhalb der künstlichen Realität der selbst gebastelten CDC-Wissenschaft anziehend auf Menschen, die es mit Ehrlichkeit nicht allzu genau nehmen.

Julie Gerberding, die Langzeit-Direktorin der CDC, in deren Amtszeit die meisten der von Thompson beschriebenen Affären fallen, verließ die Gesundheitsbehörde im Jahr 2009. Was denken Sie, was die Frau nun beruflich macht? Sie wechselte umgehend zum Konzern Merck, in dem sie jetzt die Impfstoffabteilung leitet. Es klingt wie eine Folge »House of Cards«, jener Serie, die so desillusionierend über die Abgründe der Politik berichtet. Doch diese Geschichten sind nicht erfunden. Wieder und wieder belegen sie die sozusagen hautengen Beziehungen zwischen Big Pharma und Behörden.

Das sei seine ganze Berufslaufbahn über so gewesen, erzählt Thompson in seinen »Geständnissen«. Gute Beziehungen zu den Impfstoffherstellern galten immer als oberste Prämisse. »Wenn sich jemand negativ über die Industrie äußerte, wurde das von der Leitung der Behörde sehr feindlich aufgenommen.«

Für uns Normalsterbliche ist diese Form der Hörigkeit natürlich ein Desaster: Unsere Gesellschaft hat diese Instanzen eigens dafür eingerichtet und finanziert, um die bestmögliche Gesundheit der Bevölkerung zu gewährleisten. Und die üben ihre Kontrollfunktion nicht aus. Sei es, weil ihre führenden Kader durch und durch korrupt sind, sei es, weil »nicht sein kann, was nicht sein darf« – im

Prinzip führt es auf dasselbe hinaus: die Unfähigkeit, ein aktuelles Problem zu erkennen, Ursachen vorurteilsfrei aufzuklären und einer bestmöglichen Lösung zuzuführen.

Die Situation in Europa

Wer nun denkt, dass es sich bei den Zuständen in der CDC um Eigenheiten der USA handelt, die nicht auf die Arzneimittel- und Gesundheitsbehörden in der Europäischen Union übertragbar sind, ist naiv. Auch bei der European Medical Agency EMA in London, die für die Beurteilung und Überwachung der Arzneimittel in der EU zuständig ist, gehen Lobbyisten ein und aus. Allzu oft wird eine Expertise aus den USA einfach übernommen oder sogar als Basis der eigenen Entscheidungen ausgegeben.

Das färbt auch auf die Behörden in den einzelnen Mitgliedsstaaten ab. Klaus Hartmann, der zehn Jahre beim Paul-Ehrlich-Institut im hessischen Langen tätig war, also bei jener Behörde, welche die Sicherheit von Impfungen in Deutschland überwacht, erzählte mir viel über die internen Vorgänge und die Tendenz, die nationalen Behörden von London aus immer mehr an die Kandare zu nehmen und deren Entscheidungen zu beeinflussen. Hartmann hatte Anfang der 2000er-Jahre beispielsweise eine Untersuchung zur Sicherheit des gerade neu eingeführten Sechsfach-Impfstoffs Hexavac eingeleitet, weil mehrere Fälle von plötzlichem Kindstod in nahem zeitlichem Zusammenhang mit den Impfterminen aufgetreten waren. Nach einer Prüfung von wenigen Wochen erklärte die EMA Hartmanns Bedenken jedoch für haltlos und gab Hexavac wieder frei.

Hartmanns Vorgesetzte beugten sich ohne weiteres der Einschätzung der EMA und erklärten ihm, er solle diese Angelegenheit als abgeschlossen betrachten. »Derartige Vorfälle haben es mir unmöglich gemacht, eine Fortführung meiner Arbeit im Paul-Ehrlich-Institut mit meinem Gewissen zu vereinbaren«, erzählte mir Hartmann. Er kündigte seinen Job und arbeitet heute als Arbeitsmediziner in Wiesbaden.

Sanofi Pasteur, die Herstellerfirma von Hexavac, nahm wenig später ihren Bestseller übrigens unter einem Vorwand vom Markt.

Patientenvertreter mit Interessenskonflikt
Und was ist mit den Autismusverbänden? Jenen großen Organisationen, die vorgeben, nichts anderes im Sinn zu haben, als Licht ins Dunkel dieser Krankheit zu bringen? Organisationen wie die World Autism Organisation WAO, eine 1998 gegründete Vereinigung, die weltweit Kongresse organisiert und Forschung fördert, »welche die Lebensqualität von Menschen mit Autismus und ihrer Familien verbessert«?

Der langjährige Präsident der WAO, Paul Shattock, war mehr als 40 Jahre in der Autismusforschung tätig, unter anderem als Direktor der Autism Research Unit der Universität von Sunderland in England. Shattock sieht aus wie ein typischer englischer Gentleman. Er hat einen trockenen Humor und einen sehr persönlichen Zugang zum Thema: Sein Sohn Jamie wurde 1975 im Alter von vier Jahren mit Autismus diagnostiziert – damals das jüngste Kind in Nordengland mit dieser Diagnose. Heute ist Jamie Mitte vierzig und lebt noch immer bei seinen Eltern. Auch Jamie hat besondere Talente: »Er kennt jedes Geschäft mit Süßigkeiten, und verliert man im Supermarkt den Einkaufswagen, weiß Jamie immer genau, wo er steht«, erzählt Paul Shattock. »Deshalb verlieren wir den Wagen immer absichtlich – damit er ihn finden kann.« Shattock lächelt, und man merkt ihm an, dass er diese Geschichte schon sehr oft erzählt hat.

Als ihn die deutsche Filmemacherin Natalie Beer Anfang 2015 zu einem Interview in Sunderland traf, hatte er gerade seinen Job als Präsident der WAO an eine Nachfolgerin aus Südafrika übergeben. »Damit kann ich nun Dinge sagen, die ich zuvor nicht sagen konnte, weil wir da immer Rücksicht nehmen mussten, unsere Förderer und Gesprächspartner aus Politik und Wirtschaft nur ja nicht mit kontroversen Themen zu irritieren«, bekannte der Ex-Präsident.[89] Doch nun fühle er sich daran nicht mehr gebunden. Und so erzählt er der Filmemacherin frank und frei, dass er lange Zeit der Meinung war, dass Impfungen nichts mit der Störung zu tun hätten. »Ich war so arrogant, wie man nur sein kann. Ich verschob die Fakten so lange, bis sie in die Theorie passten, so wie es auch alle anderen machten.« Bis ihm schließlich durch fortwährende Hinweise von Eltern und auch einzelner Kollegen klar wurde: »Oh shit, die Mütter erzählen die Wahrheit.«

Heute ist Shattock überzeugt, dass Impfungen sehr wohl ein Trigger der Entwicklungsstörung sein und diese zum Ausbruch bringen können. Dass Autismus in den USA so ungleich häufiger auftritt, führt er unter anderem auf die im Vergleich zu Europa noch deutlich dichteren Impfpläne zurück. »Die Hepatitis-B-Impfung wird dort gleich am ersten Lebenstag gegeben, oft bereits eine Stunde nach der Geburt. Zu diesem Zeitpunkt ist das Immunsystem vollständig unreif und funktioniert noch gar nicht richtig.«

Natalie Beer fragte, warum in diese Richtung nicht mehr geforscht werde und warum es zum Thema Impfungen keine kritischen Studienansätze gebe. »Wohl vor allem deshalb, weil die Leute Angst haben, was sie finden könnten«, antwortet Paul Shattock mit entwaffnender Offenheit. »Jeder andere Risikofaktor wäre längst untersucht worden. Aber weil es sich um Impfungen handelt, schrecken alle zurück: ›Das ist heilig, und es ist uns in keiner Weise erlaubt, das Vertrauen der Menschen in Impfungen aufs Spiel zu setzen.‹ So denken die Leute, und so läuft das ab.«

5.10. Autoimmunität: Der Drache erwacht

Ich habe zum Thema Autismus und Impfungen seit längerer Zeit einen »*Alert*« eingerichtet. Das heißt, ich bekomme einmal wöchentlich eine Mail mit Links zu allen Artikeln, die zu dem Thema auf Deutsch oder Englisch während der letzten sieben Tage erschienen sind. Und das sind eine ganze Menge. Neunzig Prozent dieser Artikel beziehen sich dabei auf die alte Wakefield-Studie aus dem Fachjournal Lancet und erwähnen kurz, dass sie gefälscht war und ein Zusammenhang zwischen Impfungen und Autismus

»mittlerweile längst widerlegt wurde«. Stammen die Artikel aus sogenannten Mainstream-Medien, liegt der Anteil sogar nahe hundert Prozent. Es scheint, als hätte sich in den großen Redaktionshäusern weltweit eine Doktrin durchgesetzt, dass kritische Arbeiten zu Impfungen auch abseits des Autismus-Themas nicht mehr geduldet werden.

Wenn ab und zu jemand diese Regel bricht, ist der Teufel los. Dies erlebten vor kurzem zwei Reporter der größten kanadischen Tageszeitung »*Toronto Star*«. Sie interviewten die Mütter von zwei Mädchen im Teenager-Alter, die auf eine Impfung gegen humane Papillomaviren (HPV) mit schweren Nebenwirkungen reagiert hatten. Eines der Mädchen war – ohne dass es dafür irgendeine medizinische Erklärung gab – zwei Wochen nach dem Impftermin in der Badewanne ertrunken.

Noch bevor die Reporter eine Chance bekamen, sich zu verteidigen, gingen »Gesundheitsfachleute« auf sie los wie ein Rudel Kampfhunde. Die Geschichte habe das öffentliche Vertrauen in Impfungen schwer beschädigt, sagte ein Ernährungswissenschaftler gegenüber dem TV-Sender CBC. Die US-Tageszeitung *Washington Post* nannte den Beitrag ein »stümperhaftes Machwerk« und zitierte den zuständigen Ressortleiter des *Toronto Star* mit der Selbstanklage: »Es ist wirklich schade, dass es keine Impfung gegen journalistische Ausrutscher gibt.« Der Herausgeber des *Toronto Star* ließ schließlich den Artikel aus dem Archiv der Internetseite löschen, entschuldigte sich vielmals und veröffentlichte als Wiedergutmachung zwei Gastbeiträge: einen von einem »Bioethiker«, der dafür eintrat, die HPV-Impfung an katholischen Schulen als Pflichtimpfung einzuführen, und einen zweiten von einem Mitarbeiter der »Bill- und Melinda-Gates-Stiftung«, der den bezeichnenden Titel trug: »Die Wissenschaft beweist: HPV-Impfungen haben keinen Schwachpunkt«.

Freda M., eine kanadische Wissenschaftsjournalistin, die mich auf diese Affäre aufmerksam gemacht hat, kommentierte die Vorgänge so: »Sollte das bei irgendeinem Arzneimittel möglich sein, dass es wirklich keinen Schwachpunkt hat? Sind Impfungen wirklich solche

Wundermittel, dass sie niemals Nebenwirkungen haben?« Offenbar ist es so, wenn man heutigen Medien glauben will. Abgesehen von Ausrutschern wie beim *Toronto Star* sind fast alle »auf Linie«. Und bei den meisten Journalistinnen und Journalisten hat sich tief im Hinterkopf eingeprägt, mit diesem kontroversen Thema nur ja keine Drachen zu wecken und brav das Mantra der »sicheren und hoch wirksamen Impfungen« zu wiederholen.

Freda stammt aus einer Ärztefamilie, und auch ihr Ehemann ist Arzt. Das Paar hat drei Kinder, darunter die Zwillinge John und Nik. Mit Impfungen hat sich Freda nie groß befasst. Dass alle empfohlenen Impftermine eingehalten werden, galt in ihrer Familie schon immer als selbstverständlich. Bis zu jenem Tag am Ende der Grundschule der Zwillinge.

Die Jungen waren damals neun Jahre alt, und Freda ging mit ihnen für eine Meningokokken-Impfung zum Hausarzt. John klagte im Wartezimmer, sich nicht wohl zu fühlen, also entschied der Arzt, ihn sicherheitshalber diesmal nicht zu impfen. Nur sein Bruder Nik erhielt die Injektion.

John wurde dann auch tatsächlich krank, erzählte mir Freda. Er machte in den nächsten Tagen einen harmlosen grippalen Infekt durch. Und wahrscheinlich waren auch bei Nik die Viren bereits kräftig unterwegs. Das vertrug sich aber anscheinend gar nicht mit der gleichzeitigen Impfung.

»Ab diesem Zeitpunkt«, so Freda, »war nichts mehr wie zuvor.« In den folgenden zehn Jahren machte Nik eine fulminante Serie von Autoimmunerkrankungen durch. »Wir waren ständig nur noch beim Arzt oder in der Notaufnahme und machten mit Krankheiten Bekanntschaft, von denen ich zum Teil noch nie den Namen gehört hatte.«

Niks Immunsystem ging auf seine Schilddrüse los, auf seinen Darm, auf seine Atemwege, auf die Schleimhäute am Gaumen. Er entwickelte alle möglichen Allergien. »Dazu war es vorbei mit seinem Bedürfnis nach Bewegung. Er litt an chronischer Müdigkeit, die so schlimm war, dass er nicht einmal den kurzen Weg zum Sportplatz schaffte, ohne sich auf dem Weg dorthin zweimal ins Gras zu legen.« Mehrfach machte Nik lebensgefährliche Krisen durch. »Und es war ein absoluter Horror mitzuerleben, wie wenig ihm die Ärztinnen und Ärzte helfen konnten.« Kurz vor seinem zwölften Geburtstag fielen ihm auch noch die Haare komplett aus. Auch dies war, wie Freda staunend erfuhr, eine Autoimmunreaktion: »Das Immunsystem hatte seine Haarwurzeln angegriffen.«

Richtig wütend machten Freda die Reaktionen ihrer Familie. Ihre Eltern betrachteten die Unglücksserie als eine Art Gendefekt, der eben – zufällig zeitgleich mit der Impfung – erst mit neun Jahren sichtbar wurde. »Mein Vater riet mir dazu, jetzt erst recht keine Impfung zu verpassen, um Nik bei seiner Immunschwäche zu unterstützen«, sagte Freda. »Und mein kleiner Bruder, der mittlerweile auch Arzt geworden war, empfahl mir, mich wegen meiner Impfparanoia, wie er es nannte, an einen Psychiater zu wenden.« Daraufhin brach Freda den Kontakt mit ihm ab.

»Es ist wirklich unglaublich, wie stark die Meinung ausgeprägt ist, dass Impfungen keinesfalls an irgendetwas schuld sein können«, sagte Freda, »speziell in Ärztekreisen.« Einzig ihr Ehemann, der natürlich alles aus nächster Nähe miterlebt hatte, teilte ihre Einschätzung, dass die Meningokokken-Impfung die Autoimmunstörungen ausgelöst hatte. Offiziell wurde nie ein Impfschaden anerkannt. »Wir haben das behördliche Verfahren schließlich aufgegeben, weil es frustrierend genug war, die täglichen Krisen von Nik zu meistern.«

Heute leidet Nik zwar noch immer an Asthma, und auch die Haare sind noch nicht nachgewachsen, doch immerhin ist der Spuk der anderen Krankheiten vorbei. Er kann sogar wieder Sport betreiben, ohne auf dem Weg dorthin einzuschlafen.

Das Adjuvantien-Syndrom

Im Juli 2015, kurz nach dem »skandalösen Ausrutscher« des Toronto Star, erschien eine Studie, die sich mit einem lange zurückliegenden Phänomen befasste: der Schweinegrippe-Pandemie von 2009.[90] Einer der damals meistverwendeten Impfstoffe, »Pandemrix« des Herstellers GlaxoSmithKline, war unter Verdacht geraten,

Narkolepsie auszulösen. Eine von den staatlichen Behörden eingesetzte Arbeitsgruppe fand damals, dass geimpfte Kinder und Jugendliche ein beinahe 13-fach erhöhtes Risiko hatten, kurz nach der Impfung daran zu erkranken.[91]

Bei Narkolepsie ist der Schlaf-Wach-Rhythmus angegriffen. Die Betroffenen schlafen von einer Sekunde auf die andere ein, auch mitten auf dem Zebrastreifen oder im Schulbus. Narkolepsiekranke können nie einen Führerschein machen oder unbeaufsichtigt schwimmen gehen.

In der aktuellen Studie wurde nun – originellerweise vom Konkurrenzunternehmen Novartis – der Zusammenhang aufgeklärt, wie der GSK-Impfstoff den Schaden verursacht hatte: Im Unterschied zu den anderen Impfstoffen enthält Pandemrix ein Protein des Schweinegrippe-Virus, das dem sogenannten Hypocretin-Rezeptor im menschlichen Gehirn strukturell sehr ähnlich ist. Hypocretin ist ein Hormon, das an der Steuerung des Schlaf-Wach-Rhythmus beteiligt ist. Laut der Studie wurden bei Pandemrix-Geimpften Antikörper gebildet, die diesen Rezeptor nun mit den Viren verwechselt und ihn als »gefährlich« markiert haben. Dadurch setzte bei einem Teil der Geimpften eine Autoimmunreaktion ein, und die Abwehrzellen richteten im Gehirn der Betroffenen folgenschwere Schäden an. Dieser Mechanismus ist als »molekulare Mimikry« bekannt, als »Verwechslung auf molekularer Ebene«. Bei vielen Autoimmunstörungen wird darin die Ursache für die Fehlreaktionen des Immunsystems vermutet.

Im Juni 2015 ist erstmals ein umfangreiches Fachbuch erschienen, das sich dem möglichen Beitrag von Impfungen zu diesem ständig steigenden Gesundheitsrisiko widmet.[92] Einer der Herausgeber des Buches ist Yehuda Shoenfeld, Leiter des Zentrums für Autoimmunerkrankungen am Sheba Medical Center der Universität von Tel Aviv. Er zählt mit mehr als 1.800 wissenschaftlichen Beiträgen in der Medizindatenbank »PubMed« zu den unbestrittenen Fachexperten auf diesem Gebiet.

Vor einigen Jahren sorgte Shoenfeld in seiner Branche für gehöriges Aufsehen, indem er den neuen Fachbegriff ASIA für eine

Reihe verschiedener Krankheiten einführte, die seiner Meinung nach auf dieselbe Ursache zurückgehen. ASIA steht für »Autoimmunsyndrom, induziert durch Adjuvantien«.

Adjuvantien sind die bereits erwähnten Wirkverstärker, die in etwa zwei Drittel aller Impfstoffe enthalten sind. Die bekanntesten und weitaus am meisten verwendeten funktionieren auf Basis von Aluminiumverbindungen: Aluminiumhydroxid, Aluminiumphosphat und andere. Diese Alu-Verbindungen wirken, indem sie das Immunsystem – nicht nur an der Einstichstelle, sondern im gesamten Organismus – in Alarmzustand versetzen. Diese Schockreaktion erzeugt eine stärkere Immunantwort auf die Impfung und verstärkt so die Antikörperbildung. Die meisten Impfstoffe würden ohne die Beigabe von Aluminium gar nicht oder deutlich schlechter funktionieren. Alu-Adjuvantien sind sehr billig und helfen den Herstellern der Impfstoffe, bei der Menge des Wirkstoffs der Impfungen zu sparen.

Doch genau diese Alu-Verbindungen sind in den letzten Jahren auch vielfach ins Gerede gekommen. Bei zahlreichen Krankheiten wird eine Beteiligung von Aluminium diskutiert. Die meisten Indizien gibt es bei neurodegenerativen Störungen, also Krankheiten, die mit der Zerstörung von Nervenzellen zusammenhängen. Bereits vor 40 Jahren wurde bewiesen, dass Nierenkranke, die aluminiumhaltige Medikamente erhalten, ein hohes Risiko haben, eine sogenannte Dialyse-Demenz zu entwickeln – sprich, einige Jahre nach Beginn ihrer Dialyse an Demenz zu erkranken. Auch bei der Alzheimer-Krankheit finden sich in den zerstörten Regionen des Gehirns vermehrt Aluminiumablagerungen. Im Jahr 2001 fand der Pariser Neuropathologe Romain Gherardi die Ursache für eine entzündliche Muskelerkrankung namens MMF in Aluminiumpartikeln, die von vorangegangenen Impfstoffen stammten und nach Jahren noch immer an der Impfstelle am Arm nachweisbar waren. Die britische Onkologin Philippa Darbre ist eine von vielen Wissenschaftlerinnen, die aluminiumhaltige Deos mit der Entstehung von Brustkrebs in Verbindung bringen. An Universitäten wird Aluminiumhydroxid routinemäßig dafür verwendet, im Tierversuch

Allergien auszulösen, um Modellkrankheiten für Asthma, Neurodermitis oder Nahrungsmittelallergien zu erzeugen. Und nun tut sich hier auch noch das Fenster bei Autoimmunerkrankungen auf. Liegt also im Aluminium jener Risikofaktor, der aus unserem Schutzengel einen unberechenbaren Drachen macht?

Impfungen brauchen Innovation
Ich habe Professor Shoenfeld mehrfach auf Kongressen getroffen und ihn nach seiner Meinung zur Verwendung von aluminiumhaltigen Impfstoffen gefragt. »Wir können derzeit noch nicht auf diese Impfstoffe verzichten«, erklärte er mit, »aber wir sollten rasch versuchen, bessere Adjuvantien zu entwickeln.« In der Zwischenzeit werde es hoffentlich bald möglich sein, jene Menschen herauszufiltern, die eine besondere genetische Empfänglichkeit für Aluminium haben. »Damit könnten wir dann den Ausbruch von Autoimmunerkrankungen vermeiden.«

Yehuda Shoenfeld ist einer der wenigen Wissenschaftler, die ungestraft derartige Dinge sagen dürfen. Er ist auch ein sehr guter Stratege und bemüht sich bei jeder Gelegenheit zu betonen, keinesfalls Impfgegner zu sein. Ihm ist an der Verbesserung der Impfstoffe gelegen. »Eine Technologie, die mehr als hundert Jahre alt ist, braucht einen Innovationsschub. Wir können uns nicht ewig auf den alten Verdiensten ausruhen.«

In Mainstream-Medien wird er dennoch eher selten als Interviewpartner herangezogen – wahrscheinlich, um die alteingesessenen Impf-Fachleute und die eigenen Herausgeber und Chefredakteurinnen nicht unnötig aufzuregen.

5.11. Belastungstest für Frühchen

Wie wenig sich die Problematik Alu-haltiger Impfstoffe bisher herumgesprochen hat, zeigt sich regelmäßig bei Babys, die deutlich vor dem Geburtstermin zur Welt kommen. Für Mitarbeiterinnen und Mitarbeiter von Frühgeborenenstationen stellt es oft eine schwierige Risikoabwägung dar, wenn die Impftermine näher rücken. An der Universität haben sie gelernt, dass gerade diese besonders empfindlichen Persönchen ein hohes Risiko haben, an Infektionskrankheiten zu sterben. Dies spricht für einen möglichst frühen Impftermin. Andererseits stellen Impfungen auch eine starke Belastung für den Organismus dar. Soll man sie also später impfen – oder gar nicht?

Es gibt zahlreiche Arbeiten, die an Frühgeborenen-Abteilungen durchgeführt wurden und diese Fragen untersuchten. Sie sind jedoch oft recht klein und von bescheidener Qualität. Zudem ergaben sie widersprüchliche Resultate: Einige Arbeiten fanden ein höheres Risiko für die Entstehung von Fieber und Atemproblemen nach dem Impftermin, andere gaben Entwarnung.

Erhöhte Temperatur kann den Kreislauf des unreifen Organismus eines Frühchens überfordern. Fieber stellt aber auch ein indirektes Risiko dar: Denn dabei schwingt immer der Verdacht einer lebensgefährlichen Sepsis mit. Um dies zu prüfen, werden die fragilen Babys einer Reihe von belastenden Untersuchungen unterzogen. Blut wird abgenommen, Harn gesammelt, oft vorbeugend ein Antibiotikum gegeben – eine zusätzliche Bürde für das entstehende Immunsystem und die Abwehrkräfte der Babys.

Es ist ein Dilemma: Was ist relevanter für Frühchen? Ein möglicher Schaden durch eine impfpräventable Krankheit oder ein Schaden durch die Impfung selbst?

Der Osteopath Stephen D. DeMeo von der pädiatrischen Abteilung der Duke University School of Medicine in Durham, North Carolina, unternahm zusammen mit einem Ärzteteam den Versuch, diese Frage systematisch zu untersuchen. Das Team sammelte dazu aus mehreren Kliniken die Daten von insgesamt 13.926 Babys, die bei der Geburt weniger als ein Kilogramm gewogen hatten. Die Resultate dieser mit Abstand größten bisher durchgeführten Studie wurden im Juni 2015 im Fachjournal JAMA-Pediatrics veröffentlicht.[93] Und sie sind bemerkenswert, weshalb ich sie hier ausführlich darstellen möchte.

Verglichen wurden die Babys drei Tage vor und drei Tage nach der Impfung. Es fanden sich folgende Unterschiede:
- Die Notwendigkeit der Beatmung der Babys verdoppelte sich von 0,7 auf 1,4 Prozent pro Tag und Baby.
- Die Notwendigkeit zur Intubation verdoppelte sich von 0,2 auf 0,4 Prozent.
- Das Risiko einer Sepsis-Evaluierung stieg von 0,5 auf zwei Prozent: In den Tagen vor der Impfung war die belastende Prozedur bei einem von 200 Babys notwendig, in den Tagen nach der Impfung bei einem von 50 Babys. Das Risiko hatte sich vervierfacht.
- Gleichzeitig stiegen die positiven Resultate der Laboruntersuchung auf Bakterien im Blut um das Siebenfache an.

In den drei Beobachtungstagen nach der Impfung kam es in der Studie zu fünf Todesfällen. Nur bei drei Babys wurde eine Todesursache in die Akten eingetragen. Diese lauteten »perforierter Darm«, »Darmentzündung mit vermuteter Sepsis« sowie »Lungenentzündung mit Atemstillstand«.

Anstatt näher auf die Todesfälle einzugehen, widmet sich die Studie nun aber der Frage, welches Risiko es für die Frühgeborenen bedeuten könnte, die Impfungen zu verschieben. Ein Fünftel der Impfungen werde wegen der instabilen Gesundheit der Babys nicht zu den vorgesehenen Terminen gegeben, heißt es in der Arbeit. »Das Verschieben von Impfungen bedeutet für diese ohnehin schon sehr fragile Patientengruppe eine erhöhte Gefährdung, während des ersten Lebensjahres an impfpräventablen Krankheiten zu erkranken und zu sterben.« Zur Untermauerung wird auf mehrere Studien verwiesen, die den Impfstatus von Frühgeborenen untersuchen. Was jedoch fehlt, sind Verweise auf Arbeiten, die den postulierten Schutzeffekt der Impfungen überprüft hätten! Offenbar handelt es sich bei der Aussage um eine bloße Annahme, die bislang nicht durch Daten untermauert ist.

Im Gegensatz dazu liefert die aktuelle Studie viele Daten zu den konkreten Auswirkungen der einzelnen Impfungen auf den allgemeinen Gesundheitszustand der Babys: Mehr als 90 Prozent der kleinen Studienteilnehmer erhielten mindestens drei Impfungen.

Am häufigsten verabreicht wurde die Pneumokokken-Impfung, gefolgt von der Hib-Einzelimpfung und der Fünffachimpfung gegen Diphtherie, Tetanus, Pertussis, Polio und Hepatitis B. Impfstoffe mit Lebendviren oder -bakterien wurden keine verabreicht. Es handelte sich ausschließlich um Totimpfstoffe mit Aluminiumsalzen als Wirkverstärker.

Die einzelnen Impfstoffe unterschieden sich nur wenig in ihren Auswirkungen. Atemprobleme traten am ehesten nach der Fünffach-Impfung sowie der gemeinsamen Gabe der Hepatitis-B- und Hib-Impfung auf. Bei der zuletzt genannten Kombi gab es auch am häufigsten den Verdacht auf Sepsis. Am meisten intubiert wurde nach der Diphtherie-Tetanus-Pertussis-Dreierimpfung sowie nach der Polio-Einzelimpfung. »Insgesamt fanden wir keine Hinweise, dass Kombinationsimpfungen belastender sind als Einzelimpfungen«, lautet die Schlussfolgerung.

Am Schluss der Arbeit wird noch betont, die Ergebnisse stellten keinen Beweis für die Auswirkungen der Impfungen dar, sondern taugten lediglich als Evidenz für eine Korrelation. Um zu sicheren Aussagen zu gelangen, bräuchte es neue, eigens dafür designte Studien, welche die Auswirkungen der einzelnen Impfungen untersuchen und damit Aufschlüsse geben können, welches Timing am wenigsten Nebenwirkungen auslöst. Nur eine solche Studie könne Sicherheit schaffen.

Aluminiumschock für Frühgeborene
Ende der 1980er-Jahre kam es auf einer Frühgeburtenstation in England zu einem Todesfall, bei dem eine Aluminiumvergiftung als wahrscheinliche Ursache identifiziert wurde. Bei der nachfolgenden Analyse der Umstände stellte sich heraus, dass das Aluminium in der Fertignahrung war, mit der die Babys gefüttert wurden. Bei einem Vergleich der Babys, die mit dem Aluminiumbrei ernährt worden waren, stellte sich heraus, dass dort der Anteil der Kinder mit neurologischen Entwicklungsstörungen doppelt so hoch war wie in der Alu-freien Vergleichsgruppe.[94]

Seither sind vielfach Untersuchungen gemacht worden, ohne dass sich die Situation wesentlich gebessert hätte. »Es ist (noch immer) zu viel Aluminium in Säuglingsmilchnahrung« lautete der Titel einer Testserie, die 2010 veröffentlich wurde.[95] Wie das Aluminium in die Milch kommt, ist noch nicht abschließend geklärt. Als wahrscheinlichste Quelle gelten kontaminierte Mineralstoff- und Vitaminzusätze.

Bedienstete der Kinderklinik an der Michigan State University in East Lansing lasen diese Berichte und wollten prüfen, welchen Beitrag Impfungen zur Aluminiumbelastung der Frühchen leisten.[96] Fertigmilch für Frühgeborene belastet die Babys täglich mit etwa fünf Mikrogramm Aluminium pro Kilogramm Körpergewicht. Sie schreiben: »Nach US-amerikanischem Impfplan bekommen die Babys jedoch beim Zweimonats-Check-Up gleich mehrere aluminiumhaltige Impfungen in die Muskeln mit einer Gesamtmenge von bis zu 1.225 Mikrogramm Aluminium. Diese Dosis liegt deutlich über den Sicherheitsgrenzen, die für die Ernährung der Frühgeborenen gelten.«

Als nächstes wurde überprüft, wie sich das auf die Blutwerte der Babys auswirkt. 15 Frühchen wurden nach Plan geimpft und erhielten im Alter von zwei Monaten drei Impfungen gleichzeitig mit einem Aluminiumgehalt von 1.200 Mikrogramm. Am nächsten Tag wurde ihnen Blut abgenommen und der Harn gesammelt.

Was war das Resultat? »Wir fanden, dass sich der Aluminiumgehalt im Harn und im Blut nach der Impfung nicht signifikant veränderte.« Das wird als gute Nachricht interpretiert. Fragt sich nur, warum? Denn wenn das Aluminium nicht ausgeschieden wird, heißt das doch nichts anderes, als dass es im Organismus der Frühgeborenen bleibt und dort alles Mögliche anstellen kann?

»Wir kennen keine Arbeit, in der der Aluminiumspiegel im Blut von Babys nach Impfungen gemessen wurde«, wird nun stolz verkündet. »Unsere Studie ist mit 15 Teilnehmenden zwar klein; aber die wichtigste Studie, die diesen Effekt des Anstiegs von Aluminium nach Impfungen bisher untersucht hatte, war eine Studie an sechs Kaninchen.«

Es gab einen weiteren interessanten Effekt der Impfung: Die Blutproben zeigten, dass essenzielle, also lebensnotwendige Elemente im Organismus wie Eisen, Mangan, Zink oder Selen nach der Impfung stark absanken. In der Medizinliteratur fänden sich weitere Beispiele, in denen so etwas passiert: »Dieselben essenziellen Elemente zeigen auch bei Entzündungen infolge von Trauma oder Verbrennungen einen starken Abfall.«

Die Impfung von Frühgeborenen hat also ähnliche Auswirkungen auf die lebensnotwendigen Spurenelemente im Blut wie ein schwerer Autounfall. Das klingt nicht sehr beruhigend. Und weiter: »Da Spurenelemente eine wichtige Rolle spielen in der Entwicklung der Nerven und des Immunsystems, sollte der Effekt von Impfungen auf diese Elemente noch genauer untersucht werden.«

Es ist nicht nur erstaunlich, mit welcher Naivität derartige Resultate präsentiert werden. Eigentlich ist es ein handfester Skandal. Sobald man im Impfwesen auch nur ein wenig tiefer bohrt, stößt man überall auf Unwissen, Vermutungen und fehlende Daten. Frühgeborene zählen zu den am meisten bedrohten Risikogruppen. Dass sie mit potenziell neurotoxischen Substanzen bombardiert werden, über deren genaue Auswirkungen nicht einmal die primitivsten Grundlagen bekannt sind, ist fahrlässig – und macht fassungslos.

6. Auf dem Weg in die Medizin-Diktatur

6.1. Weltordnung der Konzerne

Wir leben in einer Zeit dramatischer Veränderungen. Junge Menschen, die in einen Beruf einsteigen, bekommen heute oft Löhne angeboten, für die sich Personalverantwortliche vor 20 Jahren noch geniert hätten und mit denen die steil ansteigenden Mieten kaum noch zu bezahlen sind. Wir haben heute Zustände, die beinahe an die Zeit der Industriellen Revolution erinnern, als ein Heer rechtloser Tagelöhner jede Arbeit annehmen musste, die zu kriegen war. Wer die Bedingungen nicht akzeptierte, sah durch die Finger – denn daneben warteten schon drei andere. Heute geht es halt nicht mehr in Kohlengruben, sondern ins Callcenter oder sonstige Dienstleistungsbereiche.

Die wirklich Reichen hingegen werden immer reicher. Ein Zehntel der Bevölkerung teilt sich neun Zehntel des Besitzes. Während ihre Immobilien stabile Renditen abwerfen und »das Geld arbeitet«, werden Einkommen aus Arbeit massiv besteuert.

Die neue Weltordnung, die sich hier entwickelt, ist Schritt für Schritt aus den Spielregeln des Kapitalismus entstanden. Ähnlich wie bei der Evolution des Lebens, bei der sich jene Mechanismen durchsetzen, die einen Überlebensvorteil bieten, setzt sich im liberalen System alles durch, was dem ungezügelten Profitdenken entspricht.

Moral ist keine Kategorie mehr. Wer das Kapital hat, macht die Regeln. Die Hauptregel ist Profitmaximierung.

In wenigen Jahren ist es gelungen, das System so umzubauen, dass es nur noch den Raubtieren der Gesellschaft dient – und das sind meist die multinationalen Konzerne. Sie spielen Staaten gegeneinander aus, kassieren Wirtschaftsförderungen für den Aufbau von

Filialen, die sie bei nächster Gelegenheit wieder auflösen, bezahlen trotz Milliardenumsätzen kaum Steuern, sondern verschieben die Gewinne in Schlupflöcher.

Einzelpersonen können zwar durchaus mächtige Positionen einnehmen. Doch letztlich dienen auch sie nur der Profitmaximierung. Das System gibt ihnen einen gewissen Spielraum, die Effizienz der eigenen Profitmaschine zu steigern. Aber sie haben kaum Chancen, die Regeln gravierender zu verändern. Schon gar nicht, wenn Quartalsberichte zeigen, dass die oberste Maxime nicht eingehalten wurde: die Gewinne zu steigern und die »Fantasie des Marktes« mit Zukunftsoptionen zu befriedigen. Sobald hier allzu sehr Richtung Nachhaltigkeit gearbeitet wird, sobald die Sozialleistungen steigen und den Shareholder Value gefährden, ist es vorbei mit einer allzu innovativen Geschäftsführung.

Auch wenn es Managementposten gibt, die enorme Gagen abwerfen, ist die Spitze der Pyramide schmal. Wie im Spitzensport kommen auf einen Superstar tausende andere, denen niemand einen Werbevertrag anbietet und die – je nach Sportart – schlecht bis mittelmäßig für ihre Leistungen entlohnt werden. Spitzenprämien sind das Zuckerbrot, das die Masse der unteren Ränge zu Extraeinsatz und unbezahlten Überstunden treibt, ob im Trainingscamp oder am Laptop. Analog zur Legende des Tellerwäschers, der sich durch Fleiß und Intelligenz zum Millionär hocharbeitet, wird heute das Hohelied der Leistung gesungen.

Es ist der Geist eines aggressiven Raubtier-Kapitalismus, der sich selbstständig macht und immer neue Anreize und damit neue Fallen schafft. Er erlaubt eine Weltregierung der Konzerne, die uns ihre Regeln diktieren, lässt eine superreiche Elite entstehen, die sich aus den Ressourcen der Arbeitskraft der Bevölkerung und den Bodenschätzen der Länder bedient. Es ist ein Geist, der mithilfe von Marketing, Networking auf oberster Ebene und massivem Lobbying die Regierungen vor sich her treibt, deren Spitzenkräfte samt Beziehungsgeflecht abwirbt und sie selbst wieder zu Lobbyisten macht. Es ist ein sich selbst bestätigendes und sich selbst motivierendes System, das demokratisch gewählte Regierungen, internationale Organisationen und Behörden instrumentalisiert und für die Ziele der Konzerne einsetzt.

Aggressive Großmacht USA
Allen voran marschieren die USA, ein Staat, der sich als Schutzmacht des Kapitalismus und moralisch überlegener Weltpolizist begreift. Und der nicht zimperlich ist: Wenn politischer Druck, Diplomatie oder Handelsembargos es nicht schaffen, die Interessen der großen Konzerne auf einen »freien Warenverkehr« durchzusetzen, wird auch militärisch zugeschlagen.

Seit dem zweiten Weltkrieg hat die Supermacht weltweit Diktatoren unterstützt oder selbst eingesetzt, demokratische Bewegungen unterminiert oder deren Spitzen ermordet. Ganz Südamerika galt lange Zeit als US-Hinterhof. Als Vorwand für die unzähligen Geheimdienstaktionen und Militärschläge von Bolivien bis Chile, von El Salvator bis Nicaragua, von Grenada bis Kuba galt stets der Kampf gegen den Kommunismus. In Wahrheit ging es um massive wirtschaftliche Interessen. Fast immer stand das »Land der Freien und Mutigen« auf der Seite rechter Regimes, von Cliquen rund um Diktatoren und konservative Wirtschaftsbonzen, die den Militärapparat zur Unterdrückung des eigenen Volkes einsetzten.

Seit dem Al-Kaida Anschlag im September 2001 und dem Beginn des »Kriegs gegen den Terror« hat die USA acht Länder bombardiert. Kein anderes Land kommt auch nur annähernd auf diese Zahl.

Die Aggressivität des Kampfes der USA »Gut gegen Böse« richtet sich jedoch nicht nur nach außen. »In den Vereinigten Staaten werden die Menschen damit sozialisiert, dass sie in ihrem Leben sehr erfolgreich sind und sich den ›amerikanischen Traum‹ erfüllen werden«, so Adam Lanklord, Professor für Kriminalstrafrecht an der Universität Alabama.[97] Das führe zu einer enormen Anspannung, sobald die Leute merken, dass ihre hohen Ziele unrealistisch sind. Sehr leicht können sie sich dann von ihrem Umfeld, etwa im Job, blockiert fühlen – und plötzlich knallen die Sicherungen durch. »Das ist eine sehr gefährliche Mischung, die es in keinem anderen

Land in dieser Konzentration gibt: ein omnipräsentes Versprechen von Glück und Wohlstand, das bei psychisch labilen Personen Größenwahn und Aggressionen fördert – und die Waffen zur Wutabfuhr liegen gleich nebenan im Schrank.«

6.2. Das Böse lauert überall

Es ist bemerkenswert, dass nahezu alle großen Seuchen der letzten Jahrzehnte von den USA ausgerufen und die Gegenmaßnahmen diktiert wurden. Jenes Land, das weltweit den Takt in der Medizin vorgibt, ist besonders tief in der Sichtweise gefangen, das Unheil laure gleich ums Eck. Offenbar hat sich hier eine kollektive, Generationen überdauernde Erinnerung an die traumatischen Zeiten der Cholera und Tuberkulose am intensivsten gehalten. Krankheit gilt pauschal als »Reich des Bösen«, so wie die Taliban oder die marodierenden Massen des IS. Und wie beim »Krieg gegen den Terror« wird auch bei einer vermuteten Bedrohung aus dem Reich der Viren und Bakterien nicht lange gefackelt.

In den 1960er- und 1970er-Jahren ging es den damals noch so bezeichneten »Kinderkrankheiten« Masern, Mumps und Röteln an den Kragen. Es folgte die Influenza, gegen die heute jährlich geimpft werden soll. Gemeinsam mit der WHO wurde für die Krankheit zudem ein weltweites Überwachungsnetzwerk aufgebaut.

Die Blütezeit des Infektionswahns waren aber die 1980er-Jahre. Überall liefen Studien zu Viren oder Bakterien, denen die Verursachung vieler Übel von Blinddarmentzündung bis Herzinfarkt unterstellt wurde. Es war die Zeit der verlockend einfachen Antworten: ein Bazillus – eine Krankheit. Angefeuert durch Richard Nixons Schlachtruf »*War against Cancer*« (»Krieg gegen Krebs«) und die damit verbundenen Förderungsprogramme machten sich zahlreiche Forschungsteams auf die Suche nach Krebsauslösern.

Besonders tat sich hier ein Wissenschaftler am Nationalen Krebsinstitut der USA in Rockville, Maryland, hervor: Robert C. Gallo.

Der junge Mediziner stammte aus einer frisch aus Italien eingewanderten Arbeiterfamilie. Seine Schwester war an Leukämie verstorben, und so widmete sich Gallo wie besessen der Suche nach den Ursachen dieses bösartigen Blutkrebses. Bereits 1975 präsentierte er auf der Jahreskonferenz der Krebsgesellschaft stolz die ersten verdächtigen »Leukämieviren«: sogenannte Retroviren, die Gallo angeblich aus Krebszellen isoliert hatte. Die Reaktion auf die von Gallo HL23V genannten Mikroben war jedoch negativ: Seine Isolate wurden von anderen Gruppen analysiert und erwiesen sich als ein Gemisch verschiedener Affenviren. Gallo versuchte seine Reputation zu retten und spekulierte, möglicherweise würde ein Affenvirus die Leukämie beim Menschen auslösen, doch die Erklärung wurde ihm nicht abgenommen. Er erinnerte sich später an diese Erfahrung als ein »schmerzvolles Desaster«.

Als zu Beginn der 1980er-Jahre das Wettrennen um die Entdeckung des Auslösers von Aids einsetzte, war Gallo wieder zur Stelle und brachte zunächst seine Leukämieviren in Stellung. Obwohl ein französisches Forscherteam um Luc Montagnier das Rennen um das »Humane Immunschwächevirus« als Auslöser der Immunschwächekrankheit gewann, gab Gallo, der sich eine Probe der französischen Viren in sein Labor hatte schicken lassen, diesen Fund als seine Entdeckung aus. Er war auch der erste, der die Entdeckung von HIV der Welt auf einer Pressekonferenz als großen Sieg der US-amerikanischen Wissenschaft präsentierte. Und das, bevor irgendwelche Studien zu dem »neuen« Virus erschienen waren.

Gallo kündigte auch gleich Aidstests an, die die Richtung vorgaben für die Kommerzialisierung der Krankheit, welche über die nächsten Jahrzehnte Milliarden an Forschungsgeldern verschlingen sollte.

Bis heute fällt es schwer zu erklären, warum sich die Viren in Afrika so ganz anders verhalten als in den USA oder Europa: Warum bedrohen sie in Afrika die Gesamtbevölkerung, während sie in den Industrieländern seit Jahrzehnten weitgehend auf die Risikogruppen promisker Homosexueller und Drogensüchtiger beschränkt bleiben?

Dass auch die Lebensumstände bei einer Krankheit eine entscheidende Rolle spielen und sich nicht alles über die An- oder Abwesenheit eines Virus erklären lässt, war ein Gedankengang zu viel. »Das Gute kämpft gegen das Böse«, unter diesem Motto spielte speziell in den USA die Musik. Komplizierte Konzepte waren in einer Ära, die der ehemalige B-Movie-Schauspieler Ronald Reagan als Präsident so perfekt verkörperte, nicht gefragt.

Als der französische Entdecker der HI-Viren, Luc Montagnier, in die Debatte einbrachte, dass es für den Ausbruch von Aids neben Viren wohl auch Lebensstileinflüsse und andere Kofaktoren brauche, schnappte Robert Gallo verärgert zurück: »Wozu brauchst du Kofaktoren, wenn du von einem Lastwagen überfahren wirst?«

Harmlose Viren

Als böse wurden bald aber auch ganz harmlose Krankheitserreger verfolgt. So wurde in den 1990er-Jahren der Ruf nach einer Massenimpfung gegen das Varizella-Zoster-Virus immer lauter, das die Windpocken auslöst. Die Medizinwelt reagierte zunächst mit Kopfschütteln auf die Forderung der Impfstoffhersteller: Wollte man den Kindern nun schon die harmlosesten Krankheiten ersparen? Das Argument, das dafür sprechen sollte, war dann auch nicht die Gefährlichkeit der Viren; es war ein rein ökonomisches: Die Impfung würde die bei der Pflege kranker Kinder anfallenden Pflegetage reduzieren. Das überzeugte die Mehrheit sofort, werden doch Pflegetage in den USA meist nicht bezahlt, sondern von den zwei Wochen Urlaubsanspruch abgezogen – falls ein solcher überhaupt besteht.

Kaum war diese Massenimpfung angelaufen, drohte schon die nächste Seuche, ausgelöst von virenverseuchten Stechmücken Anfang der Nullerjahre. Es begann in schönster Hollywood-Katastrophenfilm-Manier: Im Central Park mitten in New York lagen tote Schwäne im Gras. Eine Ärztin, die einige Jahre in den Tropen gearbeitet hatte, äußerte den Verdacht, es könnte sich um das Westnilvirus handeln: ein Virus, das – wie der Namen schon sagt – aus einer Region stammt, die mit Schurkenstaaten reich gesegnet war. Militärärzte sammelten die Vögel ein und analysierten die Todesursache.

Und tatsächlich: Es war das Westnilvirus, das sich offenbar dazu anschickte, die USA zu erobern!

Bioterror und eine Welle der Angst
Ab dem Frühsommer 2001 war das neue Virus Dauerthema in den Nachrichten. Nach den Vögeln erwischte es bald Pferde und schließlich erkrankten auch Menschen. Insgesamt wurden 66 Infektionen gezählt, es kam zu zehn Todesfällen. Die USA wurden von einer Welle der Angst überschwemmt.

Als am 11. September 2001 die Twin Towers einstürzten, war die Nervosität allgegenwärtig. Dazu tauchten noch Briefe auf, die mit Anthrax-Sporen – den Erregern des tödlichen Milzbrands – verseucht waren. Fünf der Adressaten starben. Die USA glaubten sich inmitten eines Bioterrorkrieges, der von einer bösen Macht heimlich begonnen worden war.

Ich war kurz nach den Anschlägen mit einem Kamerateam in den USA. Wir erlebten ein Land in höchster Alarmbereitschaft. Speziell in Washington war Militär allgegenwärtig, Hubschrauber flogen, ständig waren Polizeisirenen zu hören. Einer unserer Interviewpartner damals war Randy Larsen, nationaler Sicherheitsberater von Präsident George W. Bush und Direktor der Homeland Security. Der ehemalige Colonel der US-Airforce war einst in Vietnam 400 Kampfeinsätze geflogen. Mit einem in 32 Jahren Militär geschulten professionellen Misstrauen widmete er sich nun den Gefahren des Biokrieges. Das Westnilvirus bereite ihm großes Kopfzerbrechen, sagte uns Larsen. »Die Frage ist, ob das auf natürliche Weise eingeschleppt wurde, oder ob es die Iraker hier ausgesetzt haben.« Nichts stehe mit Sicherheit fest, außer dies: »Das wird ein langer Krieg werden – und er wird von den Terroristen mit Biowaffen geführt.«

Die Antwort der Behörden auf die Virenattacke waren Chemiebomben. Um den Moskitos den Garaus zu machen, wurde der Raum New York großflächig mit Insektengift besprüht, von Flugzeugen oder speziellen Wagen aus, die mit Giftpumpen durch die Parks und Auen fuhren. Genützt hat es wenig: Im Jahr 2002 vervielfachte sich die Zahl der Westnil-Opfer von 10 auf 284. Ein weiteres

Jahr blieben die Todesfälle auf diesem Niveau und fielen dann wieder deutlich ab, auf weniger als 30 im Jahr 2009 – doch da wurde bereits die nächste Virensau durchs Weltdorf getrieben: die Schweinegrippe. Was machen die Westnilviren seither? Bekommt ihnen das Klima in den USA nicht mehr? Oder hatte sich einfach nur das öffentliche Interesse und damit auch der Fokus der Virenjäger anderen Zielen zugewandt, sodass einfach weniger auf diese Viren getestet wurde?

Vieles deutet auf die zweite Version hin, zumal die Viren außerhalb der USA bisher kaum für Aufregung gesorgt haben. Sie sind in Südeuropa ebenso gegenwärtig wie in Afrika, arabischen Ländern, Indien und sogar Australien. Mehr als 80 Prozent aller Infektionen verlaufen vollständig ohne Beschwerden, in den übrigen Fällen treten grippale Symptome auf, die wie die meisten Vireninfektionen vor allem für ältere Menschen mit schwacher Immunabwehr vereinzelt auch ernsthaft verlaufen können.

Der wirkliche Täter

Nichts ist einfacher, als in der Medizin den Teufel an die Wand zu malen. Sobald der Fokus auf eine vermeintliche Gefahr gerichtet wird, erscheint diese allgegenwärtig. Speziell bei Viren funktioniert diese Methode hervorragend: denn außer in den Phasen der allgemeinen Hysterie sucht niemand nach ihnen. Es ist, wie wenn ein Paranoider von der fixen Idee besessen ist, von hinkenden alten Frauen verfolgt zu werden. Plötzlich wird er mehrmals täglich hinkende alte Frauen sehen – oder dies zumindest vermuten. Auch wenn ein allgegenwärtiges Virus zum Killervirus ausgerufen wird, finden sich prompt Todesopfer. Das ist nicht verwunderlich. Menschen sterben zu allen Zeiten, und Viren egal welcher Art sind immer dort vermehrt zu finden, wo die Abwehrkräfte bereits geschwächt sind.

Dass dieses hinreichend bekannte Phänomen vonseiten der Gesundheitsbehörden jedoch einmal zum Anlass für Selbstkritik genommen würde, habe ich speziell auf US-amerikanischer Seite jedoch noch nie bemerkt. Und so wird munter darin fortgefahren, das unsichtbare Reich des Bösen nach Terrorverdächtigen abzusuchen und in regelmäßigen Abständen Hysterie zu produzieren. Mitte 2008 wurde übrigens von der US-Staatsanwaltschaft die Akte Anthrax geschlossen. Es hatte sich herausgestellt, dass nicht ausländische Bioterroristen hinter den Milzbrand-verseuchten Briefen gesteckt hatten, sondern der Einzeltäter Bruce Ivins: ein zum Zeitpunkt der Anschläge 55 Jahre alter frustrierter Militärwissenschaftler, der sich im eigenen Waffenarsenal bedient hatte.

Der als streng gläubiger Katholik bekannte Ivins hatte die Briefe speziell an Personen geschickt, die sich für eine Liberalisierung der Abtreibung ausgesprochen hatten. Zudem war er verärgert, dass eine von ihm entwickelte Anthrax-Impfung wegen schwerer Nebenwirkungen vom Markt genommen worden war. Nachdem er ins Visier des FBI geriet, verübte er im Juli 2008 Selbstmord.

So wie der Irak keine Biowaffenfabriken besaß, sich keine Pockenviren auf dem Schwarzmarkt besorgt hatte und keine Anthrax-Bakterien im Krieg eingesetzt hatte, genauso wurde damit ein weiterer Kriegsanlass als Irrtum entlarvt.

Paranoia-Export
Beim Westnilvirus gelang es den USA noch nicht, die eigene Paranoia weltweit zu exportieren. Bei SARS, Vogelgrippe und der Schweinegrippe-Pandemie lief hingegen bereits alles nach ihren Regeln. Auch beim jüngsten Ebola-Ausbruch in Westafrika hat das von den USA inspirierte Krisenmanagement die Probleme wohl eher vergrößert, als den Menschen vor Ort geholfen: Obwohl das Risiko, im Autoverkehr oder an einem Durchfall zu sterben, während des ganzen »Outbreaks« deutlich höher war als die Bedrohung durch Ebola, wurde die Hysterie derart auf die Spitze getrieben, dass es bereits bei Verdachtsfällen in den Ambulanzen zur Massenflucht des Gesundheitspersonals kam. Viele Kranke in den Spitälern wurden deshalb nicht mehr betreut, der Kollateralschaden war gewaltig.

Durch die ständige mediale Präsenz dieser unsichtbaren, allgegenwärtigen Gefahren wird Krankheit in unserem Denken immer mehr zu etwas, das uns Hilflose von außen überfällt und dem wir kaum etwas entgegensetzen können – außer die Hilfsmittel der Medizin und der pharmazeutischen Industrie. Hier beginnt das Marketing: Sollen neue Arzneimittel beworben werden, gilt es nur die Intensität der Berichterstattung ein wenig hochzufahren.

Das Dramatisieren von Gefahr funktioniert nach denselben Methoden, die bei der Propagandaschlacht vor dem Golfkrieg aufgezogen wurden: einseitige Informationen, Stimmungsmache in den Medien, gepaart mit einer irrwitzigen Überhöhung der feindlichen Bedrohung – gegen die dann natürlich mit einem präzise und kalt geplanten Feldzug angegangen werden muss.

Die USA agieren nicht nur als aggressive und unberechenbare Militärmacht, sie üben auch in der Medizin einen weltweiten imperialistischen Druck aus. Die Vereinigten Staaten dominieren die WHO, sind Sitz der größten Pharmakonzerne und in der Forschung allen anderen weit überlegen. Ihre Art der Medizin wird bestimmt durch militärisches Schwarz-Weiß-Denken, gespickt mit einer paranoiden Risikoabschätzung. Das »Reich des Bösen«, das sind in diesem Weltbild nicht nur der Islamische Staat, die Taliban oder Nordkorea, sondern es findet sich auch im Reich der Zellen, die jederzeit entarten oder dem finsteren Einfluss von Viren und Bakterien unterliegen können. Deshalb gilt der Präventivschlag als Mittel der Wahl.

So wie in den realen Kriegen in Afghanistan, Syrien, Libyen oder dem Irak ist aber auch in den medizinischen Feldzügen der angerichtete Schaden oft deutlich größer als der Nutzen.

6.3. Jagd auf Krebszellen

Die Prämisse des »sauberen Körpers« bezieht sich längst nicht mehr nur auf die Suche nach möglicherweise schädlichen Bakterien und Viren. Aus der Idee der umfassenden Hygiene ergibt sich auch die Jagd auf entartete Zellen – mit der die Medizin versucht, eine der Grundaufgaben des Immunsystems selbst zu übernehmen.

Jeder Mensch, heißt es, erkrankt jeden Tag mehrfach an Krebs. Laufend kommt es zu Teilungsfehlern, zu Schäden an der DNA, zu

Mutationen, welche den natürlichen Stoffwechsel der Zellen so verändern, dass sich manche unkontrolliert zu teilen beginnen. Glücklicherweise hat dies meist keine Konsequenzen, weil die Zellen des Immunsystems – vor allem bei den nächtlichen Servicearbeiten, bei denen das Immunsystem seine höchste Aktivität entfaltet – mit derartig veränderten Zellen systematisch aufräumen.

Gesunde Zellen tragen an ihrer Oberfläche so etwas wie einen Ausweis, den sie den passierenden Kontrollorganen des Immunsystems vorweisen. Sobald eine Zelle aus der Bahn gerät und sich unkontrolliert zu teilen beginnt, verändert sich auch deren Oberfläche. Damit werden die Abwehrzellen aktiv. Sie attackieren die kranken Körperzellen, sodass diese über spezielle Signale in den Selbstmord getrieben werden. Dieser Apoptose genannte Prozess ist eine der wichtigsten Sicherheitseinrichtungen lebender Organismen: ein »programmierter Zelltod«, bei dem die Zelle zugrunde geht, ohne Nachbargewebe zu schädigen. Normalerweise werden solche Prozesse bereits in den Frühstadien eingeleitet, sobald die unkontrollierte Zellteilung beginnt. Das Immunsystem ist aber auch in der Lage, größere Ansammlungen von Krebszellen anzugreifen und aufzulösen. Möglicherweise erwachen wir leicht schwitzend und merken dadurch, dass unser Immunsystem eine etwas härtere Nachtschicht geschoben hat, doch im Normalfall bekommen wir von diesen internen nächtlichen Abläufen in unserem Organismus nichts mit.

Krebs kann entstehen, wenn diese Kontrollmechanismen nicht greifen: Jedem Tumor liegt ein Versagen des Immunsystems zugrunde. Die beste Krebsvorsorge wäre demnach, das Immunsystem nur ja nicht in seiner Aktivität zu stören, es nicht zu manipulieren und ein bestehendes Gleichgewicht mit den alten Freunden im Mikrobiom dankbar anzunehmen. Das ist die beste Immunstärkung, die derzeit zu haben ist: keine Interventionen zu setzen, die das Immunsystem dämpfen, es aggressiv machen oder es auf sonst eine Art aus der Bahn werfen könnten, auf Bewahrung und Unterstützung des Gleichgewichts im Organismus zu setzen – als höchste Weisheit im Sinne der Erhaltung von Gesundheit.

Nachdem dies aber offensichtlich nicht immer gelingt und regelmäßig Fälle von Krebs auftreten, versuchen wir über medizinische Maßnahmen die Kontrollfunktion des Immunsystems zu übernehmen. Auch hier steht am Beginn eine offensichtlich gute Idee: Wenn große, weit fortgeschrittene Tumoren schwer zu behandeln sind und eine schlechte Überlebensrate haben, sollte alles darangesetzt werden, die Tumore früher zu finden. Das war der Grundgedanke der Screening-Programme, also der Reihenuntersuchungen zur Früherkennung von Krebs.

Verheerende Zustände

In fast allen Ländern haben die Gesundheitsbehörden mittlerweile derartige Programme organisiert. In Deutschland wurde das bundesweite Mammographie-Screening nach einigen Jahren Vorlauf im Jahr 2004 mit Einladungen an alle Frauen im Alter von 50 bis 70 Jahren eingeführt. Einer der Anlässe, dieses Programm zu starten, waren untragbare Zustände bei dem bis dahin durchgeführten »wilden Screening«, die im Rahmen des sogenannten Essener Brustkrebsskandals sichtbar wurden.

Bis in die 1990er-Jahre hatten die alten Röntgengeräte Bilder fabriziert, deren Interpretation eher an Kaffeesudlesen erinnerte. In den Laboren wurden die eingesandten Biopsien ohne Qualitätskontrolle interpretiert, operiert wurde auf Basis unklarer Befunde. Das Resultat waren unzählige geschädigte Frauen, die in den Mühlen der obskuren Vorgänge plötzlich zu Krebspatientinnen wurden.

Diese verheerenden Zustände in der »Krebsvorsorge« kamen erst ans Tageslicht, als ein krimineller, offenbar geistesgestörter Labormediziner in der deutschen Stadt Essen bei einem Brand ums Leben kam, den er selbst gelegt hatte.[98] Bei der Analyse des Falles wurde offenbar, dass der Mann über viele Jahre Krebsdiagnosen erfunden hatte. Was die Angelegenheit zu einem besonderen Skandal machte, war jedoch die Komplizenschaft oder Schlamperei des übrigen Medizinbetriebs. Denn der Labormediziner hatte selbst kein einziges Röntgenbild analysiert. Er hatte keine Biopsien entnommen und keine einzige Brust amputiert. Das lag alles in der Verantwortung anderer, die die seltsamen gefälschten Befunde widerspruchslos akzeptierten und keinerlei Kontrollfunktion ausübten. Insgesamt waren damals etwa 300 Frauen betroffen. Sie hatten eine oder beide Brüste verloren und sinnlose Chemotherapien oder Bestrahlungen durchmachen müssen.

Die Einführung des organisierten Screenings bot den Anlass, die ärgsten Missstände abzustellen und zumindest bei der Ausstattung der Arztpraxen und in der medizinischen Ausbildung Mindeststandards einzuführen.

In Österreich dauerte es etwas länger, bis sich die Gesundheitspolitik zu einem Programm entschließen konnte. Alle Beteiligten hatten sich gut im »wilden Screening« eingerichtet, und der hinhaltende Widerstand von Radiologen, Gynäkologinnen und Labormedizinern machte lange Zeit alle Anstrengungen zunichte. Erst mit Jahresbeginn 2014 kam es auch hier zur Einführung eines Brustkrebs-Früherkennungsprogramms mit Einladungssystem für Frauen im Alter zwischen 45 und 69 Jahren. Wegen organisatorischer Schwierigkeiten sind bis heute allerdings längst nicht alle Frauen dieser Altersgruppe eingeladen worden.

Der Gedanke der Prävention und der Vorsorge übt so etwas wie eine intuitive Anziehung aus. »Vorsorgen ist besser als Heilen«, hören wir seit unserer Kindheit.

Doch mittlerweile herrscht ein regelrechter Almauftrieb der Risiken, gegen die wir vorsorgen sollen: Wie beim Orakel von Delphi wird aus Blutwerten, Virennachweisen oder Gentests die Zukunft gedeutet. Finden sich etwa Hepatitis-C-Viren, lautet die Prophezeiung »Leberkrebs in zwanzig Jahren«. Harmlose Polypen oder Kalkeinlagerungen werden als Krebsvorstufe interpretiert, die mit einer bestimmten Wahrscheinlichkeit später zu Krebs werden.

»Es ist offenbar ein kaum denkbarer Gedanke, dass Nichtwissen sinnvoll sein kann«, sagt Jürgen Windeler, der Leiter des in Köln ansässigen Instituts für Qualität und Wirtschaftlichkeit im Gesundheitswesen (IQWiG). Doch weil man »wissen« will, beginnt der Schlamassel: die Laufbahn als Patientin oder Patient. Denn wer könnte es verantworten, nach einem Krebsbefund nicht mit dem vollen Arsenal der medizinischen Möglichkeiten zu antworten?

6.4. Das Dilemma der Früherkennung

Die Industrie stellte sich rasch auf den wachsenden Screeningmarkt ein. Die Geräte wurden immer besser, immer kleinere Tumoren wurden gefunden. Und immer häufiger auch Tumor-Vorstufen. Etwa jeder fünfte über Mammographien gefundene Befund lautet auf ein »duktales Karzinom in situ« (DCIS). Dabei handelt es sich um eine Wucherung neu gebildeter Zellen in den Milchgängen der Brust. Sie befinden sich jedoch »am Ort« (»in situ«) und haben die Barriere des Milchgangs noch nicht durchbrochen. Ein DCIS ist also kein Krebs, sondern eine Vorstufe. Ob daraus jemals ein invasiver Tumor wird, ob die Vorstufe stabil bleibt oder ob sie sogar gänzlich verschwindet, kann niemand mit Gewissheit vorhersagen.

Weil es rund um diese Zellen oft auch zu charakteristischen Kalkeinlagerungen kommt, ist das DCIS am Röntgenbild relativ gut zu sehen. Getastet werden kann es meist nicht. Fast alle diese Vorstufen werden über die Mammographie gefunden. Und das ist auch das erklärte Ziel beim Brustkrebs-Screening.

Die Prognose für Frauen, bei denen ein DCIS diagnostiziert wird, ist exzellent: Nach 15 Jahren leben noch deutlich mehr als 85 Prozent von ihnen, ihr Brustkrebs-spezifisches Sterberisiko liegt bei weniger als fünf Prozent.

Damit ist es mit den guten Nachrichten aber auch schon wieder vorbei. Denn Frauen, bei denen ein DCIS gefunden wird, steht eine ganze Reihe von schwierigen therapeutischen Entscheidungen bevor. Genaue Zahlen gibt es nicht, doch es wird geschätzt, dass etwa die Hälfte der Vorstadien sich binnen zwanzig Jahren zu einem gefährlichen invasiven Tumor entwickeln könnte. Mit so einer Prognose konfrontiert, sind natürlich die allermeisten Frauen dafür, die verdächtigen Zellnester chirurgisch zu entfernen.

Normalerweise ist die betroffene Region kleiner als zwei Zentimeter im Durchmesser. Doch oft ist die Lage der verdächtigen Zellen nicht so einfach zu bestimmen. Das DCIS führt einen Milchgang entlang oder hat diffuse Bereiche, die es bei einer Operation schwierig machen, eine sichere Entscheidung zu treffen. Wird nicht alles erwischt und kehrt der Tumor zurück, ist das Risiko höher, dass er von Anfang an invasiv ist, deshalb wird im Zweifelsfall mehr entfernt. Oft ist eine brusterhaltende Therapie nicht möglich.

Ist die Operation überstanden, folgt die nächste Entscheidung: Strahlentherapie oder nicht? Die meisten Fachleute und die internationalen Leitlinien raten dazu, weil sich damit das Risiko eines Rückfalls weiter reduziert. Mit der Bestrahlung geht allerdings ein beträchtlicher Gewebeschaden einher, die Belastung für die Patientinnen ist hoch.

Damit ist es aber noch immer nicht zu Ende. Denn als weitere Empfehlung gilt bei entsprechender Diagnose die antihormonelle Therapie mit Tamoxifen und ähnlichen Medikamente. Sie greifen in den Östrogenhaushalt ein und sollen das Wachstum hormonabhängiger Tumorzellen reduzieren. Die Nebenwirkungen können beträchtlich sein: Bei vielen jüngeren Frauen setzt ein künstlicher Wechsel ein. Sie haben Hitzewallungen, Knochenschmerzen, der Zyklus verändert sich, die Menstruation bleibt manchmal ganz aus, auch das Sexualleben kann stark gestört sein. Benommenheit, Übelkeit, Kopfschmerzen und Wassereinlagerungen mit oftmals starker Gewichtszunahme speziell zu Beginn der Therapie komplettieren die schwierige Situation.

Vielen Frauen machen diese Nebenwirkungen enorm zu schaffen, zumal die Therapie über einen sehr langen Zeitraum verordnet wird. Meist sollen die Patientinnen über fünf Jahre täglich eine Tablette der Anti-Östrogene einnehmen. Viele sind hin- und hergerissen zwischen »dem Wunsch, diesen Horror abzubrechen«, wie es eine betroffene Freundin formulierte, und dem Vorsatz, stark zu sein, sich durchzukämpfen, alles zu tun, was die Wahrscheinlichkeit erhöht, dass kein Rückfall kommt.

Kürzlich wurde die größte mir bekannte Studie zur Prognose des DCIS veröffentlicht. Dafür wertete ein Forschungsteam in Kanada die Daten von mehr als 100.000 Frauen aus, bei denen derartige Vorstufen gefunden wurden. Die Frauen waren im Mittel 54 Jahre alt.[99] Das erstaunlichste Resultat der Studie war, wie wenig Einfluss die verschiedenen Therapien auf die Brustkrebs-Sterblichkeit hatten. So reduzierte die Komplettabnahme der Brust (Mastektomie) zwar das Risiko eines Rezidivs von 3,3 auf 1,3 Prozent, beim Sterberisiko sah es jedoch umgekehrt aus: Binnen zehn Jahren starben 1,3 Prozent der Frauen mit Mastektomie im Vergleich zu 0,8 Prozent in der Gruppe, die brusterhaltend operiert worden war.

Die aggressive Behandlung mit Strahlentherapie, die bei sehr vielen DCIS-Patientinnen mit brusterhaltender Therapie durchgeführt wurde, ergab ebenfalls keine Vorteile. Das Risiko, binnen der nächsten zehn Jahre an Brustkrebs zu sterben, lag mit oder ohne Bestrahlung bei weniger als ein Prozent. Über alle Stadien, alle chirurgischen Eingriffe und alle nachfolgenden Therapien gerechnet, hatten Frauen mit DCIS während der nächsten 20 Jahre ein durchschnittliches Risiko von 3,3 Prozent, an Brustkrebs zu sterben.

In einem Vergleich der Ergebnisse mit früheren Studien ergab sich in der kanadischen Arbeit ein eindeutiger Trend: Je neuer die Publikation, desto geringer war das Risiko, nach einem DCIS zu sterben.

War dies nun eine gute Botschaft? Hatte sich die Therapie verbessert, waren die immer genaueren Fahndungsmethoden, die sogar winzige verdächtige Bereiche von nur ein paar Millimetern Durchmesser aufspüren, ein großer Erfolg der Früherkennung und Krebsvorsorge, wie es die Verfechter der Screening-Programme verbreiteten? Das kanadische Forschungsteam ist nicht dieser Meinung. Es gebe keine Anzeichen, steht da zu lesen, dass die geringere Sterblichkeit gegenüber früheren Untersuchungen auf eine Verbesserung der medizinischen Behandlung zurückzuführen sei. Die besseren Ergebnisse hätten eher damit zu tun, dass viel mehr Frauen behandelt worden seien, die ohnehin nie Krebs bekommen hätten. Die

Statistik wird also aufgebessert durch Fälle, die eigentlich nie in die Statistik hätten einfließen müssen.

Bei Frauen über 50 Jahren – also der Hauptzielgruppe des Mammographie-Screenings – haben jene, bei denen ein »duktales Karzinom in situ« gefunden wird, nahezu dasselbe Risiko an Brustkrebs zu sterben wie Frauen ohne derartigen Befund. Wozu wird also überhaupt danach gesucht? Wozu werden unzählige Frauen mit Operationen, Bestrahlungen und jahrelangen Hormontherapien gequält? Zumal jede Krebstherapie auch selbst ein gesundheitliches Risiko darstellt. Aus vielen Studien ist bekannt, dass damit das Risiko für Herz-Kreislauf-Erkrankungen, Störungen des Immunsystems oder auch die Entstehung weiterer Krebserkrankungen an anderer Stelle deutlich erhöht wird.

Wie die Schauspielerin Angelina Jolie, die von ihrem Arzt erfahren hatte, dass sie ein genetisch erhöhtes Risiko für Brustkrebs hat, werden wohl auch viele Patientinnen mit einem DCIS die Flucht nach vorne antreten und einer Totaloperation den Vorzug geben vor jahrelanger Ungewissheit.

Jeder dritte Brustkrebs ...
Es sei schwer vorstellbar, dass Nichtwissen sinnvoll sein kann, hatte der Kölner IQWiG-Chef Jürgen Windeler gesagt. Was meinen Sie, was die erfolgreichste Methode wäre, das Auftreten von Brustkrebs zu reduzieren? Richtig: Man müsste die Früherkennungsprogramme wieder einstellen.

Wie dramatisch dieser Effekt wäre, zeigte eine interessante Arbeit, die am Institut für Public Health in Oslo durchgeführt wurde.[100] Studienleiter war der Epidemiologe Per-Henrik Zahl. In Norwegen war das organisierte Brustkrebs-Screening im Jahr 1996 zunächst nur in fünf Bundesländern eingeführt worden und erfasste 40 Prozent der Bevölkerung. Die anderen Bundesländer folgten erst einige Jahre später.

Der Effekt des Screenings war enorm. In den fünf Bundesländern stieg die Häufigkeit von »Brustkrebs«-Diagnosen spontan um 54 Prozent. Nun, könnte der Einwand lauten, das ist ja auch der Sinn der Sache, dass eine Früherkennungsmaßnahme Tumoren früher findet, das soll ja verhindern, dass sie ungestört weiter wachsen und in einem fortgeschrittenen Stadium viel zu spät entdeckt werden. Soweit die Theorie.

Per-Henrik Zahl und sein Team fanden aber keinen Rückgang der Krebszahlen im höheren Alter, der den enormen Anstieg von 54 Prozent auch nur annähernd ausgeglichen hätte.

Um zu sehen, ob es sich bei diesem Ergebnis um eine norwegische Besonderheit handelt, besorgten sich die Wissenschaftler die Zahlen aus Schweden, wo das Screening bereits zehn Jahre früher, Mitte der 1980er-Jahre, eingeführt worden war. Drei Viertel aller Frauen in der Zielgruppe der 50- bis 69-Jährigen nahmen dieses Angebot an.

Davor lag in Schweden der jährliche Anstieg der Brustkrebsrate bei 0,8 Prozent. Mit der Einführung des Screenings ergab sich ein plötzlicher sprunghafter Anstieg um 45 Prozent. Und auch hier fanden die Analysen keinen nachfolgenden Rückgang in der Gruppe der 70- bis 74-jährigen Frauen. Erst in der Gruppe der 75- bis 80-Jährigen ergab sich eine bescheidene Verringerung der Krebshäufigkeit um zwölf Prozent, doch der konnte den extremen Anstieg in den jüngeren Jahren nicht im Mindesten ausgleichen.

Das Resümee der Arbeit fällt denn auch reichlich düster aus: »Ohne Screening wäre ein Drittel aller Fälle von invasivem Brustkrebs zu Lebzeiten der Frauen nie entdeckt worden.« Sprich, jede dritte Brustkrebspatientin in Norwegen und Schweden hätte sich erspart, in die Behandlungsmühlen zu geraten, wenn sie den Aufforderungen der Behörden zur Mammografie nicht gefolgt wäre. Und das, schreiben die Autorinnen und Autoren, beziehe sich nur auf die Entdeckung von »echtem« Krebs. Die Röntgenuntersuchungen finden nämlich besonders leicht »in situ«-Karzinome. Würden diese DCIS-Fälle auch noch berücksichtigt, läge die Steigerungsrate bei bis zu 80 Prozent.

»Offenbar ist es ein Fehler, wenn wir denken, dass Brustkrebs immer weiter wächst und zwangsläufig irgendwann zum Ausbruch kommt«, erklärt Per-Henrik Zahl. »Nach dem, was wir beobachtet haben, ist es viel wahrscheinlicher, dass viele dieser kleinen subklinischen Tumoren sich zurückbilden und verschwinden.«[101]

6.5. Die Überschätzung der Gene

Auch in die Entschlüsselung des menschlichen Genoms wurden großartige Hoffnungen gesetzt. Milliarden wurden investiert – und schließlich war das monströse Unterfangen beendet. Doch was haben wir davon? Einen ungeheuren Datensalat, dessen Komplexität für unseren Verstand ein paar Potenzen zu hoch ist.

Mittlerweile ist der Trend zur Genanalyse deutlich abgeebbt. Zur Jahrtausendwende jedoch, mitten im schönsten Biotechnologie-Boom, gab es eine regelrechte Gen-Euphorie. In der Medizinredaktion, die ich damals leitete, machten wir uns einen Spaß daraus, jeden Freitag ein »Gen der Woche« zu küren. Wir wurden überschwemmt von Studien, Kongressberichten und Presseaussendungen, die uns erklärten, wofür es alles Gene gab: Homosexualität wäre demnach genauso im Erbgut festgeschrieben wie Diabetes, Multiple Sklerose, Autismus, Übergewicht oder der saisonale Hang zum Heuschnupfen. Werde dieses Gen ungünstig vererbt oder mutiere es, so die Botschaft, löse es die zugehörige Störung aus.

Heute wissen wir, dass der Großteil dieser Verlautbarungen Schwachsinn war. Bei den meisten Krankheiten sind Dutzende, wenn nicht gar Hunderte von Genen beteiligt. Und es kommt auch weniger darauf an, welche Funktion ein Gen hat, als vielmehr auf den Kontext, in dem es »aufgerufen« und damit aktiviert wird.

Gene entsprechen den Tasten einer Schreibmaschine: Die Buchstaben selbst sagen wenig aus – mit »N« kann genauso das Wort »ANFANG« wie das Wort »ENDE« gebildet werden, Gen »S« kann genauso an BruSt- wie an ProStatakrebs beteiligt sein.

Um eine sinnvolle Botschaft zu verbreiten, kommt es also weniger auf die einzelnen Tasten (oder Gene) an, als darauf, diese zum richtigen Zeitpunkt anzuschlagen. Das zu entschlüsseln ist freilich wesentlich komplexer, als über ein Computerprogramm die Sequenzierung der rund drei Milliarden Basenpaare der DNA zu ermitteln. Denn Gene sind höchst mobil und unterliegen vielen Einflüssen.

Die kopierte Katze
Wie falsch das Bild ist, das wir uns lange Zeit von den bestimmenden Erbfaktoren gemacht haben, zeigt das Beispiel des amerikanischen Multimillionärs John Sperling, der die wissenschaftlichen Versprechungen jener Tage allzu wörtlich nahm. Sperling hatte – trotz seiner stolzen 82 Lebensjahre – Angst, sein geliebter Hund Missy könne vor ihm das Zeitliche segnen. Um vorzusorgen, beauftragte er den texanischen Forscher Mark Westhusin, von seinem Hündchen eine Originalkopie herzustellen. Westhusin, der bereits mit dem Klonen von Rindern einige Erfahrung gesammelt hatte, zögerte nicht lange. Er machte sich mit seinem Team an die Arbeit und legte Rechnungen über viele Millionen Dollar vor.

Die komplizierte Hundebiologie allerdings gab ihm Rätsel über Rätsel auf. Als Sperling immer mürrischer seine Schecks zeichnete, fragte Westhusin seinen Auftraggeber, ob der nicht auch für seine wunderhübsche Katze Rainbow ein Reserveexemplar anlegen wolle. Sperling wollte, und diesmal gelang das Unternehmen.

Nach 86 Versuchen war »Copycat« geboren. Sie war gesund, quicklebendig und wuchs prächtig heran. Dennoch traf Mäzen Sperling beinahe der Schlag, als er mit der Gegenleistung für sein Geld konfrontiert wurde. Denn die Millionen-Dollar-Mieze aus dem Klonlabor sah aus wie ein ganz ordinärer Findling aus dem Tierheim. Sie hatte mit ihrem hochwohlgeborenen Gen-Zwilling rein gar nichts gemein. Während Rainbow, das Original, eine raffinierte goldbraun-weiße Färbung im langen Fellhaar hatte und eher von plumper Gestalt war, präsentierte sich Copycat grau-weiß gescheckt, kurzhaarig und spindeldürr.

Sperling drehte nun endgültig den Geldhahn ab und klagte auf Betrug. »Copycat war das Schlimmste, was uns passieren konnte«, erklärte Mark Westhusin damals deprimiert in einem Interview.[102] Dabei hatte er keinen Fehler gemacht. Die Gentests, die Sperling verlangte, um einen Betrug auszuschließen, verliefen eindeutig: Copycat war tatsächlich mit Rainbow genetisch ident. Falsch war etwas anderes. Nämlich die Idee, dass Klone perfekte Kopien sind.

Zwar haben Klone miteinander alle Gene in ihren Zellkernen gemein, doch aus diesen Genen macht offenbar jedes Individuum etwas anderes. Eineiige Zwillinge sehen sich demnach nur deshalb so ähnlich, weil sie zur gleichen Zeit unter den gleichen Bedingungen heranwachsen. Werden die Zwillinge im Abstand vieler Jahre gezeugt, sind sie ganz anderen Einflüssen ausgesetzt, und die verschiedenen Gene werden beim Heranwachsen des Fötus zu ganz unterschiedlichen Zeiten aktiviert. Auf diese Weise prägt die Umwelt den Organismus schon vor der Geburt.

Und auch danach geht es in derselben Art weiter. Denn nun mischt die Umwelt noch kräftiger mit. Das An- und Abschalten der Gene bewerkstelligt unser Körper mit einer Unzahl verschiedener Botenstoffe, die im Zusammenspiel von Immun- und Nervensystem sowie den Mikroben erzeugt werden. Obendrein werden dabei auch noch die Gene von Bakterien aktiviert und greifen damit in den Organismus des Menschen ein. Und da das Mikrobiom 150-mal mehr Gene besitzt als der Mensch, ist leicht vorstellbar, dass dieser Einfluss alles andere als klein ist. All diese Wechselspiele zusammen machen die genetischen Netzwerke unberechenbar. Die »Buchstaben des Lebens« lesen zu können, erweist sich demnach als reichlich naive Annahme.

In den Genen ist kein starres Programm festgeschrieben. Sondern nur eine Vielzahl von Möglichkeiten angelegt. Das Entscheidende ist der Einfluss der Umwelt.

6.6. Vampir der Sozialsysteme

Im Jahr 2014 durchbrach die Pharmaindustrie eine neue Schallmauer. Erstmals lag der weltweite Umsatz mit 1.043 Milliarden Dollar jenseits der Billion. Dem Industriezweig ist es damit gelungen, seine

Umsätze innerhalb von gerade einmal elf Jahren glatt zu verdoppeln, und das bei einer Rendite von durchschnittlich 18 Prozent. Damit ist der Gewinn pro eingesetztem Kapital dreimal so hoch wie im Ölgeschäft und viermal so hoch wie in der Automobilindustrie. Die Pharmabranche hat es geschafft, die vom Bankencrash ausgelöste Finanzkrise unbeschadet zu überstehen, und setzt ihre atemberaubende Aufwärtsspirale ohne Einbrüche fort. Sie ist das weltweit am schnellsten wachsende und mit Abstand profitabelste Geschäftsfeld der internationalen Wirtschaft.

Einer der Gründe liegt darin, dass sie ihre Produkte nur zu einem geringen Teil auf dem freien Markt verkauft. Der Großteil wird über ein intransparentes Beziehungsgeflecht mit Krankenkassen und Gesundheitsbehörden der einzelnen Länder abgerechnet. Hier wird sehr viel Steuergeld verwendet und unmittelbar in die Kassen der pharmazeutischen Industrie und der Medizinproduktehersteller umgeleitet, ohne normalen Wettbewerb und mit sehr wenig Einfluss auf die Preisgestaltung.

Die Industrie nutzt jede Zwangslage aus, um unverschämt hohe Preise zu verlangen. Krebstherapien eignen sich besonders gut, die Gesellschaft zu erpressen und sogar für mittelmäßige bis schlechte Medikamente Phantasiesummen zu verlangen – zu sehr fürchten wir uns alle vor dem Tod. Sobald über Patentschutz Monopole gebildet werden, explodieren die Kosten. Und wenn es theoretisch Konkurrenzprodukte gäbe, werden über interne Absprachen der Konzerne die Preise auf dem höchstmöglichen Niveau gehalten. Dies trieb die gesetzlichen Krankenkassen schon mehrfach in den Finanzkollaps und führte zu immer weiteren Erhöhungen der Beitragszahlungen.

Die Gesundheitsausgaben lagen in Deutschland im Jahr 2004 noch bei 2.800 Euro pro Kopf, zehn Jahre später bereits bei mehr als 4.000 Euro. In Österreich und der Schweiz ist die Entwicklung fast ident. Mit mehr als elf Prozent Anteil am Bruttoinlandsprodukt liegen die deutschsprachigen Länder in der EU ganz vorne bei den Gesundheitsausgaben. Übertroffen werden sie nur noch von den USA, die nach wie vor das Eldorado der Pharmabranche sind: Gewaltige 17 Prozent des BIP werden dort in den Gesundheitsmarkt investiert.

Nun wäre das alles noch halbwegs erträglich, würde die Gegenleistung stimmen: Wenn Medikamente tatsächlich einen Nutzen brächten, vielleicht sogar heilen könnten. Doch dies ist nur bei den wenigsten Arzneimitteln der Fall. Wir haben es zugelassen, dass sich ein unersättlicher Parasit, ein Vampir in unsere Sozialsysteme eingenistet hat. Erst langsam wird der ungeheure Missstand zumindest von einem kleinen Teil der Wissenschaft und der Gesundheitsökonomie öffentlich gemacht. Und dabei offenbart sich ein System, das auf organisiertem Betrug und Täuschung basiert.

»Eine der Mafia vergleichbare Organisation«
Peter Gøtzsche, Professor für klinische Forschung an der Universität Kopenhagen und Direktor des »Nordischen Cochrane Zentrums«, ist einer der besten Kenner des internationalen Wissenschaftsbetriebs. Auch die pharmazeutische Industrie kennt er aus eigener Erfahrung. Als junger Facharzt für Innere Medizin leitete er acht Jahre lang klinische Studien für Pharmaunternehmen und bemühte sich um die Zulassung von Medikamenten.

Nun legte er ein Buch vor, das auf mehr als 500 Seiten Beweismaterial liefert, wie sehr die Konzerne die Wissenschaft korrumpiert haben, wie systematisch sie den Nutzen ihrer Medikamente übertreiben und den Schaden herunterspielen.[103] Gøtzsche weist nach, wie die Industrie Ärztinnen und Ärzte, den Wissenschaftsbetrieb, Fachzeitschriften, Berufs- und Patientenorganisationen, Hochschulinstitute, Journalistinnen und Journalisten, Kontrollorgane und Politiker kauft. Seine Einschätzung der Pharmaindustrie: »Typisch für die Mafia und vergleichbare kriminelle Organisationen ist, dass sie bestimmte Strafdaten wiederholt begehen. Die Liste der Verbrechen, die in diese Kategorie fallen, ist lang: Erpressung, Betrug, Drogenhandel, Bestechung, Unterschlagung, Behinderung der Justiz und der Polizeibehörden, Beeinflussung von Zeugen, politische Korruption und andere mehr. Die Pharmakonzerne begehen solche Strafdaten andauernd; deshalb ist kein Zweifel daran möglich, dass ihr Geschäftsmodell die Kriterien für das organisierte Verbrechen erfüllt.«

Der einzige Standard der Branche sei Geld, schreibt Gøtzsche, »und der Wert eines Menschen hängt davon ab, wie viel Geld er ihr einbringt«. Zwar gäbe es natürlich auch in der Pharmaindustrie ehrliche Leute. Doch diejenigen, die es an die Spitze schaffen, seien rücksichtslose Bastarde. Die Frage, ob es sich um einzelne Verfehlungen handelt, ob manche Äpfel verdorben sind oder der ganze Korb, beantwortet Gøtzsche eindeutig: »Was wir erleben müssen, ist organisiertes Verbrechen in einer total verfaulten Industrie.«

Vielfach wurden die Unternehmen in den letzten Jahren vor Gericht zu enormen Schadenersatzzahlungen verurteilt, oder sie zahlten im Voraus, um einer Anklage zu entgehen. Pfizer etwa berappte im Jahr 2009 insgesamt 2,3 Milliarden Dollar für Betrug mit Medikamenten, die für nicht zugelassene Anwendungen verkauft wurden. GlaxoSmithKline überbot diese Summe 2011 mit einer Vergleichszahlung von drei Milliarden Dollar, unter anderem für groß angelegte Bestechung von Ärztinnen und Ärzten und das Verschweigen von Nebenwirkungen. Stets wurde jedoch nur ein Bruchteil dessen ausgegeben, was zuvor verdient worden war. Und mehrfach wurden – während die Industrievertreter Besserung schworen – die illegalen Methoden parallel dazu einfach weitergeführt.

Der Schweizer Konzern Roche beging laut Peter Gøtzsche »den größten Diebstahl aller Zeiten«, indem es während der milden Grippeepidemie von 2009 das Mittel Tamiflu um mehrere Milliarden Euro an Regierungen Europas verkaufte. Dabei reduziert Tamiflu die Dauer einer Grippe bestenfalls um 21 Stunden. »Eine Wirkung, die auf Grund fehlender Daten einerseits zweifelhaft war«, so Gøtzsche, »andererseits auch mit viel billigeren Mitteln wie Aspirin oder Paracetamol zu erreichen gewesen wäre.« Dennoch konnte Roche die europäische Zulassungsbehörde EMA dazu überreden, das Mittel zur Vorbeugung von Influenzakomplikationen zuzulassen. Die WHO veröffentlichte Empfehlungen zugunsten von Tamiflu, von Leuten verfasst, die auf der Gehaltsliste von Roche standen.

Zur umstrittenen Wirkung des Medikaments kamen ernsthafte Nebenwirkungen, die in großem Ausmaß vertuscht wurden. Cochrane-Recherchen ergaben, dass Roche Bescheid wusste. In den Studien des Unternehmens hatte es viele Fälle von Halluzinationen und seltsamen Unfällen gegeben, die jedoch nicht öffentlich gemacht wurden. Unter anderem durch eine Serie von Selbstmorden und Gewaltakten nach Tamiflu-Gabe in Japan »erfuhr« es die Öffentlichkeit trotzdem. Von Roche bezahlte Forscher behaupteten auch, das Mittel hätte im Tierversuch bei Ratten nicht einmal in hoher Dosierung schädliche Nebenwirkungen ausgelöst. Das wurde später als glatte Lüge enttarnt: Es tauchten Unterlagen auf, die zeigten, dass die erwähnte Dosis Tamiflu mehr als die Hälfte der Ratten getötet hatte.

Roche hat die meisten Daten seiner klinischen Studien nicht veröffentlicht und weigert sich beharrlich, sie der unabhängigen Cochrane-Vereinigung zur Verfügung zu stellen. Bis heute sind sie – trotz mehrfacher Zusagen von Roche – nicht zugänglich. Peter Gøtzsche forderte die europäischen Regierungen auf, Roche zu verklagen, um die Milliarden verprassten Steuer-Euros zurückzubekommen, und die Produkte von Roche so lange zu boykottieren, bis die Firma die fehlenden Tamiflu-Daten veröffentlicht. Nichts davon ist geschehen.

Woran das liegt, ist schwer zu sagen. Vielleicht an den massiven Ausgaben für Lobbying? Oder an der massiven Verknüpfung von Pharmaindustrie und Zulassungsbehörden? Die meisten zuständigen staatlichen Organisationen werden heute zu einem guten Teil von der Industrie finanziert – teils über Abgaben für Zulassungen, teils über den Zwang zur Einwerbung von Drittmitteln für Forschungsprojekte oder die Annahme von Sponsorgeldern privater Stiftungen und Unternehmen. Die Gesundheitspolitik hat die Behörden selbst in diese Abhängigkeit getrieben – offenbar in der Illusion, damit Geld einzusparen; nun fühlen sich die Behörden jedoch eher der Industrie verpflichtet als der Öffentlichkeit, für die sie eigentlich eintreten sollten.

Die Industrie redet immer mit

Nur zu logisch ist die Konsequenz, dass die Finanziers inoffiziell damit auch ein starkes Mitspracherecht erhalten, wer in der jeweiligen Behörde Karriere macht. Kein Wunder, dass hier nicht die Scharfmacher forciert werden, sondern ein Menschenschlag, der zu Kompromissen neigt – oder vielleicht selbst bereits insgeheim von einem Umstieg zu einer lukrativen Karriere in der Industrie träumt.

Wie »unabhängig« Behörden ticken, zeigte ein Vorfall bei einer Diskussionsveranstaltung im Wiener Ärztehaus vor etwa zwei Jahren. Der Cochrane-Wissenschaftler Tom Jefferson hatte einen Vortrag über die unglaublichen Vorgänge rund um das Mittel Tamiflu gehalten und scharf die Taktik von Roche angeprangert, die fehlenden Daten rund um den Milliarden-Seller nicht herauszurücken. Jefferson sagte, dass er an der von Roche behaupteten Wirksamkeit insgesamt starke Zweifel habe. Daraufhin stand Christoph Baumgärtel auf und ergriff das Wort. Baumgärtel ist Leiter der Zulassung und medizinischen Begutachtung in der Medizinmarkaufsicht, also einer der Spitzenvertreter der österreichischen Gesundheitsbehörden. Er warf die Frage auf, warum Jefferson automatisch davon ausgehe, dass Tamiflu schlechter wirkt als bisher angenommen. »Wenn diese Studien noch nicht bekannt sind«, schloss Baumgärtel messerscharf, »so wäre es ja durchaus auch möglich, dass Tamiflu besser wirkt als bisher von Roche dargestellt.«

Das saß. Der Cochrane-Wissenschaftler schüttelte nur kurz den Kopf. Aber ihm fiel – wie auch dem Publikum – auf diesen verblüffenden Einwand keine Antwort ein.

Behörden als Bittsteller

Ein recht ähnliches Erlebnis hatte ich bei einer Veranstaltung des Bundesinstituts für Risikobewertung (BfR), die im November 2014 in Berlin abgehalten wurde. Thema waren Gesundheitsgefahren, die von Aluminiumzusätzen ausgehen, etwa das Risiko von Brustkrebs durch die Verwendung Alu-haltiger Deodorants. In der Diskussion gab ein Behördensprecher zu, dass die Abschätzung der Menge Aluminium, die über Deos durch die Haut ins Brustgewebe eindringt, auf einer einzigen von der Industrie vorgelegten Studie beruht – an der sage und schreibe zwei Personen teilgenommen hatten. Diese fahrlässig schlechte Wissensbasis wurde heftig angegriffen, und ich fragte Andreas Hensel, den Präsidenten des BfR, warum seine Behörde hier nicht selbst eine unabhängige Abklärung des Risikos vornehme. Immerhin stünden im Dienste des BfR etwa 700 von der Öffentlichkeit bezahlte Wissenschaftlerinnen und Wissenschaftler. Sollte es da nicht möglich sein, diese wichtige Frage korrekt zu klären? Hensels Antwort: »Es ist nicht vorgesehen, dass das BfR zu derartigen Fragen selbst Studien unternimmt, das wäre ja uferlos und viel zu teuer.« Doch die Industrie habe versprochen, eine neue, viel größere Studie zu unternehmen und die Frage zu klären. »An der neuen Studie werden immerhin elf Personen teilnehmen.«

Es gibt also auf Seiten der Behörden weder den Auftrag noch den Willen, Angaben der Industrie unabhängig zu kontrollieren. Stattdessen wird sie angebettelt, doch bitte Untersuchungen vorzulegen, die die Sicherheit und Wirksamkeit ihrer eigenen Produkte beweisen. Und diese garantiert ohne jede Voreingenommenheit erstellten Studien werden dann dankbar abgesegnet.

Kranke werden für Studien missbraucht
Auch die großen medizinwissenschaftlichen Fachjournale sind nicht in der Lage, eine wirksame Kontrollfunktion auszuüben. Sie stehen entweder selbst unter wirtschaftlichem Druck und sind abhängig von den Zuwendungen der Pharmaindustrie, oder sie erhalten – wie bei Tamiflu – keinen genügenden Einblick in die Datenbasis der Studien, um überhaupt die Richtigkeit der Resultate prüfen zu können.

Weit mehr als 90 Prozent aller klinischen Studien werden heute von der Industrie finanziert. Und es ist immer mehr zum Standard geworden, dass die Firmen den Ablauf der wissenschaftlichen Arbeiten – von der Erstellung eines Studiendesigns, der Auswahl der Teilnehmenden bis hin zur Publikation der Ergebnisse – minutiös kontrollieren. So soll gesichert werden, dass nur Resultate erscheinen, die die Marketing-Abteilungen des Finanziers erfreuen und zur Bewerbung der Produkte eingesetzt werden können. Dieser Prozess funktioniert beinahe lückenlos. Unangenehme Resultate werden zumeist gar nicht erst veröffentlicht, sondern in geheime Schubladen versenkt.

Diese Praktik sei ein eklatanter Missbrauch und eine der schlimmsten Verletzungen der Patientenwürde, erklärt Drummond Rennie, ehemaliges Mitglied der Chefredaktion des JAMA, des Journals der US-Ärztegesellschaft. »Da wir unsere Therapien auf die Ergebnisse klinischer Studien stützen, geht es hier um Leben und Tod«, so Rennie. »Patientinnen und Patienten, die an Studien teilnehmen, erwarten, dass ihr Opfer der Menschheit nützt. Sie rechnen nicht damit, dass die Ergebnisse wie Geschäftsgeheimnisse behandelt und manipuliert werden.« Studienresultate sollten deshalb öffentliches Eigentum sein und allen zur Verfügung stehen.

Peter Gøtzsche geht noch einen Schritt weiter und fordert die strikte Trennung der Finanzierung einer Studie von deren Durchführung. Dies würde bedeuten, dass eine Pharmafirma, die ein Medikament zulassen möchte, ihren neuen Wirkstoff einer unabhängigen Institution übergibt, die in Eigenverantwortung die wissenschaftliche Bewertung vornimmt. Freiwillig wird die Pharmaindustrie solchen Vorschlägen aber sicherlich nie zustimmen. Und es ist bisher auch weit und breit kein behördlicher Druck in diese Richtung erkennbar.

Die Pharmaindustrie hat sich wirklich prächtig eingerichtet in den Schaltstellen unserer Gesundheitssysteme, und wenig läuft gegen ihren Willen. Ihre wichtigsten Lockmittel sind Geld und die Hoffnung auf eine große Karriere. Reihenweise lassen sich Medizinerinnen und Mediziner jeglicher Fachrichtung und Position davon anlocken. Für die Industrie zahlt es sich aus, Fachleute zu kaufen, vor allem jene, die in der Branche als meinungsbildend gelten. Sie bekommen entsprechend hohe Honorare. Aber selbst kleine Rädchen im Medizinbetrieb werden vielfach schon angeworben.

Der umtriebige Medizin-Kontrolleur Peter Gøtzsche führte in Dänemark eine Untersuchung durch und fand, dass im Bereich der Infektiologie ein Viertel der Mediziner auf der Honorarliste der Industrie steht, 27 Prozent sind es im Bereich der Kardiologie, mehr als ein Drittel der Fachleute der Endokrinologie und Dermatologie und 30 Prozent der Krebsexperten. »Die Beliebtheit der einzelnen Disziplinen«, sagt Gøtzsche, »hängt unmittelbar davon ab, wie teuer die Medikamente sind, die sich mit Hilfe der Ärzte verschreiben lassen.«

Erpressung mit dem drohenden Tod
Besonders lukrativ ist der Markt bei Krebs. Neue Medikamente, Antikörpertherapien oder sonstige Inhibitoren kosten pro Person und Jahr zwischen 50.000 und 150.000 Euro, und das, obwohl sie keine Krankheit heilen können und das Leben im Schnitt nur um ein paar Wochen oder Monate verlängern. »Selbst mit Präparaten für seltene Krebsarten werden bei derartigen Preisen Milliardengewinne eingefahren«, kritisiert der deutsche Mediziner und SPD-Politiker Karl Lauterbach.[104] Bei den Pharmafirmen herrsche eine regelrechte Goldgräberstimmung. In den USA sollen in den nächsten zwei Jahren mehr als 100 derartige Mittel die Zulassungsstudien absolvieren.

Die Pharmaindustrie behauptet zwar unentwegt, dass die Entwicklung jedes neuen Medikaments mehr als einer Milliarde Dollar kostet, doch die tatsächlichen Kosten, so Lauterbach, lägen nur zwischen 100 und 200 Millionen Dollar, »und das wird schon in den ersten Monaten nach der Marktzulassung hereingespielt«. Hier habe sich ein regelrechtes Kartell gebildet, bei dem eine Handvoll Großkonzerne in Kooperation mit amerikanischen Eliteuniversitäten die Preise der neuen Krebsmedikamente für die ganze Welt diktieren. »Ihre Marktstellung ist so mächtig wie die von Google oder Amazon.«

In Deutschland erkranken jedes Jahr etwa 600.000 Menschen an Krebs. »Für den Preis einer Behandlung, die das Leben oft nur um wenige Wochen verlängert, können mehrere Pflegekräfte ein Jahr lang bezahlt werden«, sagt Lauterbach. »Wenn wir nur die Hälfte davon mit den neuen Medikamenten-Kombinationen behandeln, fallen Mehrkosten von 45 Milliarden Euro pro Jahr an. Das ist mehr als die Ausgaben der Pflegeversicherung.« Der Gesundheitsexperte fordert, dass Studien unternommen werden, die den tatsächlichen Behandlungserfolg der Medikamente auch nach der Zulassung weiter untersuchen.

Den Konzernen die Durchführung von Zulassungsstudien ganz zu entziehen, wie Peter Gøtzsche es fordert, so weit will Lauterbach nicht gehen. Dabei hat sich längst erwiesen, dass hier das eigentliche Problem liegt. Das Dickicht der Studiendurchführung ist zu undurchdringlich und intransparent, als dass eine wirkliche öffentliche Kontrolle möglich wäre. Und dass großmütiges Vertrauen nicht angebracht ist, haben zahlreiche Betrugsfälle in den letzten Jahren gezeigt. Mehrfach wurden von den Konzernen sogar eigene »Fachjournale« gegründet, in denen die Produkte mit den gefälschten Studiendaten angepriesen werden. Oft übernehmen das Anpreisen aber auch die Patientenorganisationen.

(Nicht) Im Sinne der Betroffenen
Die meisten Selbsthilfegruppen wurden gegründet, um die Interessen der Betroffenen zu vertreten. Doch mittlerweile sind viele von ihnen zu einem Selbstbedienungsapparat ihrer Funktionäre verkommen, die sich von allen einspannen lassen, die gut bezahlen. Gøtzsche ist dazu eine Episode in Erinnerung, als gerade der Megaskandal um Vioxx, ein Schmerzmittel des Konzerns Merck, aufflog.

Der Konzern hatte über jahrelangen Betrug und die Unterschlagung von Nebenwirkungen zu verschleiern versucht, dass Vioxx das Risiko lebensgefährlicher Thrombosen massiv erhöht. Aus Merck-eigenen Studien ging hervor, dass pro hundert behandelten Personen 1,5 zusätzliche Fälle von Herzinfarkten, plötzlichem Herztod oder Gehirnschlägen auftraten. Bei 80 Millionen Personen, die mit diesem Mittel behandelt wurden, ergibt das hochgerechnet eine Fallzahl von 1,2 Millionen lebensgefährlichen Ereignissen nach Vioxx-Konsum.

Als Merck im September 2004 – nach jahrelangem Streit und immer massiveren Beweisen – sein Medikament überraschend vom

Markt nahm, war Gøtzsche gerade in Nordamerika unterwegs. Er zappte sich durch die TV-Nachrichten und blieb bei einem Bericht von Fox-News hängen, in dem ein Mann zehn Minuten lang über die Marktrücknahme jammerte und sie als »großen Verlust für die Patienten« bezeichnete. Interessanterweise handelte es sich dabei um den Präsidenten der amerikanischen Arthritis-Stiftung, also dem Sprecher von Rheuma-Kranken, die besonders häufig Vioxx verschrieben bekommen hatten. »Hätte ich nicht gewusst, wer sprach, hätte ich angenommen, der Mann sei der Vorstandsvorsitzende von Merck«, erinnert sich Gøtzsche.

Marketing-Kunststück »Lustpille«

Ab und zu wird ein wenig Bußgeld bezahlt. Doch im Großen und Ganzen haben die Pharmakonzerne alle Trümpfe in der Hand. Die Behörden tanzen nach ihrer Pfeife, die wissenschaftlichen Institutionen und Patientenorganisationen sind finanziell von ihnen abhängig, Ärztinnen und Ärzte werden über finanzierte Schulungen und ein Heer von Pharmareferenten auf Linie gebracht. Unabhängige Kontrolle existiert nicht. Bei einer Unzahl an Medikamenten, die in Arztpraxen und Kliniken verordnet werden, gibt es weder einen zuverlässigen Beweis für deren Wirkung noch für ihre Sicherheit.

Ganze Krankheitsbilder – von der »Aufmerksamkeitsdefizit-/Hyperaktivitätsstörung« bis zur »sozialen Ängstlichkeitsstörung« – werden als weltweite Marketing-Kampagnen designt und weltweit exportiert. Und wenn ein Medikament existiert und die passende Krankheit dazu fehlt, wird rasch ein Konstrukt gezimmert und das Mittel mit geschickter Lobbyarbeit durch die Zulassungsgremien geschleust.

Bestes Beispiel dafür lieferten jüngst die Marketing-Kunststücke rund um die Zulassung eines »Viagra für Frauen«. Ein Wirkstoff war da, nämlich »Flibanserin«, das vom deutschen Konzern Boehringer Ingelheim ursprünglich zur Behandlung von Depressionen entwickelt worden war, in den Testserien jedoch durchfiel.

Während der Studien war das Gerücht aufgekommen, dass es bei Frauen lustfördernd wirken kann. Die daraufhin veranlasste Untersuchung lieferte jedoch so deprimierende Resultate, dass Boehringer Ingelheim von dem Mittel die Nase voll hatte und die Rechte an das US-Unternehmen Sprout verkaufte.

Sprout war eigens zur Vermarktung von Flibanserin von Finanzinvestoren gegründet worden. Und die zeigten den Deutschen nun, wie der Hase läuft.

Zunächst brauchte es eine Krankheit. Beim Brainstorming rauchten die Köpfe, doch schließlich war die »Female Hypoactive Sexual Desire Disorder« (Verringertes sexuelles Begehren-Störung bei Frauen) geboren. Sie wurde in die aktuelle Ausgabe des Manuals der psychischen Erkrankungen aufgenommen. Zwei Drittel der Leute, die hier das Sagen haben, stehen in engen Verbindungen zur Pharmaindustrie. Von den 18 Pro-Stimmen (bei sechs Gegenstimmen) in der FDA-internen Abstimmung hatten 90 Prozent finanzielle Beziehungen zu Sprout.

Außerdem wurde eine eigene »Frauenrechtsbewegung« gegründet, die in den sozialen Medien plötzlich aktiv gegen das schreiende Unrecht auftrat, »dass es bei Männern 26 Medikamente für sexuelle Störungen gibt, bei Frauen aber kein einziges«. Auch diese Gruppe erwies sich als bezahlte Initiative des Herstellers: Sie sollte die Zulassungsbehörden unter moralischen Druck setzen.

Kritische Stimmen wie jene des Gutachters Walid Gellad von der Universität Pittsburgh blieben in der Minderheit. »Der Nutzen ist bescheiden, vielleicht sogar weniger als bescheiden«, hatte Gellad die Lustpillen kritisiert und sarkastisch hinzugefügt: »Damit ist dieser Wirkstoff aber in guter Gesellschaft mit anderen zugelassenen Medikamenten.«[105]

Für Sprout und seine Finanzinvestoren hat sich das aggressive Lobbying ausgezahlt. Am 18. August 2015 erhielt »Addyi« wie das »Viagra für Frauen« heißen soll, die Zulassung der US-Behörde FDA. Zwei Tage danach wurde Sprout um rund eine Milliarde US-Dollar von einem Pharmakonzern gekauft.

6.7. Krank durch Placebos?

Noch nie zuvor wurde eine Generation so massiv mit Aluminium konfrontiert wie unsere. Das Metall wird in unzähligen Verbindungen in den sensibelsten Lebensbereichen eingesetzt, etwa in Kosmetikprodukten, in Medikamenten, in Farbstoffen oder als Verpackungsmaterial. Auch zwei Drittel der heute verwendeten Impfstoffe enthalten toxische Alu-Verbindungen.

Nach meinem Film »Die Akte Aluminium« wurde in der Öffentlichkeit heftig über Aluminium in Deos und ein damit zusammenhängendes mögliches Brustkrebsrisiko diskutiert.[106] Dabei ging es vor allem um die Frage, wie viele der hyperaktiven Metall-Ionen die Hautbarriere passieren. Die Kosmetikindustrie behauptete, dass nur minimale Mengen von weniger als einem Prozent ins Gewebe eindringen, unabhängige Stellen kamen auf deutlich höhere Mengen, speziell wenn die Achseln frisch rasiert waren.

Bei Impfungen ist die Sache hingegen sonnenklar: Da gehen immer 100 Prozent des enthaltenen Aluminiums unter die Haut.

Viele Fachleute aus Wissenschaft und Medizin sind über diese Zusätze besorgt. Eine von der französischen Nationalversammlung eingesetzte Kommission von Impfexpertinnen und -experten empfahl bereits 2012, möglichst rasch aluminiumfreie Alternativen, »speziell bei den Babyimpfungen« zu entwickeln und dahingehend Druck auf die Hersteller auszuüben.[107] Die Arzneimittelbehörden sehen bisher aber weder in den USA noch in Europa gute Gründe, in diese Richtung aktiv zu werden. Begründet wird dies mit der langjährigen erfolgreichen Anwendungsgeschichte. »Es gibt keinen Grund, warum wir über Aluminium in Impfstoffen besorgt sein sollten«, erklärte mir ein Sprecher der EU-Arzneimittelbehörde.

Seit neun Jahrzehnten werden Aluminiumverbindungen zahlreichen Impfungen als Wirkverstärker (Adjuvantien) zugesetzt. Sie gelten als »Dirty Little Secret« der Immunologie. Bis heute ist nicht im Detail bekannt, was die Alu-Verbindungen im Organismus genau machen. Man weiß nur, dass viele Impfstoffe ohne diese Zusätze gar nicht oder deutlich schlechter wirken. (Wer sich zu dieser

Thematik näher informieren möchte: Ich habe dazu zwei Bücher geschrieben.[108]) Dieses Wissensdefizit galt in Zeiten weit verbreiteter Krankheiten wie Tetanus, Diphtherie oder Kinderlähmung als vernachlässigbar, und niemand sah ein sonderliches Forschungsinteresse. Heute jedoch stellen Infektionskrankheiten speziell in den Industrieländern ein deutlich geringeres Gesundheitsrisiko dar. Stattdessen sind Fehlfunktionen des Immunsystems mit daraus resultierenden Entwicklungsstörungen und schweren chronischen Krankheiten zu einer weltweiten Epidemie angewachsen.

Ein rabiater Alien
Bis wir vor etwa 120 Jahren begonnen haben, Aluminium aus der Erde zu holen, war es fest mit anderen Elementen verbunden und in der Erdkruste gefangen. Während der Entstehung des Lebens spielte Aluminium keine Rolle. Es gibt keine einzige bekannte sinnvolle Funktion von Aluminium im Organismus von Tieren oder Menschen. »Unsere Biologie kennt Aluminium nicht«, sagt der britische Aluminium-Experte Christopher Exley.

Das Metall ist demnach eine Art »Alien« für das Immunsystem. Wenn es unter die Haut oder in den Muskel gespritzt wird, reagiert das Immunsystem mit einem Schock und einer Alarmreaktion, die sich auf den gesamten Organismus ausdehnt. Genau dieser Effekt wird beim Impfen bewusst eingesetzt und genützt. Nur über die Alarmierung der Immunzellen werden nämlich massenhaft Antikörper produziert, auf denen dann der »Nachweis« ihrer Schutzwirkung basiert.

Die Impfstoffhersteller haben durchgesetzt, dass Aluminium »aufgrund der langen Anwendungsgeschichte in Milliarden von Impfungen« einen Freibrief erhält. Wenn ein Konzern einen neuen Wirkverstärker ohne Aluminium testen will, müssten hingegen hunderte Millionen in Sicherheitsstudien investiert werden. Bei Aluminium braucht es das alles nicht. Sogar neuartige Alu-Verbindungen, die einen noch stärkeren Schockeffekt auf das Immunsystem ausüben, dürfen ohne vorherige Belege ihrer Sicherheit in Impfungen am Menschen eingesetzt werden.

Erst in den letzten Jahren gab es Versuche, das »schmutzige kleine Geheimnis« hinter der Verwendung von Aluminium in Impfstoffen näher zu untersuchen. Seither fanden sich zahlreiche Hinweise für die problematischen Auswirkungen, speziell auf das Immunsystem.

Neue verstärkte Aluminiumverbindung
Dass unerwünschte Nebenwirkungen beim Impfen meist von den Alu-Zusätzen kommen, ist den Herstellern lange bekannt. Doch sie versuchen das zu verschleiern. Beispielsweise beim 2006 in den USA und 2007 in der EU zugelassenen Impfstoff »Gardasil«. Diese Impfung soll vor humanen Papillomaviren (HPV) schützen, die bei jahrelanger Infektion die Bildung von Gebärmutterhalskrebs begünstigen. Gardasil macht das Immunsystem gegen vier Virentypen – darunter zwei »Hochrisikotypen« – unter den rund einhundert HPV-Typen scharf.

Weil die Mädchen ab neun Jahren geimpft werden, der Krebs normalerweise aber erst ab einem Alter von 50 Jahren ausbricht, wurde in den Merck-Laboren eine verstärkte Alu-Verbindung entwickelt, um eine möglichst starke Immunreaktion mit der Bildung vieler Antikörper und damit eine lange Wirksamkeit zu erreichen.

Von den rund 20.000 jungen Frauen, die an den Studien teilnahmen, bekam die eine Hälfte die Impfung, die Teilnehmerinnen der Kontrollgruppe erhielten eine Placeboimpfung. »Ein Placebo (lat. ›ich werde gefallen‹) ist im engeren Sinn ein Scheinarzneimittel, welches keinen Arzneistoff enthält und somit auch keine durch einen solchen Stoff verursachte pharmakologische Wirkung haben kann«, heißt es bei Wikipedia.

Bestens geeignet wäre dafür beispielsweise eine physiologisch neutrale Salzwasserlösung. Die Strategen des US-Konzerns Merck, der Gardasil herstellt, definierten den Placebo-Begriff jedoch um. Anstatt mit einer Salzwasserlösung impften sie die Mädchen und jungen Frauen mit demselben neuartigen Wirkverstärker, der auch in Gardasil enthalten ist.

In den offiziellen Erklärungen von Merck und den diversen Impfexperten, die sich gegen gutes Geld als HPV-Lobbyisten einspannen ließen, wurde dafür eine stets gleich lautende Erklärung präsentiert: Merck habe mit diesem Studiendesign testen wollen, ob der Wirkstoff in der Impfung Nebenwirkungen auslöst. Und dafür sei es eben notwendig gewesen, in der Placebogruppe alle Inhaltsstoffe mit Ausnahme des Wirkstoffs – also der abgetöteten »HPV-ähnlichen Partikel« – beizubehalten. Mit den Studien wurde demnach nicht die Sicherheit der Impfung getestet, sondern nur die Sicherheit dieser Partikel. Die Mädchen bekommen später allerdings die ganze Impfung – und die ist nie zuverlässig auf ihre Sicherheit getestet worden.

Viele neue Krankheiten
Ich habe mich sehr über diese Umdefinition des Placebobegriffs geärgert und mit einer Wissenschaftlerin Kontakt aufgenommen, die an den Zulassungsstudien der HPV-Impfstoffe beteiligt war. Ich fragte die US-amerikanische HPV-Expertin Diane Harper, Professorin an der University of Louisville, nach dem Zweck dieser Aktion. Sie stimmte meinen Bedenken überraschenderweise zu und kritisierte die Vorgehensweise ihrerseits: »Damit wurden natürlich alle Nebenwirkungen maskiert, die vom Aluminium ausgehen können.« Harper selbst hatte keinerlei Einfluss auf das Studiendesign. »Der Deal ist zuvor zwischen Merck und der US-Zulassungsbehörde FDA vereinbart worden, da hieß es nur: Mach das so, das Design steht fest.«

Bevor die 20.000 Teilnehmerinnen in die Gardasil-Studien aufgenommen wurden, mussten sie umfangreiche Untersuchungen durchführen, ob sie auch vollständig gesund waren. Sie bekamen drei Impfungen mit Gardasil oder »Placebo« im Zeitraum von sechs Monaten. Insgesamt wurden sie rund 18 Monate auf mögliche Nebenwirkungen überwacht.

Laut Studienprotokoll erkrankten während dieser Beobachtungsphase 465 Teilnehmerinnen an »Krankheiten mit potenziell autoimmunem Hintergrund«. Darunter waren zahlreiche Fälle von Arthritis und Funktionsstörungen der Schilddrüse, 17 Fälle von Morbus Crohn bzw. Colitis Ulcerosa, sieben Fälle von autoimmunem

Diabetes, sechs von Multipler Sklerose, vier von Lupus erythematodes. Insgesamt lag die Wahrscheinlichkeit, binnen eineinhalb Jahren von völliger Gesundheit in eine Autoimmunerkrankung zu schlittern, bei 1 zu 43.

Weil jedoch in der »Placebogruppe« exakt gleich viele Frauen erkrankten wie in der Gardasil-Gruppe, sah die US-Behörde FDA keinen Anlass zur Sorge und erteilte dem Impfstoff die Zulassung.

Daraufhin setzte ein weltweites Marketing-Feuerwerk mit TV-Spots zur besten Sendezeit ein, und ein Heer von HPV-Lobbyisten bewarb »die erste Impfung gegen Krebs«. Die HPV-Impfung wurde in fast allen Industrieländern in die Impfpläne aufgenommen. In Deutschland bereits im Jahr 2007 – auf kräftiges Betreiben des damaligen Stiko-Vorsitzenden Professor Heinz-Josef Schmitt, der kurz danach in die Vorstandsetage eines Impfstoffherstellers wechselte.

In Österreich wehrte sich die Gesundheitspolitik lange gegen eine Kostenübernahme. Erst 2014 kam die Kehrtwende. Die mehrere hundert Euro teure Impfung wird nun auf Kosten der Allgemeinheit als Gratis-Schulimpfung im Alter ab neun Jahren – nicht nur für Mädchen, sondern auch für Jungen – angeboten.

Neben Merck brachte auch GlaxoSmithKline mit Cervarix einen eigenen Impfstoff auf den Markt, ebenfalls mit Aluminium in der Kontrollgruppe der Zulassungsstudie. Die Konzerne freuen sich seither über Milliardenumsätze.

Schmutzige Tricks – kranke Mädchen
Wie viele der Mädchen und Jungen aufgrund der HPV-Impfung an Störungen des Immunsystems erkranken, ist unbekannt. Von Behördenseite heißt es, es gebe »keine nennenswerten Nebenwirkungen«. Dass HPV-Impfungen die Liste der gemeldeten Nebenwirkungen in der Altersgruppe der Frauen unter 30 in fast jedem Land mit weitem Abstand anführen, wird dabei einfach ignoriert.

Chris Shaw und Lucija Tomljenovic, tätig an der Universität von British Columbia in Vancouver, wiesen in ihrer Analyse der letzten sechs Meldejahre in den USA nach, dass Gardasil involviert war bei ...

- 60,9 Prozent der gemeldeten schweren Nebenwirkungen (insgesamt 2.157 Fälle),
- 64,9 Prozent der lebensgefährlichen Ereignisse (gesamt 456),
- 61,9 Prozent der Todesfälle (gesamt 63),
- 81,9 Prozent der Ereignisse mit bleibendem Schaden (gesamt 589).[109]

In der deutschen Datenbank des Paul-Ehrlich-Instituts für Verdachtsfälle von schweren Nebenwirkungen finden sich für Gardasil 1.754 Meldungen, darunter 872 Fälle mit der Angabe »nicht wiederhergestellt« bzw. »Ausgang unbekannt« sowie fünf Todesfälle.[110]

Passive Meldesysteme haben zudem eine bekannt hohe Dunkelziffer. Zwar gibt es eine gesetzliche Meldepflicht, doch wird diese von vielen Ärztinnen und Ärzten ignoriert. Zum einen, weil sie einen möglichen Zusammenhang mit der Impfung für nicht wahrscheinlich halten, zum anderen, weil viele von ihnen besorgt sind, dass eine Meldung für sie selbst negative Folgen haben könnte. Untersuchungen gehen davon aus, dass nur etwa fünf bis zehn Prozent der tatsächlich auftretenden Fälle von Nebenwirkungen in den Melderegistern erfasst werden.

Inzwischen werden trotz aller Beteuerungen der Behörden und trotz der unermüdlichen Lobby-Tätigkeit der Impfstoffhersteller HPV-Impfstoffe weltweit immer stärker kritisiert. Dazu tragen lokale Häufungen ernster Nebenwirkungen bei, die Medienberichte auslösen, aber auch neue wissenschaftliche Erkenntnisse.

In Japan war es eine Elterninitiative, die schließlich die Einsetzung einer staatlichen Untersuchung erreichte. Deren Sprecherin Mika Matsufuji vertrat 38 Mädchen und junge Frauen, die nach der HPV-Impfung schwer erkrankt sind. Ihre eigene Tochter wurde 2011 geimpft. Seither sitzt sie gehunfähig im Rollstuhl.

Die behördliche Untersuchung ergab, dass die Wahrscheinlichkeit einer ernsthaften Nebenwirkung bei den HPV-Impfstoffen um das 20- bis 30-Fache höher liegt als beispielsweise bei der Influenza-Impfung, die keine Alu-Wirkverstärker enthält. Insgesamt sind bisher in Japan mehrere tausend Schadensfälle untersucht worden. Zur Jahresmitte 2013 gab das japanische Gesundheitsministerium bekannt, dass die Empfehlung zur Impfung ab sofort ausgesetzt werde. Japanische Wissenschaftler um Kusuki Nishioka, Vorstand des Instituts für Medizinwissenschaften an der Universität Tokyo, beschrieben auf Konferenzen ein gemeinsam auftretendes Bündel an Symptomen, das verschiedene Schäden am Nerven- und Immunsystem umfasst und für das sie das Kürzel »HANS« prägten.[111] Es steht für »HPV-Impfung-assoziiertes neuroimmunopathisches Syndrom«.

Ein Film mit Gänsehautgarantie

Eine ähnliche Situation ergab sich in Dänemark. Zu Jahresbeginn 2015 lief dort im TV ein Dokumentarfilm von Signe Daugbjerg und Michael Bech mit dem Titel »De vaccinerede piger« (Die geimpften Mädchen).[112] Der Film beginnt mit einem gespenstischen Treffen in einer großen Halle. Einige Dutzend junge Frauen treffen sich zu einer Art Gruppenbild. Fünf rücken in die erste Reihe, sie sitzen im Rollstuhl, die anderen stellen sich dahinter auf. Der Raum ist fast voll. Aus dem Off kommen einzelne Stimmen. »Ich habe starke Schmerzen und werde häufig ohnmächtig«, sagt eine etwa 20-Jährige mit langen blonden Haaren. Ein jüngeres Mädchen, vielleicht 13 Jahre alt, sagt: »Ich habe Gelenkschmerzen, einmal im Ellbogen, dann im Knie, mir ist übel und schwindlig und ich bin richtig, richtig müde.« »Ich fühle mich wie gefangen in meinem Körper«, sagt eine blasse 17-Jährige. »Und es fühlt sich an wie der Körper einer sehr alten Frau.«

Die Beschwerden klingen alle ähnlich. Sie klingen schlimm und gleichzeitig nicht richtig fassbar. Es gab keine einfache Diagnose, oft nur Schmerzmittel, Cortison oder Beruhigungstabletten. Die Eltern zeigen sich verzweifelt und ohnmächtig. Vor der Impfung, sagen sie, waren die Mädchen sportlich, unternehmungslustig, gingen tanzen, machten Leichtathletik oder spielten Volleyball. Nun sitzen sie zu Hause, und das Leben zieht an ihnen vorüber. »Zuerst hatte meine Tochter Fieberschübe, dann chronisches Fieber«, erzählt eine Mutter, »vor kurzem begannen die Lähmungen. Einmal betraf es den Arm, dann knickte ihr Bein weg, und sie spürte es nicht mehr.« Private Handyaufnahmen zeigen schlimme Szenen:

Mädchen sind bewusstlos, zucken, verdrehen krampfartig Arme und Beine. »Solche Anfälle«, sagt eine Mutter, »hat meine Kleine jeden Tag.«

Alle diese jungen Frauen gehören zu einer Gruppe von Patientinnen, derer sich Jesper Mehlsen und Louise Brinth vom Forschungszentrum Frederiksberg annehmen. Wegen des starken Andrangs wurden in Dänemark bereits mehrere solche Zentren eingerichtet, in denen Mädchen nach HPV-Impfungen behandelt werden. Nach Ausstrahlung des Films erfolgte ein regelrechter Ansturm. Mehr als tausend Familien meldeten sich.

Im April 2015 veröffentlichten Mehlsen und Brinth eine Studie, in der sie die Gemeinsamkeiten auflisten.[113] Bei den meisten Mädchen traten die Symptome innerhalb von acht Wochen nach der Impfung auf. Viele von ihnen waren nicht mehr in der Lage, Schule oder Universität zu besuchen oder ihrem Beruf nachzugehen. Mehrere können nicht mehr eigenständig gehen, beinahe jede zweite leidet an Anfällen. Fast alle der jungen Frauen geben folgende Störungen an: chronische Kopfschmerzen, Gleichgewichtsstörungen, starke Müdigkeit, Unterleibsschmerzen, Übelkeit, kognitive Störungen, vernebelte Sicht, Lichtsensitivität, Kurzatmigkeit, Neuropathien, unwillkürliche Muskelzuckungen.

»Bei den Beschwerden handelt es sich um Symptomkomplexe, die nicht auf eine bestehende Diagnose passen«, erklärt die Ärztin Louise Brinth. Dies mache es sehr schwierig, die Probleme im Rahmen der bestehenden Impfstoff-Überwachung überhaupt zu erfassen. »Nur ganz wenige der Mädchen hatten eine Diagnose, bevor sie zu uns kamen. Und eine wirksame Behandlung können wir in ganz Dänemark nicht anbieten.« Brinth fügt resigniert hinzu: »Wir haben ein Riesenproblem und wissen überhaupt nicht, wie wir dem begegnen sollen.«

Die dänischen Gesundheitsbehörden haben die Berichte im ganzen Land gesammelt und an die Europäische Arzneimittelbehörde EMA in London weitergeleitet. Am 13. Juli 2015 gab die EMA eine kurze Presseerklärung heraus, dass »auf Betreiben Dänemarks bestimmte Aspekte der Sicherheit der HPV-Impfstoffe erneut untersucht werden«. Die Untersuchung, heißt es, stelle nicht in Frage, dass der Nutzen der Impfung die Risiken weit übertreffe. Von ihrem Tonfall lässt die Behörde keinen Zweifel, in welche Richtung ihre »Ermittlung« laufen wird: »Berichte über ähnliche Beschwerden bei jungen Frauen nach HPV-Impfung sind im routinemäßigen Sicherheitsmonitoring bereits in der Vergangenheit abgeklärt worden, und es wurde kein kausaler Zusammenhang zu den Impfungen festgestellt. Solche Beschwerden können auch bei nicht geimpften Personen auftreten.«

Kurz bevor die EMA »aktiv« wurde, erschien die Zulassungsstudie für die Nachfolgeimpfung von Gardasil.[114] Sie heißt Gardasil 9 und richtet sich nicht mehr gegen vier, sondern gegen neun Virentypen. Der Impfstoff sei hoch wirksam und bestens verträglich, lautete das Resultat der Studie. Diesmal wurden auch keine gefälschten Placebos verwendet, sondern gleich gar keine: Die Kontrollgruppe wurde mit dem alten Gardasil geimpft.

Neutrale Placebos sind gefürchtet
Der Missbrauch des Placebo-Gedankens ist bei Impfstoffstudien mittlerweile zur Regel geworden. Placebo-Impfungen mit einer neutralen Salzwasserlösung sind inzwischen die rare Ausnahme. Möglicherweise, weil solche Studien oft nicht die gewünschten Resultate liefern?

Gut in Erinnerung ist mir diesbezüglich eine Untersuchung aus dem Jahr 2003, in der der Hersteller einer Influenza-Impfung prüfen wollte, ob diese eventuell auch einen Schutzeffekt vor Mittelohrentzündungen bei Kleinkindern bietet.[115] Das Resultat war katastrophal: Die geimpften Kinder hatten nämlich tendenziell sogar mehr und kompliziertere Krankheitsverläufe, und die Eltern brauchten mehr Pflegetage als die Eltern der Placebo-geimpften Kontrollgruppe. Aber immerhin, die Studie wurde veröffentlicht und verschwand nicht in einer Rundablage.

Damit diente sie den Marketing-Abteilungen der Konzerne aber wohl als Warnbeispiel für ähnliche Abenteuer. Immer häufiger wurden als Placebo-Ersatz andere Impfstoffe eingesetzt, oder man verwendete, so wie bei Merck, Aluminiumwasser. Dies führte immer wieder zu kuriosen Resultaten.

Bei einer Studie zu einem Impfstoff gegen Japan-Enzephalitis verwendete die österreichische Firma Intercell beispielsweise als Placebo eine Salzwasserlösung mit Aluminiumhydroxid.[116] Das Ergebnis im Sicherheitsvergleich fiel nachgerade hervorragend aus. Denn die Placebogruppe hatte doppelt so viele ernsthafte Nebenwirkungen wie die Impfung.

6.8. Impfzwang im »Land der Freiheit«

Im letzten Jahr wurden die USA von der »schlimmsten Masernwelle« seit zwei Jahrzehnten überschwemmt. Außerdem grassiert Keuchhusten auf einem Niveau wie zuletzt in den 1950er-Jahren. Gleichzeitig blüht die Impfkritik, speziell unter Gebildeten und Wohlhabenden. Das Internet gleicht einer einzigen Impfgegner-Massenveranstaltung.

Nachdem es absolut nicht so läuft, wie sich die Strategen der Mikrobenausrottung die endgültige Befreiung der Welt von Krankheiten vorgestellt haben, ist nun endlich eine neue Schuldige identifiziert, die den großartigen Plänen im Wege steht und sie sabotiert: die Bevölkerung.

Noch immer seien die Durchimpfungsraten zu niedrig, noch immer gebe es zu viele Abweichler, die aus der Herde der weißen Schafe ausscheren und Extrawürste braten, heißt es. Religiöse oder philosophische Ausreden seien zu rasch zur Hand. Strenge Gläubigkeit sei eine regelrechte Marotte der Impfgegner, die in Wahrheit ihre Wissenschaftsfeindlichkeit als religiöses Dogma tarnen. Die Risiken, welche der Gesellschaft durch solche miesen Tricks aufgebürdet werden, seien schon lange nicht mehr tragbar, tönt es empört, deshalb sollten die Zugeständnisse an Religions- und Meinungsfreiheit endlich beschnitten werden – im Sinne der Seuchenkontrolle.

Zu diesen militärisch argumentierten Forderungen an eine Disziplinierung der Impfmoral kam leider auch eine Reihe von schlechten Nachrichten aus der Wissenschaft. Bei Masern zeigte beispielsweise eine Untersuchung von frisch zum US-Militär eingezogenen Rekruten, dass nur noch bei 80 Prozent der jungen Männer ein ausreichender Masern-Antikörper-Titer im Blut nachgewiesen werden konnte. Jeder fünfte Soldat scheint demnach gefährdet, als Erwachsener an Masern zu erkranken. Eine – nicht nur im Kriegsfall – bedeutsame Risikokomponente.

Bei Masern waren die Behörden bislang immer von einem lebenslangen Impfschutz ausgegangen. Dass nun bereits bei jungen geimpften Erwachsenen viele nicht mehr immun gegen Masern sind, war ein herber Schock. Doch möglicherweise macht sich hier etwas bemerkbar, wovor kritische Stimmen zu Massenimpfungen bereits vor vielen Jahren gewarnt haben: dass der Immunschutz immer auch davon abhängt, wie viele Wildviren noch umgehen.

Jeder zufällige Kontakt mit einem masernkranken Kind fungiert vom Effekt her für Erwachsene wie eine Masernauffrischungsimpfung. Da wegen der Massenimpfung allerdings kaum noch Wildviren im Umlauf sind, gibt es auch keine unabsichtliche »Lebendimpfung«, wenn man zufällig von einem Kind angeniest wird, das sich gerade in der Inkubationsphase der Masernkrankheit befindet.

Streng genommen müssten nach diesen Erkenntnissen die Menschen also ihr ganzes Leben lang immer wieder Titertests machen, um zu sehen, ob sie noch genügend Antikörper haben, und bei einem Mangel Auffrischungsimpfungen durchführen – niemand kann sich seiner Immunität vollständig sicher sein.

Und man sieht auch bereits, wie real das Risiko ist: Bei den aktuellen Ausbrüchen der Masern sind bereits rund die Hälfte der Erkrankten geimpfte Erwachsene. Ihr Komplikationsrisiko ist deutlich erhöht, da Masern im Erwachsenenalter von ihrem Schadenspotenzial her eine ganz andere Krankheit sind als Masern in der Kindheit.

Ohne Impfungen keine Schule
So zurückhaltend die USA normalerweise bei Eingriffen in die persönliche Freiheit sind – man denke nur an den heftigen Widerstand gegen Obamas allgemeine Krankenversicherung –, so rasch gerät dieser Vorsatz in Vergessenheit, wenn es darum geht, Kinder oder Erwachsene im Sinne der Seuchenhygiene in einen Generalplan einzubinden. »*No vaccination, no school*«, diese Doktrin gilt im gesamten Land. Wer die vorgeschriebenen Impfungen – und das sind viele – nicht vorweisen kann, darf keine öffentlichen Schulen besuchen.

Kalifornien hat nach Masern- und Keuchhusten-Epidemien kürzlich sogar die Ausnahmeregelungen für religiöse Gruppen gekippt und lässt nur noch ärztlich bestätigte medizinische Unverträglichkeiten als Grund für eine Impfverweigerung gelten. Nächste Kandidaten für eine allgemeine Impfpflicht sind die Mitarbeiterinnen und Mitarbeiter in Gesundheitsberufen und in der Kindererziehung.

Kalifornien steht mit derartigen Bestrebungen nicht alleine da. In 15 Bundesstaaten ist es ein Kündigungsgrund, bestimmte Impfungen zu verweigern. Sogar umstrittene, extrem teure Impfungen wie jene gegen HPV sind bereits in einigen Bundesstaaten verpflichtend. Die USA wird damit immer mehr zur Medizin-Diktatur.

Wenn es ab und zu Rückzieher gibt, so sind dafür nicht rechtliche oder Gründe des Menschenrechts ausschlaggebend, sondern moralisch-religiöse. Texas war beispielsweise der erste Bundesstaat, der kurz nach der Zulassung von Gardasil die Impfung gleich für alle Mädchen ab elf Jahren verpflichtend machte. Treibende Kraft dahinter war der konservative Langzeitgouverneur Rick Perry, Anhänger einer radikal fundamentalistischen Religionsgemeinschaft. Ob sich Perry mit der wissenschaftlichen Datenlage zu HPV gründlich auseinandergesetzt hat, ist unwahrscheinlich, ist er doch ein Mann, der die Evolutionslehre leugnet, Homosexualität mit Alkoholismus vergleicht und der Meinung ist, Waldbrände könnten mit einem Massengebet gelöscht werden. Womit Perry allerdings nicht gerechnet hatte, war der Widerstand der konservativen Christinnen und Christen. Ihr schlagendes Argument lautete, dass es nicht gut sein könne, sexuell übertragene Viren durch die Impfung abzutöten. Denn das wäre einen Freibrief für frühen, ungezügelten Sex.

Solche Argumente sind es, die in den USA mehrheitsfähig sind! Bald musste Perry sein Gesetz »mit höchstem Bedauern« zurücknehmen. (Im Zuge der Aufarbeitung der Affäre wurde übrigens bekannt, dass er sehr enge Beziehungen zu einem Lobbyisten des Gardasil-Herstellers Merck pflegte.)

Doch nun hatten die Gardasil-Strategen alle Hände voll zu tun. Denn das Argument der texanischen Konservativen machte rasch die Runde und drohte in den USA zum Flächenbrand auszuarten. Schon sank in manchen konservativ dominierten Bundesstaaten die Impfbereitschaft auf einen Tiefpunkt und dümpelt bis heute bei Impfraten rund um 30 Prozent herum. »Es geht doch um den Schutz der Mädchen und Frauen, um deren Leben und um den Kampf gegen Krebs«, beteuern die Lobbyisten mit zunehmender Resignation, nicht darum, Teenager mit der HPV-Impfung zu unkontrolliertem Sexualverhalten zu motivieren.

6.9. Kontroverse um Pflichtimpfungen in Europa

Auch in Europa besteht in vielen Ländern Impfpflicht. Speziell die ehemaligen Ostblock-Länder haben hier auch nach dem Fall des Eisernen Vorhangs ihre alte Tradition des staatlichen Durchgriffs beibehalten.

Europameister im Zwangsimpfen ist Lettland. Dort sind zwölf Impfungen gesetzlich vorgeschrieben, unter anderem auch – als einzigem Land Europas – die HPV- und die Windpocken-Impfung.

Sechs Länder schreiben sogar jenen Impfstoff gegen Tuberkulose vor, der in Österreich im Jahr 1990 zu einem Impfskandal mit mehreren hundert geschädigten Säuglingen geführt hat und daraufhin, wie in den meisten anderen Industrieländern zuvor, abgeschafft wurde. Der prominente Infektionsexperte der Universität Wien,

Wolfgang Graninger, erklärte damals im TV: »Die Tuberkulose-Impfung mag alle möglichen Wirkungen haben. Gesichert ist hingegen, dass sie nicht vor Tuberkulose schützt.«
In Belgien ist nur eine einzige Impfung Pflicht. Und zwar jene gegen Polio.

Originell ist die Lage in Italien: Dort gilt die Impfpflicht beispielsweise für Hepatitis B, nicht aber für Masern – ein weiteres Beispiel für geschicktes Pharma-Lobbying. Die verpflichtende Hepatitis-B-Impfung wurde von Gesundheitsminister Francesco de Lorenzo im Jahr 1991 eingeführt. Später stellte sich heraus, dass er für diese Initiative von GlaxoSmithKline mit 600 Millionen Lire (rund 300.000 Euro) geschmiert worden war. Er wurde gerichtlich verurteilt und musste 1993 als Minister zurücktreten; die Hepatitis-Impfpflicht ist geblieben.

Am häufigsten – in zwölf Ländern – sind die Uralt-Impfungen gegen Diphtherie und Tetanus vorgeschrieben. Bei beiden ist die Wirksamkeit zweifelhaft. Den letzten großen Ausbruch von Diphtherie in Europa gab es in der ersten Hälfte der 1990er-Jahre, und zwar ausgerechnet in den hervorragend durchimpften Ländern des ehemaligen Ostblocks. In der Ukraine, dem damals am stärksten betroffenen Land, waren laut Studien mehr als 80 Prozent der erkrankten Kinder und Jugendlichen regulär nach Impfplan geimpft.[117] Dennoch wird der Ausbruch bis heute als Argument für die enorme Wichtigkeit der Diphtherie-Impfung verwendet.

Tetanus-Bakterien sind im Erdreich allgegenwärtig. Hier drängt sich eher die Frage auf, ob die Krankheit bei gesunden Kindern und Erwachsenen überhaupt noch relevant ist? Die wenigen Fälle, die auftreten, betreffen beinahe ausschließlich chronisch kranke ältere Menschen mit schlecht heilenden Wunden. Nur unter diesen Bedingungen können sich die Bakterien, für die der Kontakt mit Sauerstoff im Gewebe oder aus der Luft tödlich ist, teilen und die Krämpfe auslösenden Toxine produzieren. Bei auch nur halbwegs geordneter Wundversorgung scheint das Risiko außerhalb von Kriegs- und Katastrophenszenarien nahe null. Wegen der geringen Relevanz von Tetanus wurde die Meldepflicht für diese Krankheit bereits vor vielen Jahren aufgehoben. In den letzten Meldejahren in Deutschland gab es 1999 und 2000 jeweils acht Fälle. Die letzten beiden Tetanusfälle bei jüngeren Personen traten laut Robert-Koch-Institut trotz vollständiger Impfung auf.[118] Die mit Abstand meisten Tetanusfälle in der EU gibt es übrigens im Tetanus-Impfpflichtland Italien.

Aufstand gegen Alu-Impfungen

Immer wieder kommt es zu Klagen gegen den Zwang zur Impfung und die damit verbundenen empfindlichen Geldstrafen. Speziell in Frankreich ist die Öffentlichkeit diesbezüglich ziemlich kritisch eingestellt. Hier wird die Aluminiumproblematik nicht nur bei Alu-Deos, sondern auch bei Impfstoffen öffentlich diskutiert. Im Mai 2014 fand dazu eine über die Medien verbreitete Enquete im französischen Parlament statt, zu der internationale Aluminium-Fachleute geladen waren.[119] Eine aktuelle Petition an die Gesundheitsministerin Marisol Touraine zur Einführung Alu-freier Impfstoffe, eingebracht vom prominenten Mediziner Henri Joyeux, Professor an der Universität von Montpellier, hält derzeit bei rund 750.000 Unterschriften.[120]

Ministerin Touraine zeigte sich bisher allerdings unbeeindruckt und denkt auch nicht an die Abschaffung der Impfpflicht. »Mich beunruhigt diese Bewegung gegen die Errungenschaften der modernen Medizin. Die Leute misstrauen allem, sogar der Notwendigkeit zu Schutzimpfungen«, sagte die Ministerin. Sehr weit gefasst ist hierbei vor allem ihr Begriff von »moderner Medizin«, wurde die Impfpflicht für Tetanus doch bereits 1938, jene für Diphtherie 1940 eingeführt ...

In deutschsprachigen Ländern gibt es bisher keinen Impfzwang. Resolut zeigt sich hier seit jeher die Schweiz. Bereits 1882 kam das sogenannte »Impf-Obligatorium« im Rahmen des Epidemiegesetzes zur Volksabstimmung. Es wurde mit mehr als 80 Prozent Gegenstimmen glatt abgeschmettert. Die starke Impfgegnerschaft setzte daraufhin auch die Aufhebung des Zwangs zur Pockenimpfung durch, der in einigen deutschsprachigen Kantonen galt. Im Zuge der letzten Masernwellen in Europa, die teilweise in der

Schweiz ihren Ausgang nahmen, kam jedoch eine starke Diskussion in den Medien auf, die bislang liberale Haltung aufzugeben.

Der Versuch der Ausrottung von Masern
Als die Masernimpfung eingeführt wurde, waren die meisten Medizinerinnen und Mediziner zunächst wenig begeistert. Masern galten als typische Kinderkrankheit, zwar unangenehm, aber im Normalfall nach einer Woche Bettruhe überstanden und dann mit einem lebenslangen Schutz vor Wiederkehr der Krankheit. In den 1980er-Jahren wurde die Impfwerbung jedoch stärker, und die WHO proklamierte offiziell das Ziel der »Ausrottung« der Masern. Die wissenschaftliche Diskussion beschränkte sich auf die dafür notwendigen »Durchimpfungsquoten« und sonstige Details der für eine Ausrottung nötigen Maßnahmen. Überlegungen, ob eine Krankheit aus biologischer Sicht Sinn machen und die Gesundheit auf lange Sicht vielleicht sogar fördern könnte, wurden nicht angestellt. So begann die Ära der weltweiten Masern-Massenimpfung. Und nachdem sich rasch zeigte, dass die Impfung großartig wirkt, waren alle zufrieden.

In der Vor-Impf-Ära zogen die Masern in Wellen etwa alle zwei Jahre durchs Land. Die Viren werden beim Husten oder Niesen mittels Tröpfcheninfektion übertragen. Nahezu alle Personen, die noch keine Immunität erworben haben, erkranken acht bis zehn Tage nach der Infektion. Typisches Masernalter war stets das Vor- und Grundschulalter.

Damals galt die Faustregel, dass auf 10.000 Masernerkrankungen ein Todesfall, auf 1.000 Erkrankungen eine Gehirnentzündung und auf 500 Erkrankungen eine Lungenentzündung kommt. Dieses Verhältnis hat sich seither deutlich verschlechtert. Aktuelle Ausbrüche zeigen ein verändertes Muster: Viel mehr Menschen erkranken außerhalb des günstigen Masern-Zeitfensters im Kindesalter, das Risiko für schwere, kompliziertere Verläufe ist stark gestiegen. Betroffen sind vor allem zwei Gruppen: Erwachsene – und Babys im ersten Lebensjahr, denen die bereits selbst geimpften Mütter kaum noch einen Masern-Nestschutz mitgegeben haben.

Es gibt also heute einerseits deutlich weniger Masernfälle. Doch bei jenen, die trotzdem erkranken, ist das Komplikationsrisiko stark gestiegen.

Manche Menschen, die gegen das Impfen eingestellt sind, träumen von einem Umschwung in der öffentlichen Meinung und einer Wiederkehr der Zeit vor der Massenimpfung. Das ist jedoch vollkommen unrealistisch. Wenn schon ein einziger Todesfall – so wie in Berlin zu Jahresbeginn 2015 – die Wogen derart hochgehen lässt, ist ein Szenario, in dem Kinder von Impfverweigerern zwangsgeimpft werden, wesentlich wahrscheinlicher als eine Abkehr vom Ziel der Masernausrottung.

Und: Eine Umkehr ist schlicht nicht mehr möglich. Eine großräumige Wiederkehr der Masern hätte heute wahrscheinlich das Ausmaß und die Auswirkung einer neuen Cholera-Epidemie mit tausenden schweren Verläufen und Todesfällen. Bleibt also nur noch der Weg nach vorne – den Rückweg haben wir uns selbst versperrt.

Fehlinformation und Propaganda
Für viele Menschen ist es unverständlich, warum eine wirksame Impfung nicht angenommen und damit nicht nur der eigene Nachwuchs, sondern auch die Umgebung gefährdet wird. Ungeimpfte Kinder gelten als potenzielle Bioterroristen und dürfen nicht mehr eingeladen werden, während an den Kitas die Gerüchteküche brodelt, welche Eltern zu den verantwortungslosen Impfgegnern zählen könnten; wer gegen das Impfen ist, zieht sich argumentativ in Foren zurück und holt sich dort Trost und Stärkung von Gleichgesinnten. Dort wird dann viel Falsches verbreitet: dass die Impfung gar nicht wirke beispielsweise, oder dass speziell die Maserngeimpften die Masern übertragen; dass es gar keine Belege für die Existenz der Masernviren gebe oder dass die Masern »von innen ausbrechen«, es also gar keine Ansteckung brauche ...

Derartiger Irrationalität und Fehlinformation setzt die Gesundheitspolitik als eine Art Flucht nach vorne Propaganda entgegen. In Österreich gab das Ministerium im Vorjahr eine aufwendige

Werbekampagne in Auftrag, welche die Bevölkerung über alle Medien mit der Notwendigkeit der Impfung berieselte.[121]

In Deutschland wird die Impfpflicht diskutiert – besonders seit der Berliner Gesundheitssenator Mario Czaja von der CDU im Februar 2015 bekanntgab, dass ein an Masern erkranktes Kleinkind gestorben ist. »Das Kind war geimpft, aber nicht gegen Masern«, sagte Czaja, und Spiegel online fügte hinzu: »Es hatte demnach keine Vorerkrankungen.«

Ob die Angabe zum Impfstatus stimmt, ist ungewiss. Aus dem Umfeld der Kita, die der verstorbene Junge besuchte, heißt es, er sei sehr wohl gegen Masern geimpft gewesen, gemäß seinem Alter allerdings erst einmal. Die zweite Impfung wäre – ganz nach Impfplan – in Kürze dran gewesen.

Nachweislich falsch ist die Annahme, dass der Junge keine Vorerkrankungen hatte. Auf Anfrage des Münchener Kinderarztes Steffen Rabe gab Uwe Dolderer, Pressesprecher der Berliner Charité, bekannt, dass der Obduktionsbericht eine »aus der Anamnese bislang nicht bekannte Vorerkrankung« ergeben habe. Bei dieser Vorerkrankung handelte es sich dem Vernehmen nach um einen schweren angeborenen Herzfehler. Dolderer fügt in seinem Schreiben jedoch vorsorglich hinzu: »Ursächlich für den Tod des Kindes war die Masernerkrankung.«

Warum dieser unglückliche Todesfall eines schwer kranken Kindes für die Mehrheit der gesunden Kinder ohne Herzfehler als Argumentationsgrundlage für die Masern-Impfpflicht dienen sollte, ist zweifelhaft.

Und warum wurde die Krankheit verschwiegen?

Eines ist schon auffällig: Stirbt ein Kind nach einer Impfung, wird sofort »maximale Diagnostik« gefordert und nachgeprüft, ob eventuell ein bislang nicht bekannter Gen- oder Stoffwechseldefekt des Kindes die Impfung entlasten könnte. Stirbt umgekehrt ein schwer krankes Kind an einem potenziell impfpräventablen Infekt, so war immer und ausnahmslos der Infekt schuld.

Noch mehr Zwangsmaßnahmen

Ein anderes Argument, das in der Diskussion immer wieder mit besonders aggressivem Ton vorgebracht wird: Wer schützt die Immunschwachen? Die Leukämie-Kinder, die Chemotherapierten? Hier sei es die moralische Pflicht der Gemeinschaft, keine Keime einzuschleppen. Ungeimpfte würden den Tod ihrer Mitmenschen billigend in Kauf nehmen. Wer gegen das Impfen ist, sei ein Kindesmisshandler oder eine potenzielle Mörderin (wer denkt, ich übertreibe mit diesen Aussagen, hat noch nicht die Untiefen der entsprechenden Foren im Internet kennengelernt).

Dies ist eine Haltung, die weit über die Pflicht zur Masernimpfung hinauszielt. Sie schließt auch die harmlosen Windpocken, Rotaviren und alle möglichen anderen Impfungen mit ein, dazu ein Hochsicherheitsregime, wie es in Schweinefarmen und anderen Tierfabriken üblich ist: mit Zugangsschleusen wie bei einem Operationssaal, prophylaktischen Antibiotika im Futter und Impfungen gegen alles und jedes.

Niemand wird wohl einen durch Chemotherapie geschwächten Menschen mit einem frischen Schnupfen besuchen. Doch die allgemeinen Hygienerichtlinien nach dem schwächsten Glied der Kette auszurichten, würde das Tor öffnen zu einer unendlichen Anzahl von Zwangsmaßnahmen. Wie wäre es mit elektronischen Impfchecks am Eingang zur U-Bahn? Verpflichtenden Atemmasken in der Influenzasaison? Seuchenwächtern an jeder Straßenecke? Solche Maßnahmen konsequent umgesetzt, bedeuten die Einführung einer Medizin-Diktatur. Doch jede Zwangsmaßnahme ruft auch eine starke Opposition auf den Plan. Schon jetzt sind Impfkritiker und -kritikerinnen speziell in der zu Skepsis neigenden höheren Bildungsschicht vertreten, die sich nichts vorschreiben lassen möchte. Sie würde eine gesetzliche Impfpflicht wohl noch misstrauischer machen.

Bessere Argumente – bessere Impfungen

Die bisher von offiziellen Stellen vorgebrachten Argumente für die Masernimpfung sind wirklich schwach. Im Prinzip bedienen sie das alte Muster: Krankheit ist unnötig und gefährlich, muss also auf alle Fälle vermieden werden. Die Mehrzahl der impfskeptischen Menschen wird das allerdings wenig überzeugen. Und zwar nicht, weil sie nicht an die Existenz von Viren glauben – das ist nach wie vor nur eine kleine Gruppe von Sektierern, die solchen Schwachsinn verbreitet. Es wird deshalb nicht ankommen, weil viele Menschen ahnen, dass eine Kinderkrankheit auch Sinn machen kann: dass sie dem Immunsystem der Kinder ein Trainingscamp bietet. Und dass eine durchgemachte Krankheit ein Leben lang schützt, eine Impfung aber vielleicht nur für ein paar Jahre.

Das Argument pro Impfen liefert keine Antwort auf die Sorge, dass geimpfte Mädchen ihren eigenen Babys später weniger Nestschutz mitgeben, keine Antwort auf das Argument, dass eine gleichzeitige Impfung mit lebenden Masern-, Mumps- und Rötelnviren eine höchst unnatürliche Krankheitshäufung ist, keine Antwort auf die Sorge, dass unter die Haut gespritzte Viren schon allein deshalb gefährlich sein könnten, weil das nicht dem natürlichen Infektionsweg entspricht.

Das sind die Bedenken, denen eine intelligente Gesundheitspolitik begegnen müsste! Hier wären wissenschaftlicher Sachverstand und Argumentation gefragt. Und nicht Polemik, Verhetzung und das Zurechtstutzen tragischer Einzelfälle im Sinne der Impfpropaganda.

Ein weiteres Argument, das ich bisher in der Diskussion vermisse, ist der Effekt der Masern-Lebendimpfung auf das Immunsystem. Eine ganze Reihe gut gemachter Studien zeigt, dass auch Impfviren einen erstaunlichen Trainingseffekt auf das Immunsystem ausüben. Speziell die Studien von Peter Aaby und seiner internationalen Forschungsgruppe am Bandim Health Project in Guinea Bissau in Westafrika zeigen eindeutig, dass die Kinder von der Impfung profitieren.[222]

Der spezifische Schutz vor Masern macht dabei nur einen kleinen Teil des positiven Effekts der Impfung aus. Wichtiger ist der sogenannte unspezifische Effekt: Aabys Studien belegen, dass Kinder, die gegen Masern geimpft wurden, eine doppelt so hohe Chance haben, die Regenzeit mit ihren verheerenden Krankheiten zu überleben. Die Masernimpfung stärkt also die Abwehrkräfte und schützt auf diese Weise vor Malaria, Durchfall und Lungenentzündung, den großen Killern der Tropen.

Vielleicht werden Aabys Studien aber deswegen nicht gerne erwähnt, weil man dann gezwungen wäre, auch über ein zweites, weniger erfreuliches Hauptergebnis seiner Studien zu berichten? Denn Aaby fand, dass andere Impfungen, speziell jene, die Aluminiumsalze als Zusatzstoffe enthalten, den genau gegenteiligen Effekt auf die Abwehrkräfte hatten: Kinder, die gegen Diphtherie, Tetanus und Keuchhusten geimpft worden waren, hatten ein höheres Risiko, in der Regenzeit zu sterben.

Erst kürzlich bewies Aabys Team, dass sich dieser Effekt nicht auf die Tropen beschränkt. Auch in Dänemark hatten Babys, deren Impfzyklus mit einer Masernimpfung abgeschlossen wurde, ein deutlich geringeres Risiko, mit Atemwegsinfekten im Krankenhaus zu landen, als Kinder, deren letzte Impfung eine Aluminium-verstärkte war[123]. »Es gibt gute Impfungen und schlechte Impfungen«, erklärte mir Peter Aaby, »solche, die das Immunsystem der Kinder stärken – und solche, die man am besten sofort vom Markt nehmen sollte.«

Die Masernimpfung zählt zu den guten.

Hoffnung auf eine neue Generation
Das ist auch so ein Fehler der derzeitigen Sichtweise der Impfthematik: Es gibt keine Differenzierung. Entweder, man ist dafür oder dagegen – entweder man macht mit im »Krieg gegen den Terror« der bösen Krankheitserreger, oder man steht auf der Seite der Feinde. »Das Impfen« gilt vielen pauschal und undifferenziert als die größte Errungenschaft der Medizin. Sie übersehen, dass es Impfungen gibt, deren Bestandteile seit beinahe hundert Jahren nicht geändert und verbessert wurden. Bei vielen Impfungen, speziell bei den Zusätzen, herrscht enormer Innovationsbedarf. Die Impfhersteller in ihren gemütlichen, staatlich subventionierten Goldminen wissen das – doch sie werden den Teufel tun, den Kopf zu heben und freiwillig darauf aufmerksam zu machen.

Es braucht also andere treibende Kräfte. Es braucht dringend die Initiative einer neuen couragierten Generation von Menschen in der Politik, in der Wissenschaft, in der Medizin. Es braucht öffentlichen Druck, damit endlich auch im Bereich des Impfens konstruktive Kritik, unabhängige Kontrolle, Offenheit und der unbedingte Vorrang des Verbraucherschutzes Einzug halten. Die alten Seuchenzeiten sind vorbei. Was wir heute sehen, ist eine Epidemie von chronischen Erkrankungen, die alle mit einem aus der Bahn geworfenen Immunsystem zu tun haben.

Impfungen, die in erster Linie genau dort am Immunsystem ansetzen, müssen deshalb vorurteilsfrei und ohne Tabus und Rücksichten auf ihre historischen Verdienste neu überprüft werden.

Gedanken für den Weg

Wir haben mit unserer großen Wissenschaft gerade erst den Kopf herausgestreckt aus dem Dickicht unserer kleinen Erkenntnisse. So wie die ersten Menschen damals in den Steppen Afrikas, die den aufrechten Gang erlernt haben, sehen wir heute ein wenig weiter: Wir sehen, wie grenzenlos die Welt vor uns ist. Und wir sehen, was wir schon angerichtet haben.

Die Entdeckung der Antibiotika gilt als einer der Höhepunkte der medizinischen Wissenschaft, die Medikamente als eines der wenigen wirklichen Heilmittel, die unsere Medizin zur Verfügung hat. Doch wie sind wir damit umgegangen? Wir haben es geschafft, dem Schimmelpilz Penicillin seine Waffe gegen Bakterien abzukupfern und dieses Bakteriengift mit industriellem Aufwand in derartigen Massen zu produzieren, dass wir damit unsere Kinder, unsere Kranken, auch unsere Tiere einer Dauerchemotherapie aussetzen können.

Wir bilden uns so extrem viel ein auf dieses Wundermittel – und entdecken jetzt mit Schrecken, dass es einen Kahlschlag verursacht in unserem Mikrobiom, dieser faszinierend vielfältigen Gemeinschaft von Mikroorganismen, die in allen von uns steckt. Wir haben gerade erst bemerkt, dass es sich bei diesem Mikrobengewusel nicht um die unnützen Bestandteile von Kacke handelt, um Fremdkörper, die halt leider mit uns mitfressen. Sondern dass es ein hochwertiges, eigenes Organ ist, in seiner Bedeutung vergleichbar mit unserer Lungen, der Leber oder dem Gehirn. Das Mikrobiom ist ein assoziiertes Organ, das seit Millionen von Jahren ein derart komplexes Beziehungsgeflecht zu unserem Nerven- und Immunsystem gebildet hat, dass es für uns selbst lebensgefährlich wird, es zu schädigen.

Wir haben die ursprüngliche Artenvielfalt der Bakterien mutwillig zerstört, künstliche Monokulturen geschaffen und sind nun verblüfft zu erfahren, dass das tatsächlich Auswirkungen auf unsere Gesundheit hat. Ratlos stehen wir da vor dem Kahlschlag, den wir mit unserem Hygienewahn unter den alten Freunden angerichtet haben.

Nun, langsam, zögernd, versuchen wir auch zu verstehen: zu verstehen, was wir tun könnten, damit sich die Populationen wieder erholen, damit ausgerottete Mikroben wieder angesiedelt werden und sich wieder ein Gleichgewicht mit all seinen Symbiosen bilden könnte.

Wir stehen hier noch ganz am Anfang. Die Wissenschaft beginnt erst zu ergründen, wie komplex die internen Netzwerke sind – und wie beschränkt unsere intellektuellen Fähigkeiten, diese Komplexität zu begreifen. Manche fühlen deshalb die Verlockung, einfach so weiterzumachen wie bisher, weil uns die neuen Erkenntnisse noch überfordern, die allem zu widersprechen scheinen, was so lange als gesichert galt.

Wir haben einst auch Impfungen entdeckt, die nächste große Errungenschaft der Medizin. Wir isolieren Erreger, züchten sie in Massen, töten sie mit Formaldehyd und anderen Chemikalien ab, mischen sie mit toxischen Aluminiumsalzen oder anderen »Wirkverstärkern« und injizieren das Gemisch Neugeborenen und Babys, um sie vor Krankheiten zu schützen, die großteils so selten sind, dass nicht einmal alte Ärzte sie je gesehen haben.

Wir sind dabei so stolz und überheblich, dass wir keine Einwände zulassen und keine Kritik akzeptieren. Nur durch diese Maßnahmen sei es gelungen, die alten Seuchenzeiten zu überwinden, brüllen die Impfbefürworter mit dem Furor einer Überzeugung, die tief im Schwarz-Weiß-Denken des 20. Jahrhunderts verankert ist. Dabei haben wir nicht die blasseste Ahnung, welche Auswirkungen diese Interventionen auf das Immunsystem der Babys haben, das in dieser sensiblen Lebensphase gerade erst mit seiner Entwicklung beginnt. Es ist ein System, das sich über Millionen von Jahren zu einem feinstofflichen biochemischen Universum ausgewachsen hat, so komplex und schön, dass jeder Mensch, der nur ein wenig Einblick in seine Abläufe gewinnt, vor Ehrfurcht und Faszination erschauern muss.

Trotz aller Hilfsmittel der modernen Medizin sehen wir nicht das Ende von Krankheiten. Ganz im Gegenteil. Die Menschheit wird gerade überschwemmt von einer neuen Art von Seuchen, die ihre Ursachen in einem aus der Spur geratenen Immunsystem haben. Statt uns zu helfen, wendet sich unser Schutzengel plötzlich gegen uns: reagiert aggressiv mit Entzündungen auf harmlose Blütenpollen oder mit voller Brutalität auf den eigenen Körper, zerstört Nervenzellen, greift Organe an, die von suspekten Bakterien besetzt sind. Bakterien, die plötzlich keine alten Freunde mehr sind, sondern Feinde, die es auszurotten gilt – wenn es sein muss, mitsamt dem ganzen Darm.

Seit einiger Zeit beginnen wir zu ahnen, dass hier etwas gewaltig schiefgelaufen ist.

Etwas schlauere Wissenschaftler verstehen bereits, dass wir mit manchen Impfungen so etwas wie Zauberlehrlinge losgelassen haben. Dass wir unser Immunsystem nicht ungestraft immer weiter scharf machen können gegen Viren und Bakterien, ohne dass es irgendwann durchdreht und übers Ziel hinausschießt. Wir haben unseren Schutzengel behandelt wie einen Kampfhund, haben ihn manipuliert und zu noch mehr Aggressivität trainiert – und nun stehen wir fassungslos vor dem gebissenen Kind. Wie konnte das bloß passieren, er war doch so gut abgerichtet?

Fehler zuzugeben ist schwer. Wegen einzelner Missgeschicke werden nicht ganze Traditionen aufgegeben. Also halten wir uns nicht lange mit Einwänden auf, schalten im Großhirn auf Durchmarsch und brüsten uns weiter mit der Ausrottung von Pocken und demnächst vielleicht auch Polio oder Masern. Wir phantasieren von einer Welt ohne lebensgefährliche Krankheiten, dem Endsieg der Hygiene über das dunkle Mikrobenreich.

Welch eitler Wahn.

Es ist nun Zeit für eine Umkehr. Wir haben genug Zeit vertrödelt mit dem alten Schwarz-Weiß-Denken, haben schon zu viel unserer Energie mit der Suche nach Risikogenen, Krebsvorstufen und überhöhten Laborwerten vergeudet. Wir müssen endlich zum Rückzug blasen bei der unsinnigen Hetzjagd auf gefährliche Viren und Bakterien. Es braucht eine neuartige Sichtweise auf Gesundheit.

Zu tun gibt es genug.

Wir müssen es wagen und in den Mikrobendschungel eindringen, uns mit den Eigenarten dieser Lebewesen vertraut machen, ihre Beziehungen untereinander ebenso verstehen wie ihre Interaktionen mit dem Immun- und Nervensystem. Und das ist keine kleine Aufgabe. Das Mikrobiom hat 150-mal mehr Gene und zehnmal mehr Zellen als der menschliche Organismus, in dem es lebt.

Wir müssen lernen, was die Symbiosen ausmacht, die sich hier über die Jahrmillionen entwickelt haben. Wir müssen aufspüren, was fehlt, wenn das Gleichgewicht aus der Balance gerät, müssen uns als biologische Feinmechaniker bewähren, die mit geschickten Eingriffen die ursprüngliche Ordnung wieder herstellen.

Es gibt bereits Ansätze, die in diese Richtung gehen. So wissen wir seit einigen Jahren, dass tatsächlich Heilkraft von einer Fäkaltransplantation ausgehen kann, bei der der Kot eines gesunden Menschen in den Darm eines kranken eingebracht wird. Lebensgefährliche Durchfälle aufgrund einer ungezügelten Vermehrung von Clostridien können damit zu 94 Prozent geheilt werden. Die 2013 dazu in den Niederlanden durchgeführte Studie musste sogar vorzeitig abgebrochen werden, um das Leben jener Unglücklichen nicht zu gefährden, die in die Antibiotika-Gruppe gelost worden waren.[124]

Erste erfolgreiche Ansätze mit dieser Methode gab es auch bei Colitis ulcerosa, und die Bandbreite der Möglichkeiten ist enorm: Sie reicht von allen entzündlichen Krankheiten des Verdauungstraktes über Darmkrebs, metabolisches Syndrom, krankhaftes Übergewicht, Leberkrankheiten und Allergien bis hin zu neurologischen Störungen wie Autismus.

Natürlich ist das eine brachiale Methode: Wir wissen noch nicht, welche Bakterien aus dem Stuhl wirklich benötigt werden, deshalb müssen wir alle geben. Hier gibt es bei der Verfeinerung der Methoden und der Aufklärung der Wirkzusammenhänge sicherlich noch viele Nobelpreise zu gewinnen.

Dasselbe gilt für die Verbesserung der Impfstoffe. Es ist höchste Zeit, uns von den alten Ansätzen zu verabschieden, die auf der Ideenwelt der Mikrobenjäger Pasteur, Koch, Behring und Ehrlich basieren, und die stets kriegerischen Konzepten folgten. Es ist verantwortungslos, das Immunsystem gegen angeblich suspekte Ziele wie Pneumokokken oder Meningokokken aufzuhetzen, die zur natürlichen Mikroflora gehören. Es ist fahrlässig, weiterhin Wirkverstärker wie Aluminiumverbindungen zu verwenden, deren wichtigste Aufgabe es ist, das Immunsystem zu schocken und in einen Alarmzustand zu versetzen. Wir sehen laufend, was dabei herauskommt, wenn der Drache geweckt wird, das Immunsystem Amok läuft und niemand mehr den Funken einer Idee hat, wie die Bestie zu zügeln ist.

Statt im alten Denken zu verharren, müssen wir uns ein Beispiel an der Natur nehmen und Interventionen auch aus Sicht des Immunsystems betrachten: Das Reparatursystem des Körpers ist gut auf eine Schürfwunde oder eine sonstige blutende Verletzung eingestellt. Aber in Millionen Jahren der Evolution ist es nie vorgekommen, dass Viren oder Bakterien in Kombination mit chemischen Zusatzstoffen tief im Muskelgewebe oder unter der Haut aufgetaucht sind.

Intelligente neue Impfkonzepte imitieren den natürlichen Infektionsweg: Die Wirkstoffe werden geschluckt, inhaliert oder auf die Haut aufgetragen. An solchen Ansätzen gilt es sich ein Beispiel zu nehmen.

Ebenfalls höchst an der Zeit ist es, dass Impfungen entwickelt werden, die nicht gegen bestimmte Mikroben gerichtet sind, sondern im Gegenteil darauf abzielen, Freundschaften zu fördern. Wir haben über die Errungenschaften unserer Zivilisation viele Kontakte verloren, die dem Immunsystem heute fehlen. Impfungen könnten hier einspringen und die alten Freunde wieder zusammenführen.

Das sind ungewöhnliche Ideen, und sie werden viele der alten Impf-Haudegen wohl gewaltig überfordern. Doch in der nachrückenden Generation von Wissenschaftlern und Wissenschaftlerinnen gibt es viel Potenzial, das nur genutzt und ermutigt werden muss.

Ich denke, es kann – und sollte – auch gelingen, Behörden und Gesundheitspolitik für diese neue Sichtweise zu interessieren. Sie stehen ja vor dem Dilemma eines bald nicht mehr finanzierbaren Systems, das von der pharmazeutischen Industrie und ihren Helfern im Medizinkartell immer radikaler und skrupelloser ausgeplündert wird. Stünde nicht mehr die Krankheitsbekämpfung im Vordergrund, sondern die Förderung von Gesundheit und Symbiose, ergäbe sich ein gewaltiges Einsparungspotenzial. Denn was machen wir jetzt? Wir zerstören ein perfekt geplantes und aufeinander eingespieltes Gleichgewicht, um gleich danach mit unglaublichem Aufwand Teile davon wieder zu reparieren – oder zumindest die ärgsten Symptome zu mildern.

Für die anstehenden Reformen wird es Mut brauchen. Und es wird den Druck der Öffentlichkeit brauchen, die Mithilfe jedes einzelnen aufgeklärten Menschen.

Wie rasch es gehen kann, dass sich eine Revolution von unten durchsetzt, haben wir am Beispiel der Alu-Deos erlebt. In Drogeriemärkten und Apotheken kam es zu derart vielen Nachfragen, dass der normale Geschäftsbetrieb gestört wurde. Ständig waren die Alu-freien Produkte ausverkauft, was an die Zentralen gemeldet wurde, Medien sprangen auf den rollenden Zug auf und berichteten ... bis sogar Giganten wie der Unilever-Konzern, die gerade noch mit massivem Lobbying in Brüssel versucht hatten, die Bezeichnung »aluminiumfrei« auf Deos zu verhindern, klein beigaben und eigene Alu-freie Produkte auf den Markt brachten.

Es kommt also auf uns alle an. Es macht einen Unterschied, wie wir mit unseren Ärztinnen und Ärzten reden, was wir in sozialen Netzwerken posten, wie wir uns in unserem Konsumverhalten orientieren. Viele, die im Medizinsystem arbeiten, sympathisieren bereits mit den neuen Ideen: Sie brauchen etwas Unterstützung. Wenn sie vermittelt bekommen, dass es ok ist, kein Antibiotikum zu verschreiben und nicht alles zu impfen, sind viele von ihnen gerne bereit, diesen gesunden – diesen gesünderen – Weg mitzugehen.

Wir erleben gerade eine Revolution im Verständnis der medizinischen Wissenschaft. Revolutionszeiten sind Zeiten des Umbruchs. Es ist nicht alles sofort eindeutig, und es werden wohl auch manche Umwege nötig sein. Doch es ist das Wagnis wert. Wir – und unsere Kinder – können nur gewinnen.

Quellen

1 Martin J Blaser: »Missing Microbes«. Henry Holt and Company, New York, 2014

2 Varela M et al.: »Friendly viruses: the special relationship between endogenous retroviruses and their host«, Ann N Y Acad Sci. 2009 October; 1178: S. 157–172

3 Forterre P, Prangishvili D: »The origin of viruses«, Res Microbiol. 2009; 160(7): S. 466–72

4 Forterre P: »The role of viruses in the origin and evolution of DNA and modern cells«. Vortrag auf dem Symposium »Natural Genetic Engineering and Natural Genome Editing« am 3. 7. 2008 in Salzburg

5 Mariadassou M et al.: »Microbial ecosystems are dominated by specialist taxa«, Ecology Letters (2015), doi: 10.1111/ele.12478

6 Jackson M: »Allergien auf dem Vormarsch – Die Entstehung einer Volkskrankheit«. Parthas Verlag, 2007

7 Bernsen RM et al.: »Early life circumstances and atopic disorders in childhood«, Clin Exp Allergy 2006; S. 36: 858–65

8 Van de Ven MO et al.: »Atopic diseases and related risk factors among Dutch adolescents«, Eur J Public Health 2006; 16(5): S. 549–58

9 Kantha SS: »A centennial review; the 1890 tetanus antitoxin paper of von Behring and Kitasato and the related developments", Keio J Med 1991; 40(1): S. 35–39

10 von Pirquet C: »Allergie«, Münchener Medizinische Wochenschrift 1906; 30: S. 1457–58

11 Strachan DP: »Hay fever, hygiene and household size«, BMJ 1989; 299: S. 1259–60

12 von Mutius E et al.: »Prevalence of asthma and atopy in two areas of West and East Germany«, Am J Respir Crit Care Med 1994; 149: S. 358–64.

13 von Mutius E et al.: »Increasing prevalence of hay fever and atopy among children in Leipzig, East Germany«, Lancet 1998; 351: S. 862–66

14 Holbreich M et al.: »Amish children living in northern Indiana have a very low prevalence of allergic sensitization«. JACI 2012; 129(6): S. 1671–73

15 To T et al.: »Global asthma prevalence in adults: Findings from the cross-sectional world health survey«. BMC Public Health 2012, 12: S. 204ff

16 »Der Einsatzbereich von Natamycin als Lebensmittelzusatzstoff sollte nicht erweitert werden«. Stellungnahme Nr. 003/2012 des Bundesinstituts für Risikobewertung, 12. 1. 2012

17 Krüll P: »Bayern-Ei-Eier in Supermärkten gefunden«. Bayrisches Fernsehen, »Kontrovers«, 24. 6. 2015

18 Im ZDF hieß der Film »Schutz durch Schmutz« (Sendereihe »planet e«, 18. 1. 2015), im ORF lief er unter dem Titel »Was macht unsere Kinder krank?« am 31. 5. 2015, die Erstausstrahlung auf ARTE fand am 6. 1. 2015 statt. Eine DVD der 90-minütigen ARTE-Fassung kann auf der Webseite der Produktionsfirma Langbein&Partner bestellt werden: www.langbein-partner.com

19 Djuardi Y et al.: »The development of TH2 responses from infancy to 4 years of age and atopic sensitization in areas endemic for helminth infections«, Allergy Asthma Clin Immunol. 2013; 9(1):13. doi: 10.1186/1710-1492-9-13

20 Wiria AE et al.: »Infection with soil-transmitted helminths is associated with increased insulin sensitivity«, PLoS One 2015; 10(6): e0127746

21 Irmer J: »Bakterien: Der Kampf gegen den Biofilm«. Der Standard, 17. 8. 2015

22 Richard J Evans: »Tod in Hamburg«. Rowohlt 1990, 1996, S. 155ff

23 Karl-Heinz Leven: »Die Geschichte der Infektionskrankheiten«. ecomed Verlag, 1997

24 Paul de Kruif: »Mikrobenjäger«. Zürich, 1927

25 Moschocwitz E: Bulletin of the History of Medicine 22 (1989), S. 528–48

26 Robert Koch: »Die Ätiologie der Tuberkulose«, in »Gesammelte Werke«, Bd. 1, Leipzig 1912, S. 428–45

27 Heinrich Schipperges: »Rudolf Virchow«. Rowohlt, 1994

28 Beate Witzler: »Großstadt und Hygiene: Kommunale Gesundheitspolitik in der Epoche der Urbanisierung«. Franz Steiner Verlag, 1995

29 Harald Breyer: »Max von Pettenkofer«. Hirzel Verlag, 1980

30 Karl Kisskalt: »Max von Pettenkofer«. Wissenschaftliche VerlagsGesellschaft, 1948

31 Roy Porter: »The Greatest Benefit to Mankind«. Fontana Press, 1999

32 Charité-Annalen, Akademie Verlag, 1993; Band 13, S. 199ff

33 Gradmann C: »Robert Koch und das Tuberkulin«. In: Deutsche Medizinische Wochenschrift 1999; 124: S. 1253–56

34 Paul de Kruif: »Mikrobenjäger«. Zürich, 1927

35 Georg Silló-Seidl: »Die Wahrheit über Semmelweis«. Verlag Semmelweis-Institut, 1984

36 Ronald Hare: »The Birth of Penicillin«. Allen&Unwin, 1970

37 Chain E, Florey HW: »Penicillin as a chemotherapeutic agent«, Lancet 1940; 236: S. 226–28

38 »Antibiotika Report 2014«. DAK Gesundheit, Okt. 2014

39 Wissenschaftliches Institut der AOK: »Antibiotikaverbrauch bei Kindern«. Arzneimittelmarkt News, Februar 2007

40 Schindler C et al.: »Prescriptions of systemic antibiotics for children in Germany aged between 0 and 6 years«, Pharmacoepidemiol Drug Saf 2003; 12: S. 113–120

41 Linder JA et al.: »Time of day and the decision to prescribe antibiotics«, JAMA Intern Med. 2014; 174(12): S. 2029–31

42 Bucher HC et al.: »Effect of amoxicillin-clavulanate in clinically diagnosed acute rhinosinusitis. A placebo-controlled, double-blind, randomized trial in general practice«, Arch Intern Med 2003; 163: S. 1793–98

43 Hirschmann JV: »Antibiotics for common respiratory tract infections in adults«, Arch Intern Med 2002; 162: S. 256–64

44 Venekamp RP et al.: »Antibiotics for acute otitis media in children«, Cochrane Database Syst Rev. 2015; 6:CD000219

45 Fortanier AC et al.: »Pneumococcal conjugate vaccines for preventing otitis media«, Cochrane Database Syst Rev. 2014; 4:CD001480

46 McKeever TM et al.: »Early exposure to infections and antibiotics and the incidence of allergic disease: a birth cohort study«, J Allergy Clin Immunol 2002; 109: S. 43–50

47 Cohet C et al.: »Infections, medication use, and the prevalence of symptoms of asthma, rhinitis, and eczema in childhood«, J Epidemiol Community Health 2004; 58(10): S. 852–55

48 Kummeling I et al.: »Early life exposure to antibiotics and the subsequent development of eczema, wheeze and allergic sensitization in the first 2 years of life: The KOALA Birth Cohort Study«, Pediatrics 2007: S. 225–231

49 Kozyrskyj AL et al.: »Increased risk of childhood asthma from antibiotic use in early life«, Chest 2007; 131: S. 1753–59

50 Tsakok T et al.: »Does early life exposure to antibiotics increase the risk of eczema? A systematic review«, Br J Dermatol. 2013;169(5): S. 983–91

51 Schneider T et al.: »Clostridium-difficile-assoziierte Diarrhö«, Deutsches Ärzteblatt 2007; 104 (22): S. 1588f

52 Polk RE: » Measurement of adult antibacterial drug use in 130 US hospitals«, Clin Infect Dis 2007; 44: S. 664–70

53 Alanna Collen: »Die stille Macht der Mikroben«. Riemann Verlag, 2015

54 Petra AI et al.: »Gut-microbiota-brain axis and its effect on neuropsychiatric disorders with suspected immune dysregulation«, Clin Ther 2015; 37(5): S. 984–95

55 Horton DB et al.: »Antibiotic exposure and juvenile idiopathic arthritis: a case-control study«, Pediatrics 2015; 136(2):e333–43

56 Hviid et al.: »Antibiotic use and inflammatory bowel diseases in childhood«, Gut 2011; 60(1): S. 49–54

57 Jakobsen C et al.: »Paediatric inflammatory bowel disease during a 44-year period in Copenhagen County: occurrence, course and prognosis – a population-based study from the Danish Crohn Colitis Database«, Eur J Gastroenterol Hepatol 2009; 21(11): S. 1291–301

58 Aabenhus R et al.: »Biomarkers as point-of-care tests to guide prescription of antibiotics in patients with acute respiratory infections in primary care«, Cochrane Database Syst Rev 2014; 11:CD010130. doi: 10.1002/14651858.CD010130.pub2

59 Hoffmann K et al.: »The antibiotic prescription and redemption gap and opportunistic CRP point-of-care testing. A cross-sectional study in primary health care from Eastern Austria«, Wien Klin Wochenschr 2013; 125(3-4): S. 105–10

60 André M et al.: »More physician consultations and antibiotic prescriptions in families with high concern about infectious illness«, Fam Pract 2007; 24(4): S. 302–07

61 Moore PR et al.: »Use of Sulfasuxidine, Streptothricin and Streptomycin in nutritional studies with the chick«, Journal of Biologic Chemistry 1946; 165: S. 437–41

62 Aus einer Debatte von Peter Husslein mit dem österreichischen Reproduktionsmediziner Wilfried Feichtinger, moderiert von Tina Goebel, Profil, 30. 5. 2014

63 »Ich will jetzt einen Kaiserschnitt«. Streitgespräch zwischen der Präsidentin des Deutschen Hebammenverbands, Martina Klenk, und dem Gynäkologen Volker Ragosch, Spiegel 35/2015

64 »Management of the infant with increased risk of sepsis«. Position Statement (FN 2007-03), Canadian Pediatric Society

65 Louveau A et al.: »Structural and functional features of central nervous system lymphatic vessels«, Nature 2015; 523: S. 337–341

66 Greaves M: »Infection, immune responses and the aetiology of childhood leukaemia«, Nat Rev Cancer 2006; 6(3): S.193–203

67 Lin JN et al.: »Risk of leukaemia in children infected with enterovirus: a nationwide, retrospective, population-based, Taiwanese-registry, cohort study«, Lancet Oncol. 2015; pii: S1470-2045(15)00060-1

68 Koskiniemi M, Vaheri A: »Effect of measles, mumps, rubella vaccination on patterns of encephalitis in children«, Lancet 1989; 1(8628): S. 31–34

69 Koskiniemi M et al.: »Epidemiology of encephalitis in children. A prospective multicentre study«, Eur J Pediatr 1997; 156: S. 541–545

70 Eskola J et al.: »Efficacy of a pneumococcal conjugate vaccine against acute otitis media«, NEJM 2001; 344: S. 403–409

71 Barricarte A et al.: »Effectiveness of the 7-valent pneumococcal conjugate vaccine: a population-based case-control study«, Clin Infect Dis 2007; 44(11): S. 1436–41

72 Regev-Yochay G et al.: »Association between carriage of Streptococcus pneumoniae and Staphylococcus aureus in children«, JAMA 2004; 292(6): S. 716–20

73 Pichichero ME, Casey JR: »Emergence of a multiresistant serotype 19A pneumococcal strain not included in the 7-valent conjugate vaccine as an otopathogen in children«, JAMA 2007; 298(15): S. 1772–78

74 Olarte L et al.: »Impact of the 13-Valent Pneumococcal Conjugate Vaccine on Pneumococcal Meningitis in US Children«, Clin Infect Dis. 2015; 61 (5): S. 767–75

75 Strunecká A: »Gastrointestinal disorders and autism spectrum disorders: a causal link or a secondary consequence?«. In »Cellular and Molecular Biology of Autism Spectrum Disorders«, Bentham Science Publishers, 2010, S. 82–99

76 Jones W, Klin A: »Attention to eyes is present but in decline in 2-6-month-old infants later diagnosed with autism«, Nature 2013; 504(7480): S. 427–31

77 Godlee F: »Wakefield's article linking MMR vaccine and autism was fraudulent«, BMJ 2011; 342:c7452

78 Andrew J. Wakefield: »Waging war on the autistic child«. Skyhorse Publishing, 2012

79 Das Interview mit Andrew Wakefield führte der US-Journalist Alex Jones. Infowars, 17. 1. 2013

80 Libbey JE et al.: »Autistic disorder and viral infection«, J Neurovirol 2005; 11(1): S. 1–10

81 Scientific review of vaccine safety datalink information, Simpsonwood Transcript, June 2000

82 Bei dieser Organisation handelt es sich um »safeMinds«, eine USA-weite Initiative von Eltern Autismus-kranker Kinder. Auf deren Webseite www.safeminds.org findet sich auch ein Link zum Download der Dokumente rund um das Simpsonwood-Meeting.

83 Verstraeten T et al.: »Safety of thimerosal-containing vaccines: a two-phased study of computerized health maintenance organization databases«, Pediatrics 2003; 112: S. 1039–48

84 Kevin Barry: »Vaccine Whistleblower: Exposing Autism Research Fraud at the CDC«. Skyhorse Publishing, 2015

85 »Immunization Safety Review: Vaccines and Autism«, Institute of Medicine, 14. 5. 2004

86 Madsen KM et al.: »A population based study of measles mumps and rubella vaccination and autism«, NEJM 2002; 347: S. 1477–82

87 Madsen KM et al.: »Thimerosal and the occurrence of autism: negative ecological evidence from danish population-based data«, Pediatrics 2003; 112: S. 604ff

88 https://oig.hhs.gov/fraud/fugitives/profiles.asp

89 Während ich diese Zeilen schreibe – im August 2015 –, ist Natalie Beers interessanter Dokumentarfilm zur Impfdebatte noch nicht veröffentlicht worden. Noch ist nicht klar, ob sich eine TV-Station traut, den Film ins Programm zu nehmen, ob es einen regulären Kinostart gibt, oder ob der Film ausschließlich auf Festivals und in Programmkinos gezeigt werden kann. Auf DVD wird er jedenfalls erhältlich sein. Ich bedanke mich bei Natalie herzlich für das Vertrauen, mir den Film vorab gezeigt und dieser Veröffentlichung zugestimmt zu haben.

90 Ahmed SS et al.: »Antibodies to influenza nucleoprotein cross-react with human hypocretin receptor 2«, Sci Transl Med. 2015; 7(294): 294ra105

91 Nohynek H et al.: »AS03 adjuvanted AH1N1 vaccine associated with an abrupt increase in the incidence of childhood narcolepsy in Finland«, PLoS One 2012; 7(3): e33536

92 Shoenfeld Y et al.: »Vaccines and Autoimmunity«. Wiley-Blackwell, 2015

93 DeMeo SD et al.: »Adverse events after routine immunization of extremely low-birth-weight infants«, JAMA Pediatr. 2015; 169(8): S. 740–745

94 Bishop NJ et al.: »Aluminium neurotoxicity in preterm infants receiving intravenous feeding solutions«, NEJM 1997; 336: S. 1557–62

95 Burrell SM et al.: »There is (still) too much aluminium in infant formulas«, BMC Pediatrics 2010; 10: S. 63–67

96 Movsas TZ et al.: »Effect of routine vaccination on aluminum and essential element levels in preterm infants«, JAMA Pediatr. 2013; 167(9): S. 870–72

97 Adam Lankford: »Mass Shooters, Firearms, and Social Strains: A Global Analysis of an Exceptionally American Problem". Vortrag am 23. 8. 2015 beim 110. Jahrestag der US-Soziologiegesellschaft in Chicago

98 »Der Essener Brustkrebsskandal«, in Kurt Langbein, Bert Ehgartner: »Das Medizinkartell«, Piper 2002, S. 202ff

99 Narod SA et al.: »Breast cancer mortality after a diagnosis of ductal carcinoma in situ«, JAMA Oncol. doi:10.1001/jamaoncol.2015. 2510

100 Zahl PH et al.: »Incidence of breast cancer in Norway and Sweden during introduction of nationwide screening: prospective cohort study«, BMJ 2004; 328(7445): S. 921–24

101 Zahl PH et al.: »Lead-time models should not be used to estimate overdiagnosis in cancer screening«, J Gen Intern Med 2014; 29(9): S. 1283–86

102 Marco Evers: »Klonen für die Katz«, Der Spiegel, 13/2003

103 Peter C. Gøtzsche: »Tödliche Medizin und organisierte Kriminalität – Wie die Pharmaindustrie das Gesundheitswesen korrumpiert«, riva Verlag, 2015

104 Karl Lauterbach: »Die Krebs-Industrie – Wie eine Krankheit Deutschland erobert«, Rowohlt, 2015

105 Gellad WF et al.: »Evaluation of Flibanserin – Science and Advocacy at the FDA«, JAMA 2015; 314(9): S. 869f

106 »Die Akte Aluminium«, ARTE, ORF 2013, Regie: Bert Ehgartner, Produktion: Langbein & Partner Media

107 Assemblée Nationale: »Synthèse des recommandations du groupe d'études sur la vaccination«, Paris, 13. 3. 2012

108 Bert Ehgartner: »Dirty Little Secret – Die Akte Aluminium«, Verlag Ennsthaler 2012, und »Gesund ohne Aluminium«, Ennsthaler 2014

109 Tomljenovic L et al.: »HPV vaccines and cancer prevention, science versus activism«, Infect Agent Cancer. 2013; 8: 6

110 www.pei.de/DE/arzneimittelsicherheit-vigilanz/pharmakovigilanz/uaw-datenbank/uaw-datenbank-node.html, letzte Abfrage am 12. 9. 2015

111 Kusuki Nishioka präsentierte das neue Syndrom u. a. auf der Internationalen Rheumatologie-Konferenz in Moskau am 5. 6. 2014, http://forum-uniscience.ru/en/programma/june-5-2014/
Bei einem Symposium an der Medizinischen Universität Tokyo hielt Prof. Nishioka am 27. 6. 2014 einen Vortrag mit dem Titel »What we found in the HPV scandal – The problem of medical ethics and education«.

112 »De vaccinerede piger«, Dokumentarfilm von Signe Daugbjerg und Micheal Bech, TV-2, 2015. Auf YouTube mit englischen Untertiteln: www.youtube.com/watch?v=GO2i-r39hok

113 Brinth L et al. »Suspected side effects to the quadrivalent human papilloma vaccine«, Dan Med J 2015; 62(4): S. 1–5

114 Joura EA et al.: »A 9-valent HPV vaccine against infection and intraepithelial neoplasia in women«, NEJM 2015; 372(8): S. 711–23

115 Hoberman A et al.: »Effectiveness of inactivated influenza vaccine in preventing acute otitis media in young children: a randomized controlled trial«, 2003; 290(12): S. 1608–16

116 Dubischar-Kastner K et al.: »Safety analysis of a Vero-cell culture derived Japanese encephalitis vaccine, IXIARO (IC51), in 6 months of follow-up«, Vaccine 2010; 28(39): S. 6463–69

117 Nekrassova LS et al.: »Epidemic diphtheria in Ukraine 1991–97«, The Journal of Infectious Diseases 2000; 181(Suppl 1): S. 35–40

118 »Tetanus – Zwei Fallberichte zu Erkrankungen«, Epidemiologisches Bulletin 24/2008

119 »Aluminium et vaccins«, 22. 5. 2014, Assemblée Nationale Paris. Nachzusehen auf YouTube: www.youtube.com/watch?v=mAcPobS485Q

120 Die Petition ist online abrufbar unter http://petition.ipsn.eu/penurie-vaccindt-polio/index.php. Stand am 13. 9. 2015: 744.961 Unterschriften

121 www.keinemasern.at

122 Siehe dazu die ausführlichen Berichte in meinem Buch »Gesund ohne Aluminium«, Verlag Ennsthaler, 2014

123 Sørup S et al.: »Live vaccine against measles, mumps, and rubella and the risk of hospital admissions for nontargeted infections«, JAMA 2014; 311(8): S. 826–35

124 Van Nood E et al.: »Duodenal infusion of donor feces for recurrent Clostridium difficile«, NEJM 2013; 368: S. 407–15

Weiters im Ennsthaler Verlag erschienen

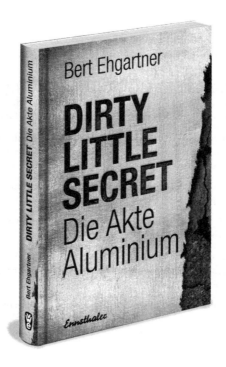

Bert Ehgartner
Dirty little Secret – Die Akte Aluminium
328 Seiten, ISBN 978-3-85068-894-9

Wir leben im Zeitalter des Aluminiums. Doch das glänzende Leichtmetall hat eine erschreckende, dunkle Seite, die in diesem Buch zum ersten Mal kritisch beleuchtet wird. Vor 100 Jahren wusste kaum jemand etwas mit dem häufigsten Metall der Erdkruste anzufangen. Heute ist Aluminium allgegenwärtig. Besonders beliebt sind bioaktive Aluminium-Verbindungen in der Kosmetik-Industrie: In Sonnencreme fördert Aluminium die gleichmäßige Verteilung. In Deos reagiert es mit den Zellen der Haut, so dass sie nicht mehr schwitzen können. Medikamente gegen Sodbrennen enthalten oft regelrechte Überdosen an Aluminium. In zwei Drittel aller Impfstoffe ist Aluminium als Wirkverstärker enthalten. Viele Wasserwerke verwenden Alu-Verbindungen zum Klären und liefern das Trinkwasser dann – mit unvermeidlichen Alu-Rückständen – in die Haushalte.

ENNSTHALER VERLAG STEYR

Weiters im Ennsthaler Verlag erschienen

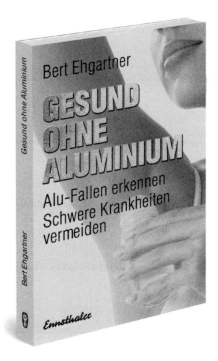

Bert Ehgartner
Gesund ohne Aluminium
288 Seiten, ISBN 978-3-85068-924-3

»Gesund ohne Aluminium« zu leben, ist gar nicht so einfach. In Dutzenden Verbindungen wird es in Kosmetikprodukten, Medikamenten und Lebensmitteln für die verschiedensten Zwecke eingesetzt. Bert Ehgartner listet penibel jene E-Nummern, Zusatzstoffe und Chemikalien auf, von denen die Gefahr ausgeht, und bietet Lösungsvorschläge an.

ENNSTHALER VERLAG STEYR